病证结合脑病学

过伟峰　主编

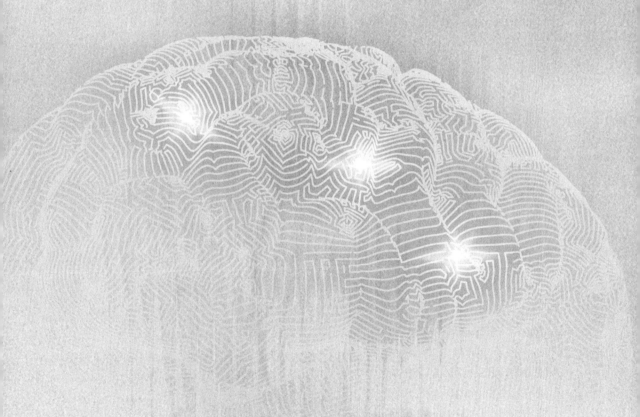

全国百佳图书出版单位
中国中医药出版社
·北 京·

图书在版编目（CIP）数据

病证结合脑病学 / 过伟峰主编 . —北京：
中国中医药出版社，2023.12
ISBN 978 – 7 – 5132 – 8321 – 2

Ⅰ . ①病… Ⅱ . ①过… Ⅲ . ①脑病 – 中医临床
Ⅳ . ① R277.72

中国国家版本馆 CIP 数据核字（2023）第 139741 号

中国中医药出版社出版

北京经济技术开发区科创十三街 31 号院二区 8 号楼
邮政编码　100176
传真　010 – 64405721
三河市同力彩印有限公司印刷
各地新华书店经销

开本 787 × 1092　1/16　印张 17　字数 376 千字
2023 年 12 月第 1 版　2023 年 12 月第 1 次印刷
书号　ISBN 978 – 7 – 5132 – 8321 – 2

定价　68.00 元
网址　www.cptcm.com

服 务 热 线　010-64405510
购 书 热 线　010-89535836
维 权 打 假　010-64405753

微信服务号　zgzyycbs
微商城网址　https://kdt.im/LIdUGr
官 方 微 博　http://e.weibo.com/cptcm
天猫旗舰店网址　http://zgzyycbs.tmall.com

如有印装质量问题请与本社出版部联系（010 – 64405510）

《病证结合脑病学》
编 委 会

主　　编　过伟峰（南京中医药大学）

副 主 编　李建香（南京中医药大学）

　　　　　张兰坤（南京中医药大学第二附属医院）

编　　委　（按姓氏笔画排序）

　　　　　田　婷（南京中医药大学附属南京中医院）

　　　　　孙莹莹（南京中医药大学）

　　　　　杜琳琳（江苏省中医院）

　　　　　李佩珊（南京脑科医院）

　　　　　李婷婷（南京中医药大学第二附属医院）

　　　　　杨　宁（南京脑科医院）

　　　　　杨小燕（南京中医药大学附属南京中医院）

　　　　　何小刚（昆山市中医医院）

　　　　　陈明玲（南京中医药大学附属泰州市中医院）

　　　　　袁　园（南京中医药大学）

周 序

辨证与辨病均是认识疾病的思维方法，区别在于辨证系确立证候，辨病系确立诊断。辨证治疗着重于对疾病临床表现及其动态变化的综合认识，体现中医证因脉治、理法方药的系统性，具有鲜明的个性特色。辨病治疗基于疾病的基本病理变化，揭示疾病的根本矛盾，把握病的特异性及病变发生发展的特殊规律，有利于从疾病全局确立治疗方法，采用特异性治疗措施。辨病能从病的基本病机和辨治原则出发，对所谓的"潜证"采取对应措施，从而避免单纯辨证的局限性，以及用药的浮泛。辨证则可弥补辨病的不足，处理某些诊断不明的疑难病，通过辨证治疗取得较好疗效。可见，辨证和辨病各有侧重，若能相互结合补充，则能更好地解决临床实际问题。

弟子过伟峰专攻中医脑病，临证细心揣摩，剖幽析微，衷中参西，学验俱长，潜心研究各种脑病的证机和治法，形成独到见解，集多年临床病证结合诊治脑病之感悟，以证为纲，以证带病，撰成《病证结合脑病学》一书，践行我所倡导的"学有专攻，各行其道，取长补短，互相借鉴""源于中医，衷中参西，继承发展，回归中医"之理念。理论源于实践，中西医沟通必然基于两种思维模式在临床的结合应用，在实践中求探索。病证结合的诊疗模式提供了中西医沟通的平台，有利于推进中医药传承创新。值此书成付梓之际，乐为之序。

周仲瑛

癸卯年春书于金陵琢璞斋

前　言

　　"病"反映疾病发生发展全过程，"证"反映疾病发展过程中某一阶段的病理特征。辨病和辨证是两种不同的认识疾病的方法和过程，辨病揭示疾病的根本矛盾，认识病的特异性，掌握病变发生发展的特殊规律；辨证主要以疾病的临床表现为依据，通过"审证求机"来推求病机证候，揭示疾病发展过程中不同阶段或不同个体的主要矛盾。"证"作为中医学中一个独有的概念，与"病"有着本质的区别。证与病相生相依，又主次有别，于是衍生了病证结合的诊治方法及其学术体系。

　　病证结合诊治以有效解决临床实际问题为导向，客观真实地反映当代中医临床诊疗实际，同时也反映我国中西医并存并重的医疗现实。病证结合诊治的核心是既确定西医病名，把握疾病的基本特点及发展规律；又针对现有中医之证，从而使立法处方兼顾病和证，有助于医者从一个较为立体、全面的角度去分析病情，较之传统的辨证论治更具针对性和前瞻性。病证结合属中西医结合范畴，为中西医结合临床诊断治疗的一种模式，也是中西医结合的主要方式和途径。在西医学快速发展的今天，疾病病理机制认识不断深化，倒逼广大中医药工作者自觉或不自觉地运用病证结合诊疗模式诊治疾病，成为中医药发展与时俱进的标志，并取得一系列值得推广应用的成果。

　　编著者师从国医大师周仲瑛教授，从事中医脑病临床医疗工作40年，擅用病证结合思路诊治脑病，并对某些脑病进行专题研究，探索病证结合诊治的方法和规律，感悟良多。为此，集多年临床心得，并采撷当代病证结合脑病研究成果，撰写《病证结合脑病学》。本书分总论和各论。总论导言介绍脑病的定义和分类，脑病发展简史，脑病病证结合诊治的意义；脑病的病因病机；脑病的病机证素辨治和脏腑病证辨治。各论主要以中医病证为纲，西医疾病为目，收入临床常见中医脑病病证19种，有机融入隶属于该病证的常见西医疾病40多种。在介绍各病证中医证治一般规律的同时，侧重介绍所隶属的各种西医疾病独特的或主要的病因病机、证治方法、预后转归、预防调护等。少数疾病，如面肌痉挛、不安腿综合征等发病机制和临床表现有其特殊性而不适合融入中医病证，故以西医病名独立成章。

《病证结合脑病学》的撰写方法是中西医结合方式的一种创新实践，其内容力求符合现代中医临床诊疗思维过程，冀希为广大神经科中医师、中西医结合医师临床诊治脑病提供思路和方法，并为丰富和完善中医脑病理论体系，推动脑病学术发展添砖加瓦。

病证结合诊治及其学术体系的建立和完善是一个需要不断探索，逐步提高的过程。《病证结合脑病学》中有些病证中西医融合度尚不高，病证结合诊治受到局限，随着长期临床实践的积累和现代科学研究方法的进步，必将得到不断地充实和完善。

过伟峰

癸卯年夏于金陵

目　录

总　论

各　论

总　论

第一章　导言

第一节　脑病的定义和分类

　　脑病是指各种致病因素直接或间接作用于脑、脊髓而导致其功能障碍或异常的一类疾病。从总体而言，凡脑功能失调或脑实质损伤引起的疾病皆为脑病。中医脑病的研究对象主要包括脑、髓在内的中枢神经系统及相关周围神经系统疾病的病因、发病机制、病理生理、临床表现、诊断与辨证治疗、护理、康复和预防。

　　脑病的范围，按西医学疾病归类，大致可以分为三类：神经系统疾病、精神系统疾病、心身疾病。脑病按中医病名分类，根据病因可分为两大类。一是外感性脑病，有明显的季节性和传染性，有发热、神昏、惊厥等神志改变，如春温、暑温等。此类疾病隶属于中医温病学或西医学感染科范围，非脑病学科的重点。二是内伤性脑病，包括中风、眩晕、头痛、麻木、郁证、健忘、痴呆、不寐、多寐、痿证、颤证、脑鸣耳鸣、癫证、狂证、痫证、痉证等，为中医脑病的重点。

　　中医脑病病证的命名原则，同样是以病因、病机、病理因素、病位、主症、体征为依据。如根据病因命名中风，根据病机命名郁证，根据症状命名头痛、眩晕等，反映了辨证论治诊疗体系和同病异治、异病同治的基本精神。中医脑病病证涉及许多西医疾病，如痿证涉及重症肌无力、吉兰－巴雷综合征、周期性麻痹、多发性硬化、运动神经元病、多发性肌炎、多系统萎缩、急性脊髓炎（脊髓空洞症）、脊髓亚急性联合变等多种神经系统疾病。在几千年的医疗实践过程中，这种传统的命名方法已有其确切含义，逐步形成了与病名相应的病因病机、临床特点、发展演变、转归预后等系统认识，以及辨证论治的具体治法方药和预防调护。如中风病，表明它有肝阳亢盛、阳极生风、入中脏腑、外客肢体经络的病理变化，为使用息风潜阳、祛风和络法提供了依据；又如"奔豚气"是中医特有的病名，是由惊恐恼怒，肝气郁结化热，随冲气上逆而出现气上冲至心胸咽喉的病痛，治疗则主以奔豚类方。《病证结合脑病学》正是根据"以证名病"原则编写的。同时，西医学的病名诊断与中医的"以证名病"应相互补充，并通过适当对照联系，使中西医部分病名相互沟通，趋于一致。此外，还应汲取西医学的部分病名，补其不足，为我所用。

　　脑作为人体一个独立又极为重要的器官，无论是生理功能，还是病理特点，都具有相对独立性和特殊性。中医称脑为"元神之府""精明之府""髓之海"，为"灵机记性"的主宰，但长期以来受"心主神明"的影响，将许多脑的功能与五脏特别是心的功能联系在一起，脑病的辨证论治、理法方药体系大多由以心为代表的脏腑学说所替代，忽视了脑病学术的独立性。传统的《中医内科学》并无脑病单元，脑系疾病多分散于其他病系之中，如中风、头痛、眩晕属肝系疾病，不寐、多寐、健忘、癫狂、痫证、痴呆属心系疾病，郁证分属气血津液病，而颤证、痿证、痉证则属肢体经络病证。这种疾病归属、分类的方法，是建立在中医病理及脏腑学说基础之上的。从临床实际和病证结合角度而言，这些疾病无疑均属脑病的范畴。

第二节　脑病发展简史

中医有关脑及脑病的认识至今已有 2000 多年历史，早在公元前 14 世纪殷商时期的甲骨文中，即有类似头痛"武丁因疾首而占卜"的记载，先秦文献《管子·水池篇》中最先有"脑"的记述。中医脑病在不断临床实践和理论探索过程中逐步发展成熟。

一、萌芽阶段——先秦春秋战国时期

先秦春秋战国时期是中医理论的形成时期，也是中医脑病学术的萌芽阶段。中国最古老的医学方书《五十二病方》中提出伤痉、婴儿索痉、癫痫等病名和治法，堪称脑病证治之源。《黄帝内经》（简称《内经》）全面总结秦汉以前医学成就，也奠定了脑病学术之根基。《内经》介绍了脑的解剖、生理功能和发病机制等基本认识，记载了癫疾、癫狂、痿证、郁证、脑风、首风、脑转等脑病，其中对癫疾先兆症状及大发作的症状描述与现代对癫痫的认识基本一致。《素问·痿论》详尽论述了痿证的病因病机，提出"五脏使人痿"，依据临床表现分为"痿躄""筋痿""脉痿""肉痿""骨痿"等，包括西医学运动神经元病、脊髓病变、吉兰-巴雷综合征、周围神经病、重症肌无力、肌营养不良、周期性麻痹等神经肌肉疾病；治疗上提出"治痿独取阳明"的著名论点。《素问·逆调论》提出不寐是"胃不和则卧不安"，成为后世医家从胃论治失眠的理论先导。《素问·六元正纪大论》提出郁证的治疗为"木郁达之，火郁发之，土郁夺之，金郁泄之，水郁折之"，可谓治疗情志致病的最早法则。

二、发展阶段——汉唐宋时期

汉唐宋时期，中医脑病学术理论迅速发展，得益于《伤寒杂病论》《诸病源候论》《备急千金要方》及《太平惠民和剂局方》等大型医学著作的问世，对脑病证治有了较完整系统的论述，治疗方法丰富多样，许多名方至今仍被广泛应用。

东汉医圣张仲景在《伤寒杂病论》的杂病部分（即后世所称《金匮要略》）对相关脑病进行了大量论述。如论述中风的病机系"络脉空虚"，风邪入中，并根据病情程度分为中络、中经、中腑、中脏，治疗上主张疏风散邪、扶助正气；记载了脏躁、梅核气等（相当于抑郁症），创制甘麦大枣汤、半夏厚朴汤治疗；治疗不寐，创制栀子豉汤、黄连阿胶汤、酸枣仁汤、柴胡加龙骨牡蛎汤等系列方剂。与张仲景同时期的华佗，所创制的"麻沸散"及针对顽固头风的开颅设想，可以认为是世界上最早的麻醉剂和最早的外科诊病记录。

隋代巢元方《诸病源候论》是我国现存第一部病因证候学专书，所载中风候、风癔候、风口噤候、风舌强不得语候、风失音不语候、风痉候、风角弓反张候、风痹候、风偏枯候、风头眩候、风癫候、五癫候、风狂候、气病诸候等均属脑病范畴，认为许多脑病是"体虚受风，风邪入脑"所致。唐代药王孙思邈《备急千金要方》列"髓虚实"专篇，提出"髓虚者脑痛不安，髓实者勇悍"，并列出相关方药和灸法。其创制的续命类三方、竹沥汤、独活汤等治疗中风，并强调药灸并用，综合治疗，对于后世中风治疗具有重要启发。再如，治疗神志恍惚的镇心丸、治疗好忘的枕中丸、开心散及菖蒲益智丸等，均为集唐代以前诊治脑病经验之大成。

《太平惠民和剂局方》作为宋代官修方书，治疗中风神昏所用的至宝丹、苏合香丸成为当今脑病科经典的急救药品。《圣济总录》在中医脑病谱上首次提出"健忘"，并载有安神定志人参汤、养神丸、开心丸等方剂。

三、学术争鸣阶段——金元时期

金元时期是中医脑病学术争鸣时期，推动学术进展，其中以"金元四大家"最具代表性。刘河间为寒凉派代表人物，认为心火旺、肾阳衰是中风、癫狂发病的主要病机；主张用寒药除怫热，开结滞，散风壅，使气血宣通，推崇至宝、灵宝丹；治疗中风主张采用通下法，《素问玄机原病式》用大承气汤、三化汤分别治疗中风之里热及中风二便不通。此外，地黄饮子治疗中风至今仍被广泛运用。

朱丹溪作为滋阴学派的代表人物，认为脑病发生与"痰"密切相关，如中风、健忘、头眩等。中风治疗当"治痰为先，次养血行"。《丹溪心法》列专篇论述"郁"，认为"气血冲和，万病不生，一有怫郁，诸病生焉。故人身诸病，多生于郁"，提出六郁说，创六郁汤、越鞠丸等经典名方。对于痿证，朱丹溪以"南方火盛，北方水亏"为病机，提出"泻南方，补北方"治疗原则，即泻心火、补肾水，创立虎潜丸等治痿名方。

李东垣作为补土学派代表人物，主张以健脾补气为主治疗脑病，认为气虚为中风的主要病机，并提出"痰厥头痛……此足太阴脾所作也"，主张用甘温之剂补益脾胃。

张子和为攻邪派的杰出代表，治疗脑病以驱邪为基本治则。如他治中风用汗、吐、下三法，并强调中风患者勿进酒醴厚味，以免助风生痰；认为癫狂与"痰"密切相关，主张汗下合法治疗狂证，瓜蒂散即为吐法治疗狂证的常用方。

除金元四大家外，元代王履提出中风有"类中风""真中风"之分，"因于风者，真中风也；因于火，因于气，因于湿者，类中风，而非中风也。"其中"类中风"更接近于西医学的急性脑血管病，王氏对中风病的认识更为贴合临床及病理实质。

四、中西汇通雏形阶段——明清时期

明清时期，西学东渐，中医学受近代西医学影响较大，自身也获得较大发展，对脑的认识更加具体，最为明显的在于诸多医家认识到脑主宰精神、意识、思维、情志活动。明代李时珍首次提出"脑为元神之府"，脑病治疗药物在《本草纲目》中广泛融入五脏与脑髓密切相关的观念，如胡麻益精滋肾、肾可生髓主脑。清代陈士铎《辨证录》认为，健忘必须心肾兼补，用生慧汤、扶老丸、强记汤等。清代张锡纯首创滋肾补脑法，提出急惊风病位在脑，创制定风丹、镇风汤。晚清王清任认为"灵机记性不在心而在脑"，并发展"瘀血"理论，脑病治疗注重活血化瘀，其创制的补阳还五汤、癫狂梦醒汤，开创了活血化瘀法治疗中风偏瘫及癫狂的先河。

有关中风，明代李中梓首次将中风中脏腑分为闭证、脱证。清代叶天士以"内风"立论，阐述了"因精血衰耗，水不涵木，木少滋荣，故肝阳偏亢，内风时起"的发病机制，提出滋液息风、补阴潜阳、开闭固脱等治疗中风的法则。《医学衷中参西录》为中风病专设8方，其中镇肝息风汤等针对急性期，起痿汤等则为恢复期或后遗症期而设，开创中风病的分期治疗方法。

此阶段强调虚和痰在脑病中的致病作用。明末张景岳认为"无虚不作眩"，治疗眩晕以补虚为主，推崇大补元煎、十全大补汤补肾填精、益气养血；治疗痴呆，创立七福饮沿用至今。清代陈士铎《辨证录》专设呆证门，认为呆证起于肝郁，终于胃衰，重视痰与呆证的关系，治法开郁逐痰、健胃通气，用洗心汤、还神至圣汤、转呆丹等。张锡纯《医学衷中参西录》对癫狂发作期，根据有无顽痰而分别用药，无顽痰用荡痰汤，有则用荡痰汤加甘遂。

五、学科建立与迅猛发展阶段——新中国成立后

新中国成立以后，特别是近30年来脑病学科分化独立，脑病学术迅猛发展。中医脑病属于一个新的专业领域，即使到了20世纪80年代，相当一部分的省级中医医疗机构还无单独设立的脑科（神经科），从事脑病研究的科研机构凤毛麟角，临床研究零碎分散，脑病理论不成体系，尚没有构成一门独立学科的雏形。20世纪90年代以来，全国脑病急症协作组及中华中医药学会内科学分会脑病专业委员会、中国中西医结合学会神经科专业委员会等学术机构成立；《实用中医脑病学》（中国中医研究院广安门医院主编，1993）、《临床中医脑病学》（施杞、周康著，1997）、《中医脑病学》（许沛虎主编，1998；王永炎、张伯礼主编，2007）、《实用中西医结合神经病学》（孙怡、杨任民、韩景献主编，2011）等脑病专著相继问世，系统阐述了中医脑病学的基本理论，全面介绍临床常见脑病的中西医诊治及前人有关脑和脑病理论的论述与诊治经验，总结当今中医脑病学的临床研究新进展，从而奠定了中医脑病学科分化独立的基础。近20年来，随着人们逐渐认识到中医药治疗脑病的优势，脑病领域的医教研以前所未有的态势快速发展，医疗市场出现了脑科医院和脑病专科门诊，各级中医医疗机构设立脑病科；《中医内科学》教材把中风、头痛、眩晕等从肝系病证分化出来，把癫狂、痫证、痴呆从心系病证分化出来，独立设置脑系病证；国家及地方各级科研管理部门确立以中风、痴呆等脑病作为研究的重点项目；涌

现出一批著名中医脑病专家，如国医大师王永炎院士、任继学教授、张学文教授、周仲瑛教授、邓铁涛教授等，提出了一些新的理论学说，极大地丰富了中医脑病证治的理论体系。至此，中医脑病学从古代散见于各类典籍至成立专业团体、出版专业著作、成立专业学科，逐渐形成了一个较为完善的学术体系。

第三节　脑病病证结合诊治的意义

"病"反映疾病发生、发展的全过程，"证"反映疾病发展过程中某一阶段的病理特征，辨病和辨证是两种不同的认识疾病的方法。辨病揭示疾病的根本矛盾，认识病的特异性，掌握病变发生发展的特殊规律；辨证揭示疾病阶段性的主要矛盾，通过"司外揣内""审证求机"等推求病机证候。在西医学快速发展的今天，中医辨病诊治日益展示其优势，在疾病诊断、治疗过程中，病证结合诊疗模式得到广泛认可及应用，成为中医药发展与时俱进的标志。病证结合诊疗模式萌生于清末西学东渐，伴随着中西医结合的潮流不断发展。尤其是随着西医学的快速发展，疾病病理生理机制的不断深化，倒逼广大中医工作者自觉或不自觉地运用病证结合模式诊治疾病，随着经验的不断积累，其内涵和形式不断丰富。病证结合诊疗模式以临床疗效为导向，客观、真实地反映临床诊疗实际，同时也反映我国中西医并存并重的医疗现实，或可为中西两种医学体系的融会贯通奠定基础。

一、病证结合诊疗模式的源流与发展

从中医药学术发展史来看，辨病治疗早于辨证论治。特别是在中医学理论体系构建之初，证的概念尚未从病中分化出来，即以"病"作为辨治目的。早在《内经》之前的《五十二病方》所记载的羊不痫、癫疾等52类疾病均属辨病用方，如治疗痉证用熟李子汁、治疗痫证用雷丸药浴。《内经》十三方因病而设，如半夏秫米汤治疗失眠，再如《神农本草经》《诸病源候论》记载的"常山截疟""黄连治痢"等。金元时期出现了一批以病为辨治目的的著作，如刘完素的《三消论》、熊笏的《中风论》等。

辨证论治理论体系由《伤寒杂病论》所奠定，张仲景倡"脏腑经络先后病脉证治"，提出辨病、辨脉、辨证治疗观，创立六经辨证体系，将理法方药融为一体。《伤寒论》以辨某病脉证论治命名，首重辨病，再行辨证。如辨太阳病，以"脉浮，头项强痛而恶寒"为总纲，表实者治以麻黄汤，表虚者治以桂枝汤。《金匮要略》多以专病成篇，脏躁治以甘麦大枣汤，梅核气治以半夏厚朴汤，百合病责之"心肺阴虚"治以百合剂；又因见证不同，而有百合地黄汤、百合知母汤、百合鸡子汤等不同。可见，《伤寒杂病论》已有病证结合的雏形。

后世医家丰富发展中医辨证体系。明清时期，张景岳的八纲辨证、叶天士创"卫气营血"辨证、吴鞠通创温病"三焦辨证"、王清任倡导"气血辨证"，使中医辨证理论和体

系在学术争鸣中不断发展完善。

由于中医学对病的认识停留在宏观水平，因而在西医学东渐之后，辨病思维受到冲击，虽与辨证思维同时并存、交织一起，但已成从属地位，辨病模式日益淡化。而辨证思维以整体观为支撑，为中医学所特有，反映了中医学的特色，故得以迅猛发展，成为中医学诊治疾病思维方法的主流。

随着西医学的快速发展，尤其是对疾病病理生理机制的不断认识，辨病的含义发生了深刻变化，由传统的辨中医之病发展到辨西医之病，不少中医有识之士重新审视辨病与辨证的关系，倡导辨病与辨证相结合，实现了病证结合诊疗模式本质上的转变。

近代名医张锡纯首开西医辨病与中医辨证论治相结合的先河，其《医学衷中参西录》既辨西医之病，用专方专药治疗；又以衷中为主，辨证用方。如"医方"篇治肺病方、治癫狂方、治霍乱方、治痢方、治消渴方、治黄疸方等，皆体现辨病基础上的辨证论治，尤以石膏阿司匹林汤最具代表性。

现代医家岳美中、姜春华、祝谌予等均倡导病证结合模式，以病为纲，以证为目。姜春华认为，单按脏腑辨证施治是不够全面的，西医重视疾病诊断，突出特性治疗，中医重视疾病辨证，突出共性治疗，二者不能偏废，既要为病寻药，又要辨证论治。他主张运用现代科学包括西医知识，克服中医辨证论治的局限性。陈可冀提出辨病与辨证相结合有三种诊疗模式：一是中医辨病结合辨证论治；二是中西医双重诊断结合辨证论治；三是西医诊断结合辨证论治。蔡定芳提出机能辨证与形态辨证相结合，机能辨证是指以中医学生理活动为依据的临床症状辨证，形态辨证是指以西医解剖学为依据的病理结构辨证，在针对中医学机能变化处方基础上结合西医学形态病理用药。

二、病证结合诊疗模式的临床应用与学术价值

中医辨证强调宏观与整体，西医辨病重视微观与局部，两者结合，优势互补，有利于更好地把握疾病发展演变规律，针对患者具体病情进行个体化治疗，也为中西医两种医学的互补融合提供切入点，从而丰富发展中医辨证理论体系。

1. 病证结合，把握疾病内在规律，有利于规范诊疗

中医辨病历史久远，但由于认识水平及技术手段的限制，对疾病的认识侧重于主观与宏观，疾病命名与诊断仅是根据其主要特征进行简单概括。如中风、中暑从病因命名，郁证、痹证从病机命名，痰饮从病理产物命名，胸痹、肺痿从病位命名，头痛从主症命名，黄疸从体征命名等。虽然有其内涵和外延，但笼统粗糙，内涵不清或外延不定。由于历史条件的限制，学术上缺乏交流，病名多不统一。西医"辨病"以解剖组织学、生理生化学、病因病理学为基础，以日新月异的理化检查为依据，病种区分度精细，特异性强，因而对诊治的指导性更强。

病证结合诊断，在疾病框架内辨证，使证候的外延有了更为明确的界定，还可利用疾病演变这条主线将不同阶段的证候贯穿起来，突出了不同疾病阶段的中医证候特点。如

抑郁症、慢性胃炎、慢性肝炎均可表现为肝郁气滞证，其中医证候有共同之处，但不同疾病之间的区别应该是主要的，特别是病理形态改变是完全不同的。如果只着眼共性而不深究其个性特征，仅注意其外在宏观改变而不把握内在本质变化，是难以做到有效诊治的。

2. 病证结合，方向明确，有利于精准防治

中医辨证偏向于经验性，治疗效果多满足于症状的减轻或者消失，但有时疾病却不一定能根除。如中医药治疗抑郁症，在抑郁症核心症状基本消失后是否继续治疗，疗程多久为宜，并无一致的认识和界定，仅根据医生的经验、患者的感受判定。而西医学研究认为，抑郁症系高复发（＞50%）疾病，在临床症状缓解乃至临床治愈后若过早停药可使症状再现（复燃）或新发抑郁（复发），因此必须巩固、维持治疗，并界定了不同类型、人群维持治疗的疗程。若能病证合参，认识抑郁症发展演变的特殊性，有助于中医药治疗的精准性。

对于某些疾病的初期、潜伏期或者无症状期，中医辨证往往难以下手，甚至无证可辨。若能病证合参，借助西医学的认识，及早准确采取治疗措施，可将疾病消灭在萌芽阶段，做到防治效果的最佳化。如动脉粥样硬化，前期可无症状，病理表现是血管壁增厚，管腔狭窄，血管内壁隆起，其间有大量黄白脂浊堆积，或见损伤出血、血栓附着。国医大师周仲瑛根据其发病特点，从中医理论出发，并结合西医病理，提出"肝肾亏虚、痰瘀阻络"为基本病机，本虚标实。但不同的患者，由于个体的差异，标本主次是不同的，年纪尚轻者一般以标实为主，而年老病久者多以本虚为主。

3. 病证结合，深化同病异治和异病同治认识

同病异治和异病同治的实质是"证同治亦同，证异治亦异"。同病异治是指同一疾病可因人、因时、因地的不同，或由于病情的发展、病机的变化，以及邪正消长的差异，治疗时根据不同的情况，采取不同的治法。异病同治是指不同的病证在发展的过程中，出现了相同的病机变化或证候表现时，可采用相同的方法进行治疗。

一方面，不同疾病虽可表现为相同的"证"，但其治疗会有较大差异。如冠心病、脑梗死、慢性肾炎、肝纤维化、痛经皆可出现"瘀血证"，反映了这些疾病在某一阶段的共性，但因为病位、病性等不同，其治疗各有特点。恶性肿瘤在发生发展过程中都可表现为阴虚，治拟养阴扶正。但胃癌、肺癌、肝癌三者之间病理变化不同，养阴方药随之而异，胃癌阴虚用玉女煎、支气管肺癌阴虚用沙参麦冬汤、原发性肝癌阴虚用一贯煎。

另一方面，就某病而言，临床虽可表现为诸多不同的"证"，但治疗上也会存在类似性。如耳石症、梅尼埃病、前庭神经炎等耳源性眩晕，存在内耳淋巴液流动障碍、迷路积水等病理改变。若单纯从中医辨证，根据其突然发病，视物旋转，伴有呕恶的主症，多辨为风痰上扰证。但不同患病个体和病程阶段，还可表现肝阳上亢、风火上炎、气血亏虚等多种证型。若能结合现代认识，当以痰湿内盛，风痰上旋为基本病机，治疗当贯穿利水泄浊化痰、平肝息风原则，以半夏白术天麻汤为基本方。

4. 病证结合，中西互通，有利于医学发展

中西医作为两种完全不同的医学体系，在理论上能不能互通，仅就现有发展水平和现状去断言是不科学的。理论源于实践，中西医理论的沟通必然基于两种思维模式在临床的结合应用，在实践中探索。实践对理论的意义不仅是检验，还在于对理论朝着真理方向的不断修正。"病证结合"模式，提供了中西医沟通的平台，有利于发现中西医沟通的切合点和层面。

在对人体的认识上，西医学从还原论思维走向系统论思维，中医学则由整体认识向微观研究发展，两种医学模式都在自觉地向着对方的优势看齐，由差异走向一致，这是医学发展的趋势。"病证结合"契合了从宏观与微观两个方面把握疾病发展变化的科学模式。在这种宏观与微观相互参照的过程中，除了更全面、更深入地认识疾病外，也进行着两种思维的沟通、磨合与相互渗透。病证结合以临床实践为基础，与单纯地将西医进行生搬硬套有本质的区别。"病证结合"模式是当前推动中医药发展的一种有效形式，对发展中医学术、创新中医理论、深化中西医思维的融通具有积极意义。

三、病证结合模式在脑病诊疗中的应用

凡脑功能失调或脑实质损伤引起的疾病皆为脑病。随着西医学的快速发展，脑病诊断水平不断提高，但治疗手段鲜有突破，诸如脑血管疾病、帕金森病、肝豆状核变性、脱髓鞘疾病、癫痫等仍属疑难顽疾，而运动神经元疾病、阿尔茨海默病等退行性脑疾尚无有效治疗方法，造成先进诊断技术与落后治疗方法相矛盾。在这一背景下，病证结合诊治脑病尤为必要，并显示其独特优势。

脑病诊疗中采用病证结合模式，同样首先明确疾病诊断，在此基础上应用中医理论"审证求机"，并结合西医学的微观认识"审病求机"，依法遣方用药，必要时中西药联用，从而提高临床疗效。

1. 双重诊治，中西药联用，增效减毒

病证结合诊断，弥补中医辨证过于直观化、宏观化的缺陷，从宏观和微观多维度把握疾病本质，为病证结合治疗提供依据，通过中西药联合应用，增效减毒，实现优势互补。

西医治疗重症肌无力使用激素和胆碱酯酶抑制剂，中医认为激素为"纯阳"之品，在激素冲击治疗初期可振奋肾阳，但日久损伤肾阴，致阴虚火旺或气阴两虚，对机体造成二次伤害，使病难愈难治。据此，在治疗初期即予中药补益正气，顾护脾肾；治疗过程中，依据治疗方案如胸腺切除术、糖皮质激素用量、免疫抑制剂等，以补脾益肾为原则，予补中益气汤加减；维持治疗阶段，西药逐渐减量至停用，中药继续巩固疗效，减轻不良反应的同时控制病情复发。

肝豆状核变性具有肢体震颤、全身僵硬、手足拘急、口㖞颈斜、言语不清的临床特点。杨任民等根据"诸风掉眩，皆属于肝"，辨证为肝肾阴虚、虚风内动，用平肝息风的大定风珠治疗，药用鳖甲、龙骨、牡蛎、珍珠母、蜈蚣、全蝎、地龙等，但症状不仅无改

善，且日趋加重。课题组根据西医学理论进行深入思考：本病由铜代谢障碍引起，由于铜沉积全身组织，造成大脑豆状核及肝、肾等损害。而上述矿物类及虫类药含铜量均很高，服用后反而加重铜的沉积而使病情加重。进一步研究观察患者临床表现，发现多数具有舌质红、舌苔黄或腻、脉弦数的特点，遂根据"诸逆冲上，皆属于火""诸痉项强，皆属于湿"，分析其病机以湿热为主，治用清热解毒、通腑利尿法，自拟肝豆汤（大黄、黄芩、穿心莲、半枝莲、萆薢等）治疗，取得良好效果。实验研究证实，服肝豆汤后的尿排铜量与西药治疗后相似。这一研究成果启示，病证结合诊治不仅提高了疗效，也有助于推动中西医理论的沟通与结合。

2. 区分病证主次，灵活应用病证诊治

多数情况下以辨病为先，如"头痛"涵盖了神经科多种疾病。西医学分为原发性头痛（如偏头痛、紧张性头痛、丛集性头痛等）和继发性头痛。明确头痛的疾病诊断，不仅能够针对病因处理继发性头痛，而且能根据不同疾病头痛的特点，病证结合施治。如偏头痛常以血虚阳亢为主要病机，治以养血平肝；紧张性头痛以紧缩为特征，肝风上扰是内在病理基础，风湿困遏是外在诱发因素，平肝息风、祛风除湿为基本治法；丛集性头痛以风火上扰为基本病机，治以清肝泻火。可见，在明确疾病诊断基础上的辨证分型论治可以加强治疗的针对性。

而某些脑病，西医学诊断不明，或虽然诊断明确，但现阶段对辨证的指导价值尚无显现，则可以中医辨病结合辨证治疗为主，以避免辨病治疗的局限性。如肢体麻木，见于许多系统疾病的病变过程，与感觉神经传导速度（SCV）减慢密切相关，而造成 SCV 减慢的因素很多，如慢性压迫、缺血、B 族维生素缺乏、营养缺乏、炎症、中毒等。若西医诊断不明确，则可按中医对麻木的认识进行论治。我们分析总结其基本病机为气血不足，风痰入络，根据益气养血、祛风化痰通络法自拟蠲痹通络方（炙黄芪 20g，当归 10g，川芎 10g，鸡血藤 15g，路路通 10g，僵蚕 10g，全蝎 3～6g，蜈蚣 2g）治疗并随症加减，取得明显疗效。

3. 病证结合，分型分期论治

根据疾病不同类型、不同阶段的特点，进行分型、分期治疗是提高疗效的重要途径，也是病证结合诊治脑病的重要内容。

如抑郁症各病期的病情轻重、证候表现不同，病证结合治疗的方式各异。早期、可能抑郁及轻度抑郁阶段，核心症状并未完全展现，社会功能轻度缺损，可采用中药治疗为主，辨证多属肝气郁结证，治疗重在疏肝解郁。急性期抑郁症状急剧发展恶化，表现为中重度抑郁，症见明显的激越或痛苦，且有自杀危险，应积极给予抗抑郁药治疗，并合用中药以缩短起效时间，快速缓解症状，协同增效，减轻不良反应。急性期后症状明显缓解，但病情不稳，复燃（症状再现）、复发（新发抑郁）风险较大，需巩固、维持治疗。在抗抑郁药治疗基础上联合中药治疗，旨在稳定核心症状，改善残留症状，预防复燃；并通过整体调节，同步调治周边症状，降低患者对环境应激的敏感性以预防复发。

重症肌无力根据病情轻重及脏器受累程度，分为五期（早期、缓解期、复发期、恢复期、稽留期）和五型。唐桂华等观察370例患者，显示Ⅰ型、Ⅱa型以脾气虚弱证为主，Ⅱb型以脾肾阳虚证为主，Ⅲ型、Ⅳ型以脾肾阳虚证为主。早期、复发期免疫紊乱突出，宜配伍抑制异常免疫反应的药物，如忍冬藤、土茯苓、苦参等；缓解期在减撤激素之时，为避免病情反弹，可辨证配用养阴温阳药，以部分替代激素；恢复期主要用补脾益肾之品，促进机体免疫功能逐步回归正常。

4. 专病专方，力专效宏

清代名医徐灵胎提出"一病必有一主方，一方必有一主药"的见解，主张既要讲究辨证论治的整体性，也要切中病损关键，注重辨证论治与专病专方相结合。专病专方，即针对具体疾病采用相应的具有特效的方剂治疗，以辨病为基础，辨证为补充，具有"简、便、廉、验"的优点。病证合参是应用专病专方的前提。

国医大师刘祖贻认为，麻木病在肌肤，气血亏虚为发病之本，邪滞血脉为发病之标，气血不通、经脉失养为基本病机；治疗上重视调理气血，主张病证结合，擅用黄芪桂枝五物汤为基础方加减治疗。中风后肢体麻木合涤痰汤，糖尿病性周围神经病麻木合益气养阴通脉汤，颈椎病上肢麻木合葛桂舒筋饮，腰椎间盘突出症下肢麻木合独活寄生汤，癌症放化疗后手足麻木合参楼扶正解毒方，功能性麻木合柴胡疏肝散。

虽然根据辨病确立的方药对疾病各证候均具疗效，但当实施于患者个体时无法避免疗效不一现象，因为虽然抓住了疾病主要矛盾及致病共性，但个体特性同样具有影响力。因此，临床辨病运用专方治疗，仍需结合辨证。

第二章　脑病的病因病机

脑病的病因病机复杂，概括而言，外感、内伤、先天禀赋、中毒、外伤等因素导致阴阳失调，气血失常，脏腑功能紊乱，令肝郁气滞、肝风内动、肝阳上亢、心肝火盛、痰热扰神、瘀血阻窍、肠热腑实、肾精（阴）亏虚、心血（阴）不足、心胆气虚、脾胃气虚等所致。各种致病因素，既可单独致病，又可相合为患，而表现为正虚邪实，虚实错杂。

第一节　脑病的病因

一、外感六淫

风、寒、暑、湿、燥、火，本指四时正常气候，统称"六气"。异常情况下，如气候突变，太过或不及，就成为外邪，统称"六淫"。六淫所致脑病具有一定的季节性，可单一致病，更多为兼夹致病。

1. 风邪

风为阳邪，其性轻扬，善动不居，易袭于上，常兼寒、湿、热邪致病。若起居不慎，坐卧当风，感受风邪，上犯于头，则清阳受阻，气血不畅，阻遏脑络，引起面瘫、中风、眩晕、头痛等脑病，内伤头痛可由外感风邪诱发或加重。"风胜则动"，痉证四肢抽搐、颈项强直，即属于风。

2. 寒邪

寒为阴邪，其性收引，易伤阳气，凝滞气机，阻碍气血运行。若寒邪侵袭，损伤阳气，寒凝经脉，阻滞气血运行，常见络脉绌急而痛。寒邪常与风邪相合致病，临床表现以筋脉拘急挛缩、屈伸不利为特征，常见头痛、中风后遗肢体疼痛拘急。

3. 暑邪

暑为阳邪，其性炎热、升散，伤津耗气，扰乱神明。《素问·五运行大论》云："其在天为热，在地为火……其性为暑……"感受夏季炎热之气，暑热内犯心营，心神被扰，可见"暑厥""暑风"等脑病，以昏厥、四肢逆冷或四肢抽搐为主症者，多属中暑之重症，如《医学传灯》云："夏月猝然僵仆，昏不知人，谓之暑厥。"《伤寒指掌》云："暑月病久，忽然手足挛搐者，暑风也。"

4. 湿邪

湿为阴邪，其性黏腻、重着，不易速去，易伤阳气，困阻清阳，而见头重如裹、昏蒙眩晕，如《素问·生气通天论》云："因于湿，首如裹。"湿邪阻滞经络肌肤则麻木不仁、肢体重着疼痛。若湿与热邪相合，湿热痹阻，可致痿证，症见肢体不遂、拘挛麻木、痿软无力，正如《素问·生气通天论》所说："湿热不攘，大筋软短，小筋弛长，软短为拘，弛长为痿。"

"湿土之气同类相召"，感受湿邪，最易困遏脾运，因脾恶湿，湿盛则伤脾，内生痰湿、痰浊，蒙蔽清窍而见神昏、痴呆独语、嗜睡多梦、癫狂等。

5. 燥邪

燥性干涩，耗伤津液，易伤肺脏。外感燥邪，耗灼肺津，不能输津于皮毛，润泽五脏，以致四肢筋脉失养，痿弱不用。此即《素问·痿证》所云："五脏因肺热叶焦，发为痿躄。"

6. 火（热）邪

外感之火由感受温热邪气所致，风、寒、暑、湿、燥皆可化火，称"五气化火"。火热为阳邪，发病急骤，变化较多，病势较重。火性阳热，如燔灼肝经，耗伤阴液，筋脉失养，而致肝风内动，称热极生风，可见高热、四肢抽搐、项强、角弓反张；火热内扰心神，可见烦躁、躁狂、失眠等精神失常症状，甚则神昏谵语。《素问·至真要大论》所谓"诸热瞀瘛""诸禁鼓栗，如丧神守""诸躁狂越"，均是火邪伤神的征象。

中医病因学的最大特点是辨证求因，即不仅用直接观察的方法来认识病因，更重要的是以疾病的临床表现为依据，通过分析症状、体征来推求病因。因而对六淫的认识不能单纯将其看作外界不正之气，应从病机上着眼，理解为各种外因和内因作用于人体后所产生的一种病理反应，即"内生六淫"。由于内生六淫是在疾病发生发展过程中表现出来的病理属性，因而可用取类比象的方法，确定病理属性的六淫类别，以指导内伤脑病的治疗。如临床治疗中风偏瘫、震颤等肢体经络见症者，常用防风、秦艽、全蝎、僵蚕等治外风药；又如治内伤头痛，常配合运用藁本、蔓荆子等治外风药，每获良效。表明外风、内风俱属疾病的病理反应，其病机实质是一致的。

二、疫毒邪气

疫毒是一种具有强烈传染性的致病邪气，其性质和致病特点与六淫相似。如《温疫论》云："温疫之为病，非风、非寒、非暑、非湿，乃天地间别有一种异气所感。"其发病急骤，病症急笃，症情相似，传染性极强。疫疠邪气致病，多从口鼻侵入人体，可迅速传入各脏腑。

疫毒病性多属阳热炽盛，极易内陷心包，伤营动血，扰乱神明，损伤脑髓。疫毒邪气既可直犯于脑，也可先犯他脏，然后波及脑。疫毒邪气所致脑病，发作急性期病情危重，常常表现为神昏谵语、躁扰不宁、发热抽搐、口吐白沫、颈项强直、角弓反张等，其幸存者常会遗留不同程度的后遗症状，如智力低下、独语错语及肢体麻木拘急、挛缩痿躄。

三、情志因素

脑为元神之府，情志是脑神的正常生理活动之一。五脏之神在脑元神的统帅下发挥功能，七情（喜、怒、忧、思、悲、恐、惊）过用，精神刺激，或精神紧张，情志不畅，扰乱五脏之神，伤及脑神而致脑病。

七情过极或持久情志刺激，超过机体的调节能力，肝郁不达，导致抑郁焦虑，尤以悲忧恼怒最易致病。情志不遂，肝郁神伤，或化火扰神，心神不安而致不寐、痴呆。喜笑无度，心神激动，神魂不安而不寐、癫狂。暴受惊恐，心虚胆怯，神魂不安则不寐。惊恐伤肾，神机失用而痴呆。思虑伤脾，气血生化无源，心脑失养，而头痛、眩晕、失眠、健忘。意欲不遂，积忧久虑，肝气郁结，疏泄失常，内生痰浊；或因忧愁思虑，心脾气结，聚湿生痰，痰气郁结，神志被蒙，而成癫证。突受惊恐，致气机逆乱，痰浊随气上逆，蒙闭清窍；或五志过极化火生风，风火夹痰上犯清窍，元神失控，发为痫证。肝郁化火，或忿郁恼怒，暴怒伤肝，使肝阳暴张，火炽痰壅，神明逆乱而发为狂证。风火相煽，血随气逆，上冲犯脑，而发为中风，如《素问·生气通天论》说："大怒则形气绝，而血菀于上，使人薄厥。"

四、饮食因素

饮食因素包括饮食失节，饥饱无常，或暴饮暴食，或饮酒无度，或饮食偏嗜等，可直接损伤脾胃。一方面，脾失健运，水液代谢失常，痰湿内生，阻塞肢体经络气血运行；或上扰清窍，蒙蔽心神。另一方面，脾胃受损，生化气血不足，精微难以输布，无以濡养肢体、经络、脑窍。

饮食失节，饥饱无常，脾失健运，运化失调，痰浊内生；或素体脾胃虚弱，暴饮无度，损伤中气，聚湿成痰，痰浊内停，而致脉络痹阻，筋脉失养，发为麻木、痹证、痉证。脾胃中焦气机失调，导致清浊不分，清气不升，浊气不降，上扰清窍，扰乱神机，发生不寐、健忘、痴呆、癫证，甚至诱发痫证。暴饮暴食，痰湿蕴结，化热生痰，痰热上扰神明，可致狂证、中风、神昏等。

五、劳逸因素

劳力、劳神过度，或过度安逸少动，导致脏腑经络失调、气血津液运行失常，也可导致脑病的发生。

"劳则气耗"，劳力过度，耗伤机体正气，损伤内脏精气，导致脏气虚少，肢体经络气血运行不畅，筋脉失养，可见痿证、麻木、痹证等。劳神过度，长思久虑，则易耗伤气血，以致健忘、痴呆、失眠、癫证。房劳过度，损伤肾精，精亏髓虚，出现头晕、头痛、健忘、痴呆等。"久卧伤气""久坐伤肉"，过度安逸，少气懒言，四肢困倦，精神疲惫，经络气血运行不畅，导致多寐、肢体痿弱、善忘痴呆等。

六、慢性久病

慢病耗伤气血，久病迁延体虚，津液不足，气血亏虚，肢体经络失濡，脑窍失养，或在此基础上继发痰浊、瘀血，可导致各种脑病的发生。

慢病持续难解，耗伤津液气血，痰浊内生，瘀血阻滞，可并发中风、痿证、痉证不安腿等。久病不愈，气血不足，不能濡润脑窍；或脾虚不化水湿，痰浊阻滞；或肾精亏损，精气不足，可致眩晕、头痛、麻木、健忘、痴呆、癫证。慢病久病，失于调摄，正虚难复，外邪乘虚而入，邪气过盛，客邪留滞，荣卫气血运行不畅，导致面瘫、痹证、麻木、痉证发生。

七、禀赋因素

先天禀赋不足是脑病发生的重要原因，如《幼幼集成》云："胎弱者，禀受于气之不足也。"导致脑病的先天因素主要与遗传、胎传等有关，包括父母体质虚弱、精弱、病精、母病及胎、胎孕期间调理失当等，以致胎儿在母体中发生疾病，尤其脑病更为多见。

先天禀赋薄弱导致脑病发生。人始生先成精，若父母精气不充，则胎儿禀赋薄弱，先天之本不足，精气匮乏，肾精不能充养脑髓，导致髓海空虚，发生健忘痴呆、癫证、痿证等，即所谓："小儿无记性者，脑髓未满。"先天禀赋异常也可导致脑病发生。父母患病或所禀精气异常，或环境因素损伤，或难产产伤，均影响胎儿发育生长，由此导致先天禀赋异常，可发生痫证、狂证。

八、外伤

跌仆打击、高处坠落等外伤引起脑病。脑髓震伤，络脉瘀阻，脑主神明失用，导致精神、运动失调而发病。轻则头痛、头晕、健忘善忘、癫痫发作，重则四肢抽搐、昏迷不醒，甚至死亡。若未直接损伤脑髓，也可扰乱脑神，导致精神抑郁、恐惧害怕、惊惕不安、失眠多梦、梦中惊醒等脑病。

九、中毒

中毒是脑病的重要致病因素。引起中毒的原因：外源性的如药物中毒、酒精中毒、食物中毒、职业接触毒物等；内源性的如脏腑浊气蓄积日久，损伤五脏，扰乱神机。

毒气犯脑，为害尤烈。虽然中毒的方式、类别、性质及损害程度不同，但均对脑髓产生损害。如药物过量、误食毒性药物或相畏相反中药等因素导致药物中毒，毒淫脑络，则烦躁不安、神识错乱、昏迷不醒、四肢抽搐、口吐涎沫，甚至死亡。如嗜酒暴饮，导致酒精中毒，毒气犯脑，扰乱神明，则狂躁不宁、行为暴烈、胡言乱语，或为痴呆、颠证。食物中毒导致毒淫脑络，则呕吐腹痛、头晕头痛、昏不识人、口吐白沫，甚至厥逆而亡。职业性中毒，如吸入有毒气体、长期接触重金属等，导致毒气蓄积气道肌肤，上扰于脑，出现头晕头痛、烦躁不宁、口唇紫绀、呼吸急促，甚至昏迷不省、手足瘛疭、妄言乱语等精神症状。脏腑浊气蓄积，上扰清明之窍，神机失用，导致表情淡漠、沉默寡言、语无伦次、健忘善忘等。

第二节　脑病的病机

一、阴阳失调

阴阳失调，是指由于致病因素的作用，或疾病中病理变化的影响，使体内阴精和阳气的相对平衡与稳定发生紊乱，失却调和，从而形成阴阳偏盛偏衰的病理状态。

脑藏元神，赖纯阳以用，为真气所汇之处。脑为髓海，髓由肾精所生，精化气，气生精，元气旺则精气旺盛而脑充，肾精亏则髓海不足而脑虚。正如《灵枢·海论》所云："髓海不足，则脑转耳鸣，胫酸眩冒，目无所见，懈怠安卧。"《灵枢·口问》亦云："上气不足，脑为之不满，耳为之苦鸣，头为之苦倾，目为之眩。"

广义的阴精，包括精、气、血、津、液等物质。阴精不充，化生无力，髓海不足，则导致脑病发生，表现为头痛、头晕、耳鸣耳聋、健忘、痴呆等。

人体阴阳和则神志安宁，《素问·生气通天论》云："阴平阳秘，精神乃治。"若阴阳亏虚，髓海失养，或阴阳逆乱，脑髓错乱，清窍迷闭，轻则少寐不寐、健忘痴呆，重则昏不识人、惊厥逆闭。正如《素问·厥论》云："阳气盛于上，则下气重上，而邪气逆，逆则阳气乱，阳气乱，则不知人也。"

二、气血失常

《素问·调经论》曰："人之所有者，血与气耳。"气和血流行周身，是人体进行生理活动的物质基础。气血充足，上荣脑髓，濡养清窍，振奋神机。气血失常，必然影响机体和大脑功能。气血不足，则脑髓清窍失养；气血郁滞或逆乱，则清窍不利，脑髓受损，导致各种脑病。

"气主煦之""血主濡之"，五脏精华之血、六腑清阳之气皆上注头目，滋养脑髓清窍。久病耗伤气血；失血亡血，气随血脱；气虚无力，血行不畅；气血两虚，气血不能上荣脑窍，均可导致髓海空虚，清窍失养，神机失用，出现不寐、眩晕、头痛、健忘、痴呆等；脏腑经络、形体官窍失之濡养，则出现肢体麻木、痿废不用等。

三、虚实夹杂

邪正盛衰，是指在疾病过程中，机体抗病能力与致病邪气之间的相互斗争，彼此消长。若正盛则邪消，邪盛则正衰。邪正双方的交争直接关系到脑病的发生、发展与转归。脑病的病理性质多表现为虚实夹杂，或以邪实为主，或以正虚为主。

脏腑功能失调，气血津液不足，病程迁延难愈，反复发作，则以正虚为主，如血虚或肾虚眩晕，以及肾精不足的头痛、健忘、痴呆等。水液代谢障碍，痰由湿聚，痰浊内生；或痰郁化热，痰火阻滞；气血运行不畅，血行滞涩，瘀血内阻，痰、火、瘀胶结，则以邪实为主，导致痰浊眩晕、痰热失眠、瘀血头痛等。虚实之间可转化兼夹，如情志不畅，肝气郁结，郁久化火，火热伤阴，可出现肝肾阴虚，或阴虚兼有阳亢，以虚实夹杂为主。

四、脏腑功能失调

1. 肝郁气滞

肝郁气滞为诸多脑病，尤其是情志相关性脑病的发病基础。人体正常功能活动有赖气机顺畅，气机升降有序，则心平气和、情志活动正常。各种不良情志刺激导致肝失疏泄条达，肝气郁结，成为情志病发生的始动因素，如清代魏之琇言："七情之病必由肝起。"

肝郁气滞贯穿郁证等多种情志病的始终，成为其重要病理环节。肝郁气滞日久生变，又可引发各种脑病。如肝郁神伤，或化火扰神，引起郁证、不寐等；痰气郁结，气机升降失常，发为癫证、厥证；暴怒不止，引动肝胆木火，郁火上升，冲心犯脑，发为中风、头痛、狂证；肝气郁悖，气失畅达，血行凝滞，致气滞血瘀或痰瘀互结，气血不能上荣脑髓，神机失养，神明混乱而发为痫证、痴呆等。

2. 肝风内动

肝体阴用阳，性喜条达，藏血，主筋。肝病则血不荣筋，风从内生，故有"肝风内动"之说。脑病多数病证均与肝风内动有关。

如热极生风，表现为痫证、痉证等；肝阳化风，表现为头痛、眩晕、脑鸣耳鸣、中风、厥证等；阴（血）虚风动，表现为中风、痉证、颤证、脑鸣耳鸣等；风入经络，表现为痉证、中风、面瘫等。

3. 肝阳上亢

忧郁恼怒，气机郁滞，日久气郁化火，火热耗伤肝肾阴液；或房劳所伤，年老肾亏，水不涵木，肝木失荣，肝阳升动太过，阳亢于上，表现为肝阳上亢。

肝阳独亢，上扰头目，发为头痛、眩晕；肝阳暴亢，气血上冲于脑，神窍闭阻，发为中风、厥证、神昏等；肝阳暴张，肝胆气逆，化火灼津，火炽痰壅，上扰心神，神明逆乱，发为狂证。

4.心肝火盛

肝失疏泄，气郁化火；或肝热素盛，母病及子，心肝火旺，扰乱心神，神明逆乱，导致脑病发生。

肝火上炎，或大怒而气血并走于上，心神错乱，致阴阳不相顺接而发为厥证；肝郁化火，逆乱扰心，神志被蒙，而成狂证；肝失疏泄，气郁日久，进而化火扰心，发为郁证、狂证、不寐等。

5.肾精（阴）亏虚

肾藏精气，主骨生髓。若因先天不足，久病体虚，或劳役、房事太过伤肾，或久病脏腑受损，肾精亏虚，脑髓失养而致脑病。

肾精亏耗，不能充髓，肾虚髓空，发为眩晕、头痛、耳鸣脑鸣、健忘、痴呆。阴精耗损，肌肉筋骨失养，发为痿证。肝肾阴虚于下，肝阳亢逆于上，气血逆乱，神窍闭阻，发为中风。肝肾阴虚，精血不足，不能濡养筋脉；或阴不制阳，水不涵木，虚风内动，筋脉失却任持，发为颤证。

6.心血（阴）不足

心藏神，五脏六腑气血阴阳调和，心有所养，邪无所扰，神有所藏，则心神安宁。

若因先天禀赋不足，或年高体弱，或病后体虚，心血（阴）不足；或内伤情志，心火亢盛，耗伤阴血，令心失所养，神无所藏，引起不寐、郁证、健忘、痴呆等。

7.心胆气虚

胆为中正之官，主决断，判断事物，做出决定。人之勇怯与胆主决断相关，胆气盛则遇事果断坚定，胆气虚则决断无权、优柔寡断、遇事善惊。"胆气通于心"，心胆相通，心与胆为子母关系，胆主决断，须在心主神明统领下才能进行，而心主神明又需胆的决断才能正常行使。

若因素体胆虚，或暴受惊恐，胆气虚怯，胆主决断失职；或因禀赋不足，或年高体弱、病后体虚，心气虚怯，令胆郁失宣，终致心胆气虚，心神失宁，发为心悸焦虑、郁证、不寐、脏躁等。

8.脾胃受损

饮食劳倦，年迈久病或术后脾胃虚弱，化源不足，清窍失养；外感湿热、寒湿之邪，或饮食生冷肥甘，脾失健运，水湿内停，变生湿、痰、饮，上扰清窍，导致脑病发生。

气血生化无源，清窍失养，发为眩晕、头痛、脑鸣耳鸣；气血不足，心神失养，发为痴呆、失眠、健忘。脾运失健，内生湿热，濡滞肌肉，浸淫经脉，发为痿证。脾胃受损，痰气郁结；或痰浊郁久生热，痰随火升，蒙蔽脑窍，发为癫狂。脾胃受损，精微不布，痰浊内聚，一遇诱因，痰随气逆，或随火炎，或随风动，蒙闭心神清窍，发为痫证。

9. 肺热津伤

肺主通调水道，温热毒邪内侵，或病后余邪未尽，或温病高热持续不退，令内热燔灼，伤津耗气，肺热叶焦，津伤失布，不能润泽五脏，五体失养而痿弱不用，发为痿证。

10. 肠热腑实

大肠传化失司，体内糟粕蓄积，腑气不通，浊气不降，上扰清明，损伤脑髓引起脑病。

大肠津亏，肠道失润，大便秘结，浊气上扰，发为头昏、头痛、眩晕；阳明热盛，浊气壅结，上扰清明，发为中风、神昏；五志化火，痰随火升，腑实痰热上扰清窍，神明昏乱而发为狂证；表邪内传阳明肠腑，化热入里，致阳明热结，里热炽盛，发为痉证。

五、邪犯心脑

1. 痰浊阻滞或蒙神

痰饮无处不到，凝滞而成痰浊。痰浊阻滞经络，气血运行失常，筋脉失养，可见麻木、痉证；痰浊内盛，蒙闭清窍，或夹风上扰，可见头昏、眩晕、头痛、耳鸣脑鸣；痰浊蒙蔽心神，神机失用，可见不寐、痴呆、中风、癫证、神昏等脑病。

2. 痰热扰神

痰热扰神，心神不宁，发为不寐、郁证、痴呆、躁狂等；痰热阻滞，腑气不通，或肝阳暴张，阳亢风动，痰火壅盛，气血上逆，神窍闭阻，可见中风昏迷、狂证；痰热内蕴化火，煎灼津液，伤及营血，燔灼肝经，热极生风，筋脉失约，可发为中风、颤证、痉证等。

3. 瘀血阻窍

各种原因导致血行瘀滞不畅，凝结成块，形成瘀血。瘀血阻滞肢体、经络、脑窍，或扰乱心神，神机失用，或脑窍失养，发为脑病。

久病入络，络脉不通，瘀血停滞脑窍或肢体经络，引起头痛、眩晕、癫狂、麻木、中风偏瘫、脑瘤等；瘀血扰乱心神，引起失眠、健忘、痴呆；跌仆损伤，脑髓受震，脑脉瘀阻，而致神志逆乱，引起痫证；脑中蓄血，郁而化热，络热血瘀，损害脑元，闭阻神机，引起出血性中风、狂证。

第三章　脑病病机证素辨治纲要

第一节　概述

规范化是科学的特征之一，中医学的规范化是中医向现代化和科学化迈进的先决条件，证候的规范化则是中医学规范化的龙头。20 世纪 80 年代以来，证候的规范化研究被提到议事日程，从国家各级重大项目到各个中医研究机构都投入了大量的精力，致力于证候学研究，取得许多重要成果。但从实际推广应用来看，尚未显示成果的价值。究其原因，是因为中医理论的实践性强，辨证的灵活性大，形成了规范化与灵活性之间难以统一调和的矛盾体。

我们对传统中医辨证体系进行了反思，受周仲瑛教授"求因论治的实质是审证求机，审证求机的核心是求病理因素"学术思想的影响，提出"病机证素"概念，并以此作为证候的最小分类单元和辨证的核心，使复杂证候简单化，在证候的规范化和辨证的灵活性之间架起一座桥梁，为构建中医辨证新体系进行了有益的探索。

一、传统中医辨证体系给证候规范化带来的困惑

辨证就是辨析、识别证候，是在全面而有重点地收集四诊素材的基础上，运用中医理论进行分析推理，综合判断而得出的证候诊断，是通过重点辨别当前病变的部位和性质，并概括为完整证名的思维认识过程。通过辨证得出的证候诊断是中医理论及临床思维的核心，因而证候的研究，是当代中医学研究的重点，更是近 40 年来研究的热点。该研究主要是以中风等重大疾病为切入点，运用传统中医辨证方法，结合流行病学、循证医学、数学、信息学等技术手段，开展辨证思路与方法研究、证候量化及规范化研究、证候分布规律研究、证候本质研究等。其主要成果体现在《中医药常用名词辞典》等辞书的问世；有关证候的国标、行标、中药新药临床指导原则的出台；中风、肾虚等主要病证诊断标准的制定。上述研究成果提供了一系列证候诊断标准，揭示了相关疾病证候的分布和组合规律。

但病证的临床征象及病理机转是错综复杂的，而且是动态发展的。同一疾病，由于各医家认识的侧重点互有偏差，因而辨证分型互有不同。传统辨证方法令证候繁杂，难以统一。如有学者对抑郁症、慢性乙型肝炎、慢性肾功能衰竭、慢性阻塞性肺疾病、更年期综合征的临床资料进行横向和纵向分析，经过规范后的证候类型极为繁杂，抑郁症有 75 个，慢性肾衰最多，达到 148 个。

再如中风证候的规范化研究，许多专家结合各自的临床经验，提出各种辨证分型方法。有关权威部门更是相继研究制定了一系列中风病证候的规范化诊疗标准。如中华中医药学会内科分会1986年制定的《泰安标准》规定中经络5个证类，中脏腑4个证类。1989年，在长春举办的全国脑血管病学术研讨会上，专家提出"中风病证候诊断专家经验量表"，筛选出148个证候诊断因素和6个基本证候（风证、火热证、痰湿证、血瘀证、气虚证、阴虚阳亢证）。1991年，国家中医药管理局脑病急症科研组制定《中风病辨证诊断标准》，规定了风证、火热证、痰证、瘀血证、气虚证、阴虚阳亢证等6个证候的量化诊断标准。1996年，"八五"国家科技攻关项目"中风病证候学与临床诊断研究"课题组，制定了风痰火亢、风火上扰、痰热腑实、风痰瘀阻、痰湿蒙神、气虚血瘀、阴虚风动等7个基本证类的诊断标准（简称"二代标准"）。

上述各种标准的证候分类方法互不一致，失却了标准的权威性和公允性，难以达到规范化要求，这是传统中医理论体系所决定的。因为辨证是通过辨析、识别证候，得出证候诊断的思维认识过程。有其"症"，辨其"证"，分其"型"，但受个体差异、病程、药物治疗等影响，同一疾病的症状和体征可千变万化，导致证候繁杂。加之医者水平、学术流派等因素的影响，同一患者在不同的医师之间，可能有不同的证候诊断。对这些证候全部进行规范化处理则失去了规范的意义，若是选择部分主要证候进行规范化处理则必定是挂一漏万，这是历年以来中医辨证分型难以在规范化、客观化、标准化进程中取得实质性进展的主要症结之所在。另外，过于机械和程式化的规范化证候及诊断标准难以体现中医辨证的灵活性，丧失了辨证论治特色的规范化是不具备生命力的。

因此，依从于传统中医辨证体系下的证候规范化研究是达不到规范化目的的。但这一问题不解决，中医学只能停留在经验科学的层次，严重制约中医现代化的进程。如何解决证候规范化与辨证灵活性之间的矛盾，我们认为必须从大处着手，反思现有辨证体系的缺陷，突破传统辨证思路的框框。

二、提出"病机证素"概念的肇因

通过广泛回顾近40年以来有关中风证候学研究的文献，我们发现尽管分类繁杂，但分析这些证候的病理属性，无非涉及风阳、火热、痰（痰热和痰湿）、瘀血、腑实、阴虚、气虚等病理因素。各种证候诊断仅是对这些病理因素进行不同的组合兼夹，如风火上扰、痰火内闭、痰瘀交阻、气虚血瘀、阴虚阳亢为二重组合，风痰火亢、风痰瘀阻、痰热腑实、痰火瘀闭等为三重组合。这一现象提示两个问题：一是中风证候诊断主要由病理因素所决定；二是多数证候采用的是组合术语，提示风、火、痰、瘀等病理因素在中风发病中常相互交织，不可孤立。由此看来，证候诊断的过程与结果实际上是审证求机，核心是求病理因素。但病理因素毕竟属病因学范畴，与形成证候诊断的基本元素有所区别，故把后者称为"病机证素"。

三、病机证素的概念及其理论意义

所谓病机证素，是指构成某种疾病、某一证候的病机要素，它能概括或体现该证候的病理特征，是决定证候诊断的基本元素。

中医证候的本质是致病因素作用于人体，导致脏腑功能紊乱、气血阴阳失调而出现的一系列互有内在联系的证候群。临床可根据四诊信息，应用传统辨证方法，从患者的证候群中去推求病机证素。病机证素源自病理因素，但不同于病理因素的简单罗列，亦非多种病理因素的机械叠加，而是紧密结合疾病的证候表现与病机特点，由病理因素提升出来的，介于证候与病理之间的中介体，对证候诊断具有决定作用。如风、火、痰、瘀等是中风的病理因素，痰热、痰湿、瘀热是中风的病机证素，后者更能概括和体现中风病证候的临床特征和病机特点。风、火、瘀则既可是中风的病理因素，又可是病机证素。

病机证素的分类，类似于辨证分型，却摆脱了传统辨证方法的相对刻板和固定（有其"症"，辨其"证"，分其"型"）；通过病机证素的诊断及病机证素的兼夹组合，以不变应多变，从而适应临床证候繁杂多变的复杂局面。同时，由于病机证素源自病理因素，其数量相对局限，内容相对清晰，易于达到规范化、标准化要求。

病机证素是连接病理与证候之间的桥梁和纽带，它既不悖于中医辨证的精髓，更深化了中医辨证的理念，充分体现了辨证的灵活性与证候规范化之间的统一，较传统的辨证分型方法更具临床实用价值。

四、病机证素源自"审证求机"

病机证素是基于审证求"机"在辨证过程中的重要作用和地位这一基础上提出的。治病求本是临床医学的最高境界，求本不是针对表象，缓解痛苦，而是针对病因予以根除。求因论治是中、西医诊治疾病的常识，而在中医学这一独特的理论体系中，则有更深的含义，确切地说，是审证求"机"，辨证论治。正如周仲瑛教授所言："抓住了病机，就抓住了病变实质，治疗也有了更强的针对性。求机的过程，就是辨证的过程。"方药中教授更是坦陈辨证论治即是"在中医整体观的思想及藏象学说理论指导下，如何进行病机分析"，足见审证求"机"在辨证过程中的重要性。病机是有效地贯通中医学理论指导临床实践的桥梁，病机理论体系是整个中医学理论的灵魂，是中医继承、发展、创新的突破口。

辨证求机的内容，包括辨病因、病理因素（第二病因）、病位、脏腑病机、八纲属性、标本缓急、证（病）势转归和预后等，其关键在于求病理因素。

中医病因学的最大特点是辨证求因，即通过分析症状、体征来推求病因。如对六淫的认识，不能仅仅理解为自然界的六种非时之气，而应从病机着眼，理解为各种外因和内因作用于人体后产生的一种病理反应，即"内生六淫"。中医学的病因是在疾病发生发展过程中表现出来的病理属性，实际上寓有病机的含义。

从某种意义上而言，审证求机的核心是求病理因素，现代称为"第二病因"，以区别于导致疾病发生的"第一病因"。因为许多疾病发生以后，在众多的证候群中，往往已找不到"第一病因"的依据，疾病的病机由病理因素所决定。

病位取决于疾病本身，如病理因素同样是瘀血，发生在冠心病病位自然在心，但若发生在中风病位当然在脑。脏腑病机与病变脏腑相关，如：胃气上逆，病变脏器在胃；湿热下注，病变脏器在下焦（肾、膀胱、大肠等）。当然，还要结合脏腑之间的相互关系，如子病及母、肝脾乘侮等。

八纲属性一般取决于病理因素的属性，而标本缓急、证（病）势转归等取决于邪正盛衰。

可见，在辨证求机的内容中，辨病理因素至为关键。临床在求得病理因素后，基本上可以确定证候的病机，进而结合病位从气血病机和脏腑病机分析其病理变化。

综上所述，辨证求因的关键是审证求机，审证求机的核心是求病理因素，只要求得疾病某一证候群的病理要素，即可达到病机证素辨证的目的。对于病机复杂、病性多样的证候群，则可通过多种病机证素的组合，做出证候诊断。

病机证素概念的提出和作为辨证方法的应用，为解决证候规范化与辨证灵活性之间的矛盾提供了思路。

五、脑病常见病机证素

脑病是指各种致病因素直接或间接作用于脑、脊髓而导致其功能障碍或异常的一类疾病。凡脑功能失调或脑实质损伤引起的疾病皆为脑病。脑病的病因病机有其特殊性，概括而言包括外感、内伤、先天禀赋、中毒、外伤等因素导致阴阳失调，气血失常，脏腑功能紊乱，令肝郁气滞、肝风内动、肝阳上亢、心肝火盛、痰热扰神、瘀血阻窍、肠热腑实、肾精（阴）亏虚、心血（阴）不足、心胆气虚、脾胃气虚等病机变化，主要涉及以下15种病机证素：风、火热、风火、风痰、痰湿、痰热、瘀血、瘀热、痰瘀、气滞、邪毒、气虚、血虚、阴虚、阳虚。本章主要介绍各病机证素的病机概要、辨证思路、治疗原则和常用治法。

第二节　风

【病机概要】

风邪是指具有轻扬开泄、善行数变、善动不居等致病特点的病邪。风有内风、外风之分，外风从外感受，病变部位在体表经络。内风是由于人体脏腑功能、气血阴阳失调，津液耗损，筋脉失养，出现眩、动、搐、颤等类似于风动的一种病机证素。

【辨治纲要】

1. 辨证思路

（1）辨证候要点

外风证：恶风，自汗；或发热，或四肢抽搐，甚则颈项强直，角弓反张；脉浮。

内风证（肝风）：抽搐，震颤，惊厥，头痛，眩晕；或肢体麻木，口眼㖞斜，半身不遂；脉弦。

脑病多属内伤，"风"引起的脑病以内风为主。

（2）辨病机证候

内风易上冒、旁走，有虚有实。属虚者为阴虚血少，筋脉失养；或水不涵木，以致虚风内动。属实者为肝阳化风，或热极生风，或风入经络。虚实每多兼夹，风动与阴（血）虚可以互为因果。

① 热极生风：见于痫证、痉证等。症见四肢抽搐，鼻翼扇动，颈项强直，目睛上吊，角弓反张，伴有高热、神昏、谵语等症。

② 肝阳化风：见于头痛、眩晕、中风等。症见头部胀痛、跳痛、掣痛，眩晕欲仆，步履不稳，肢体震颤，筋惕肉𝄐，口眼㖞斜，半身不遂，甚则猝然昏仆。

③ 阴虚风动：见于中风、面肌痉挛、颤证等。症见筋肉拘挛，手足蠕动，伴有五心烦热，口干咽燥，面红目赤，潮热盗汗。

④ 血虚生风：见于颤证、痉证等。症见肢体麻木不仁，筋肉跳动，甚则手足拘挛不伸，伴有面色萎黄、唇甲淡白等阴血亏虚之征。

⑤ 风入经络：见于痉证、中风、面瘫等。症见突发口眼㖞斜，或项背强急，四肢抽搐，角弓反张。可伴有恶寒发热、头痛、肢体酸重等外感表现。

2. 治疗原则

（1）平肝息风为主

脑病风证以平肝息风为治疗原则。肝热生风者，治以凉肝息风；肝阳上亢化风者，治以潜阳平肝息风，兼补肝肾；阴虚风动者，治以滋阴息风；血虚生风者，治以养血平肝息风；风入经络者，治以祛风通络。

（2）内外风合治

外风、内风并不完全独立，其本质均是各种致病因素作用于人体而产生的一种具有"易袭阳位、善行数变、善动不居"等"风象"特点的病理反应，其病理属性具有同一性，故尔同气相求，内外相引，相互为病。

肝风内盛之体易于感受或兼夹外风，感受外风又往往诱发或加重肝风，因此某些以肝风为主要病机的脑病可在平息内风基础上，加祛外风之药。如内伤头痛、面肌痉挛、面瘫、颤证、中风等病证，可在平肝息风治疗基础上，加防风、羌活、白芷、藁本、蔓荆子等祛外风药。

3. 常用治法

（1）清热息风法

适应证：热极生风证。

代表方：羚角钩藤汤加减。本方清热凉肝息风，主治肝热生风所致的高热动风抽搐。

常用药物：炙鳖甲、羚羊角、钩藤清热凉肝，息风止痉；桑叶、菊花清热平肝；生地黄凉血滋阴；白芍养阴柔肝。

临证加减：高热神昏，加安宫牛黄丸、至宝丹；神昏痉厥，抽搐不已，加全蝎、蜈蚣、僵蚕息风止痉，或紫雪丹清热凉肝息风。

（2）平肝息风法

适应证：肝阳化风证。

代表方：天麻钩藤饮加减。本方平肝息风，补益肝肾，主治肝肾不足，肝阳上亢所致的肝阳化风证。

常用药物：天麻、钩藤平肝息风；石决明平肝潜阳；杜仲、寄生补益肝肾；栀子、黄芩清肝降火。

临证加减：心烦失眠，加茯神、酸枣仁安神助眠；阴虚口干，加生地黄、玄参滋养阴液；口苦目赤、烦躁易怒，加龙胆草清肝泻火；眩晕头胀，加磁石、珍珠母平肝潜阳。

（3）滋阴养血息风法

适应证：虚风内动证。

代表方：大定风珠加减。本方滋阴息风，主治温病后期，热伤津液所致的阴虚风动证。

常用药物：阿胶、白芍、生地黄、熟地黄滋阴养血；麦冬、玄参、天冬养阴清热；龟甲、鳖甲育阴潜阳。

临证加减：阴虚火旺，兼见五心烦热、躁动失眠，加知母、黄柏、玄参滋阴清热；肢体颤抖，加天麻、全蝎息风止痉；肢体麻木肿胀、刺痛，加莪术、水蛭、鸡血藤通络；肢体拘急挛缩，重用白芍、木瓜，加炙甘草舒筋缓急。

（4）疏散外风法

适应证：风入经络证。

代表方：大秦艽汤加减。本方祛风清热，养血活血，主治风邪初中经络证。

常用药物：羌活、秦艽、片姜黄、防风、白芷祛风除湿通络；熟地黄、当归、白芍养血活血；川芎活血行气；白术、茯苓、甘草化生气血。

临证加减：风寒，加麻黄、桂枝、细辛散寒解表；风热，加石膏、黄芩、连翘疏风清热；麻木，加鸡血藤、路路通活血通络；口眼㖞斜，合用牵正散。

第三节 火（热）

【病机概要】

火（热）有外感、内伤之分，外感之火由直接感受温热邪气所致，而火邪盛于温热，故有"温乃热之渐，火乃热之极"之说。风、寒、暑、湿、燥入里皆可化火，称为"五气化火"。内生火热系情志、劳欲等因素导致脏腑阴阳失调，内热炽盛而引起，称为"五志之火"。内火有虚实之分，实火多属心肝气郁化火，或胃热炽盛，有火旺的一系列症状；虚火多为心肺肾（肝）阴虚，阴不制阳而火旺，具有阴虚的特点。火为阳邪，易耗伤阴津，生风动血，扰乱神明。

【辨治纲要】

1. 辨证思路

（1）辨证候要点

① 外感火热：高热，烦躁，面红，气粗，口渴引饮，大汗；舌红，舌苔黄，或燥黄起刺，脉滑数或滑实。

② 内生火热：分虚实。

实火：头痛如掣如灼，面红目赤，急躁烦怒，口干苦；口舌生疮，齿龈肿痛，尿赤便秘；舌苔黄，脉数或弦数。

虚火：五心烦热，潮热骨蒸，颧红，盗汗，口干咽燥；头晕目涩，腰膝酸软，形体消瘦；舌红，少苔或花剥，脉细数。

（2）辨病机证候

① 阳明（肠胃）热盛：见于痉证、中风、狂证等脑病。以壮热汗出，面红气粗，口渴喜冷饮，口臭，腹满便结，苔黄燥为辨证要点。

② 心火炽盛：见于失眠、狂证等脑病。症见心悸，烦热躁动，寐多噩梦，口舌糜烂肿痛，小便黄赤灼热为热扰心神；症见高热烦躁，神昏谵语，肌肤黏膜斑疹隐隐，舌质红绛为心营热盛。

③ 肝经热盛：见于头痛、不寐、中风、痉证、痫证等脑病。以头胀跳痛，急躁易怒，胁痛如灼；兼见面红目赤，口苦口干，脉弦数为辨证要点。

④ 肾（阴）虚火扰：常见于不寐、头痛、中风恢复期、狂证、痴呆等脑病。以心悸健忘，虚烦少寐，颧红面赤，头晕目花，耳鸣，梦遗，腰酸腿软，口干，脉细数为辨证要点。

⑤ 外感温热：见于外感头痛、痿证初期、感染性脑病等。肺热津伤之痿证以急性起病，病起发热，头身疼痛，伴有干咳、咳呛少痰、咽干不利，数天后热退，疼痛渐缓，而出现肢体软弱不用为辨证要点；风热头痛以头痛而胀，发热或恶风，面红，口渴为辨证要点；感染性脑病热陷心包以高热烦躁，神昏谵语，直视狂乱，面赤，斑疹为辨证要点。

（3）辨证候兼夹

兼有头晕目眩，耳鸣健忘，五心烦热，精神疲惫，两目干涩，女子月经量少，舌红少苔，脉细数等，属火盛伤阴；急躁易怒，懊恼不宁，夜不能寐，噩梦纷纭，伴有头面油垢、胸闷脘痞、腹胀便秘，舌苔老黄而厚，属痰火扰乱心神；兼有肢体颤动、麻木，甚则牙关紧闭，口噤不开，两手握固，属火热生风；兼有突然昏仆，不省人事，牙关紧闭，口噤不开，两手握固，大小便闭，肢体强痉，属热闭神昏；兼有唇甲青紫、刺痛，痛处固定不移，舌有瘀斑瘀点，属火热瘀结。

2．治疗原则

（1）清热泻火或滋阴降火

外感火热治以清热泻火解毒。内生火热实火者，用清热泻火法，根据火热所在脏腑病位不同，分别治以清心泻火、清肝泻火、清胃泻火等；虚火者，用滋阴降火法。

（2）根据火热兼夹证施治

气郁化火者，治以行气清火；热极生风者，治以凉肝清热、息风止痉；热陷心包者，治以清心开窍；热盛动血者，治以凉血清热；痰热腑实者，治以通腑泻热。

3．常用治法

（1）清热泻火法

适应证：火毒热盛证。

代表方：普济消毒饮、凉膈散、黄连解毒汤加减。普济消毒饮清热解毒、疏风散邪，用于外感风热疫毒；凉膈散泻火通便、清上泻下，用于上中二焦火热证；黄连解毒汤用于三焦火毒热盛。

常用药物：黄连、黄芩、栀子清热泻火解毒；马勃、板蓝根、连翘清热解毒利咽；石膏、知母清热生津。

临证加减：便秘，加大黄泻实热；吐血、衄血、发斑者，加犀角（水牛角代）、生地黄、赤芍、丹皮清热凉血解毒；四肢抽搐，加钩藤、全蝎、蝉蜕等凉肝息风止痉；伴有神昏谵语，躁动不安，用安宫牛黄丸清热开窍。

（2）滋阴泻火法

适应证：阴虚火旺证。

代表方：知柏地黄丸、清骨散加减。前方滋补肾阴、清降虚火，用于肝肾阴虚火旺证；后方清虚热、退骨蒸，用于肝肾阴虚，虚火内扰所致的骨蒸潮热、形瘦盗汗。

常用药物：生地黄、山萸肉、山药滋补肝肾；麦冬、玄参、芦根养阴清热生津；知母、黄柏清泻相火。

临证加减：心阴虚，加百合、玉竹、莲子心、淡竹叶清心除烦；肺阴虚，加百合、沙参养阴润肺；骨蒸潮热，低热不退，加地骨皮、银柴胡、胡黄连、秦艽、鳖甲、青蒿清退虚热；神疲倦怠乏力，纳差，便溏，加党参、太子参、茯苓益气健脾；血虚，加芍药、当归补血养血。

第四节　风火

【病机概要】

风火是指阴血不足，肝体失养，疏泄失常，肝郁气逆，化火生风，风火相煽；或外感温热，邪热亢盛，热盛动风，出现高热、神昏、抽搐等现象。

【辨治纲要】

1. 辨证思路

（1）辨证候要点

高热神昏，躁热不宁，手足抽搐，颈项强直，甚则角弓反张，两目上视，牙关紧闭；头痛，面红目赤，口苦口干，大便干结；舌质红或红绛，脉弦数。

（2）辨病机证候

① 风火上扰：常见于头痛、眩晕、耳鸣脑鸣等。以头昏晕，或胀痛、跳痛、掣痛、灼痛等为特征。

② 风火犯脑：常见于痫证、痉证、中风（中脏腑）等。以高热，神昏躁动，四肢抽搐，惊厥为特征。

（3）辨证候兼夹

兼有头晕，胸脘满闷，纳呆呕恶，舌苔黄腻，脉滑或弦滑，属风火夹痰；兼有唇甲青紫，刺痛，痛处固定不移，舌有瘀斑、瘀点，属风火夹瘀；兼有手足心热，口燥咽干，鼻干，喜冷饮，大便干燥，舌红少津，脉细数，属火灼阴虚风动。

2. 治疗原则

（1）息风清火

治疗总以息风清火为原则，使风火得息，亢阳得潜，清阳之气得以舒展，上逆之气血得以下行。因虚证而致风火者，合用滋阴柔肝法。根据病位不同，分别治以清心泻火、清肝泻火、清心开窍、通腑泻热等。

（2）根据风火兼夹证施治

风火常与其他病理因素相兼夹。风火夹痰，加豁痰开窍药；风火夹瘀，配伍凉血通瘀药；阴虚火扰风动，加滋阴清热息风药；血虚生风，加养血息风药；阳亢化风，加平肝潜阳药；外风引动肝风，加疏散外风药；肝郁化火生风者，加疏肝解郁药。

3. 基本治法

（1）息风清火，平肝潜阳

适应证：风火上扰证。

代表方：羚角钩藤汤加减。本方清热凉肝息风，适用于肝经热盛，热极动风而致的高热、抽搐等。

常用药物：羚羊角凉肝息风；钩藤、菊花、桑叶清热平肝；川贝、竹茹清热化痰；白芍、生地黄凉血滋阴泻热；茯神宁心安神。

临证加减：风火夹痰上扰，加胆南星清热化痰；风火夹瘀，加川芎、丹参活血化瘀；热结便秘，加大黄、芒硝泻热通便；头痛剧烈，加龙胆草清泻肝火；失眠心烦，加黄连清心泻火除烦。

（2）息风清火开窍法

适应证：风火犯脑证。

代表方：《千金》排风汤合紫雪丹加减。前方息风开窍、清热解毒，用于中风窍闭，痉厥；后方清热止痉息风、开窍定惊，主治热邪内陷心包，扇动肝风而致的神昏、抽搐等。

常用药物：羚羊角、水牛角、钩藤清肝息风；石膏、知母清热泻火，令火降风息；升麻解热毒、散风邪；甘草清热解毒；木香、沉香、丁香行气宣通；芒硝泻热散结。

临证加减：突然昏仆，不省人事，四肢抽搐，两目上视，用至宝丹开窍通闭、化痰镇痉；高热不退，猝然昏倒，不省人事，半身不遂，口眼㖞斜，用安宫牛黄丸清热豁痰、开窍安神。

第五节　风痰

【病机概要】

风痰是风邪和痰浊兼夹和合而形成的复合病机证素。既可外风夹痰为患，亦可肝风夹痰内扰。风痰胶结相合，无处不到，或阻滞经络，或上扰头窍，或闭阻神机，轻则肢体麻木，口眼㖞斜，头晕头痛，四肢拘急或震颤；重则猝然昏仆，不省人事，舌强不语，半身不遂。

【辨治纲要】

1. 辨证思路

（1）辨证候要点

口眼㖞斜，头面肢体麻木，眩晕头痛；或神昏，癫痫发作；舌苔腻，脉弦滑。

（2）辨病机证候

① 风痰入络：见于面瘫、麻木、颤证、痉证、中风中经络等。风痰入络，阻滞经脉，气血运行不利。症见头面肢体麻木，口眼㖞斜，舌强，语言欠利，甚则半身不遂，口多痰涎，或头摇肢颤，手足拘急抽搐。

② 风痰上扰：见于头痛、耳源性眩晕、耳鸣脑鸣等。肝风夹痰，上扰清窍，蒙蔽清阳。症见眩晕，头痛，耳闷，伴有胸膈痞闷，恶心呕吐。

③ 风痰阻窍：见于中风闭证、痫证等。风痰久踞，阻于脑窍，肝风痰火升腾，冲激

气血，气血逆乱，出现昏仆、失语、口僻不遂等重症。

2. 治疗原则

（1）祛风化痰为主

风痰致病，总以祛风化痰为治疗原则。如系外风侵袭，治宜疏风达邪；若内风为患，治宜平肝息风。脑病之痰，多属无形之痰，常用祛风涤痰、豁痰开窍法。

（2）病证结合

根据风痰所致脑病的不同证机治疗。风痰入络导致的面瘫、麻木、颤证、痉证、中风中经络等，治宜祛风化痰通络；风痰上扰导致的头痛、眩晕、耳鸣脑鸣，治宜平肝息风化痰；风痰闭阻神机所致中风闭证、痫证，治宜息风豁痰、醒神开窍。

3. 基本治法

（1）祛风化痰通络法

适应证：风痰阻络证。

代表方：真方白丸子、牵正散加减。前方搜风化痰、行瘀通络，主治中风痰涎壅盛，口喝不语，半身不遂；后方祛风化痰、通络止痛，主治风痰阻络之口眼喝斜。

常用药物：白附子、僵蚕、全蝎祛风化痰通络；半夏、南星燥湿化痰；天麻平肝息风；当归、白芍、鸡血藤、豨莶草养血活血，疏经通络。

临证加减：风邪外袭，夹痰入络，伴有恶寒、发热、肌肉酸痛，加桂枝、防风祛风散寒，或加金银花、连翘、秦艽祛风清热；言语不清，加石菖蒲、远志祛痰开窍；抽搐、颤动，加蝉蜕、钩藤、蜈蚣息风止颤。

（2）平肝祛风化痰法

适应证：风痰上扰证。

代表方：半夏白术天麻汤。本方健脾祛湿、化痰息风，主治脾虚痰盛，风痰上扰证。

常用药物：半夏、陈皮燥湿化痰；白术、茯苓健脾化湿；天麻、白蒺藜平肝息风；重用泽泻，利水泄浊。

临证加减：眩晕重，旋转不定，加石决明、钩藤平肝潜阳息风；呕吐，加代赭石、竹茹、旋覆花、生姜降逆止呕；头痛，加川芎、白芷祛风止痛；耳鸣脑鸣，加灵磁石、僵蚕、蝉蜕平肝祛风化痰。

（3）祛风涤痰开窍法

适应证：风痰闭窍证。

代表方：定痫丸加减。本方豁痰开窍、息风镇惊，专治痫证，亦可用于中风闭证、癫狂等风痰阻窍者。

常用药物：天麻、羚羊角、钩藤、石决明平肝息风；胆南星、半夏、竹沥祛湿化痰；天竺黄、石菖蒲、远志、郁金豁痰开窍；琥珀、茯神、龙骨镇心安神。

临证加减：喉中痰鸣，痰阻气逆，可服竹沥水、猴枣散以豁痰镇惊；四肢抽搐，加全蝎、僵蚕、蜈蚣息风止痉；神志昏聩，加麝香、冰片芳香开窍。

第六节　痰湿

【病机概要】

痰、饮、水、湿，均是由水液代谢障碍所导致的病理性产物。痰由湿聚而成，两者关系密切，其性黏滞固着重浊。脑病之痰，多属无形，可随气或夹风流窜全身，阻滞气机，流注经络，蒙蔽清窍，扰乱心神，闭阻神机，引起多种痰湿阻络之肢体经络病；或痰蒙清窍，扰乱神机之脑窍病。

【辨治纲要】

1. 辨证思路

（1）辨证候要点

体形肥胖，面多油脂，目胞微浮，腹部肥满，四肢浮肿或肿胀；面色淡黄而暗，倦怠困乏；舌体胖大，苔腻，舌边齿印，脉滑或濡。

（2）辨病机证候

① 痰湿阻络：见于麻木、痉证等。脾失健运，水湿不化，聚湿成痰，痰浊内生，脉络痹阻，荣卫不通。症见肌肤麻木不仁，肢体痉挛抽搐，或项背强直，角弓反张。

② 痰湿蒙窍：见于眩晕、头痛等。嗜食肥甘厚味、辛香炙煿，脾失健运，聚湿生痰，上蒙脑窍，阻塞经络。症见头痛而重，如裹如箍，昏沉不清。

③ 痰湿蒙神：见于不寐、痴呆、中风、癫证、痫证。后天之本失养，脾胃受损，精微不布，痰浊内生，蒙蔽心神。症见困倦嗜睡，多梦噩梦，抑郁健忘，表情呆钝，喃喃自语；或突然昏仆，牙关紧闭，口噤不开，两手握固，兼有面白唇紫、痰涎壅盛、四肢不温等阴闭表现。

2. 治疗原则

（1）化痰祛湿为主

痰湿致病，总以化痰祛湿为基本大法。"脾为生痰之源"，脾虚失运者，配合健脾益气法；湿困脾运者，配合燥湿运脾法。

（2）病证结合

根据痰湿所致脑病的不同证机治疗。麻木、痉证等痰阻经络者，治宜化痰通络；眩晕、头痛等痰蒙清窍者，治宜祛风化痰、升展清阳；不寐、痴呆、中风、癫证、痫证等痰蒙心神者，治宜化痰开窍。

3. 基本治法

（1）化痰通络法

适应证：痰阻经络证。

代表方：导痰汤、蠲痹汤加减。前方燥湿豁痰、行气开郁，用于痰涎壅盛诸证；后方祛风除湿、益气通络，用于邪气阻滞经络所致痹证麻木。

常用药物：半夏、制南星、陈皮燥湿化痰；茯苓、白术运脾化湿；枳实行气开郁；全蝎、地龙、蜈蚣搜风通络。

临证加减：胸脘痞闷，渴不欲饮，合三仁汤宣畅气机、清利湿热；肢体酸痛困重，加羌活、独活、防己、防风祛风除湿；肢体清冷，加细辛、桂枝温阳通经；肢体拘急，加芍药、甘草、木瓜缓急。

（2）祛风化痰、升展清阳法

适应证：痰蒙清窍证。

代表方：半夏白术天麻汤加减。本方燥湿化痰、平肝息风，用于治疗痰湿内盛，风痰上扰之眩晕、头痛。

常用药物：半夏、陈皮燥湿化痰；白术、茯苓健脾化痰；天麻、白蒺藜平肝息风；蔓荆子、葛根升展清阳。

临证加减：痰湿困遏，头重如裹，苔厚而腻，加苍术、石菖蒲；胸闷呕恶，加枳壳、白蔻仁、竹茹宽胸和中降逆；眩晕旋转、呕吐明显，加泽泻利水泄浊；头痛加白芷、川芎止痛通络；耳鸣重听，加郁金、菖蒲、葱白化痰开窍。

（3）化痰开窍法

适应证：痰蒙心神证。

代表方：涤痰汤、指迷汤加减。前方重在涤痰开窍，主治痰迷心窍，舌强不能言；后方兼能健脾益气。

常用药物：半夏、陈皮、茯苓、枳实、竹茹理气化痰，和胃降逆；党参、白术健脾益气；南星、石菖蒲、郁金、远志宣窍化痰。

临证加减：痰浊甚者，可加用控涎丹，临卧姜汤送下，以攻逐痰饮；神思迷惘，表情呆钝，加服苏合香丸芳香开窍；喃喃自语，口多痰涎，加白附子、白芥子化痰祛饮。

第七节　痰热

【病机概要】

痰热是由痰和热两种病理因素复合而成的病机证素。有形之痰热，病位主要在肺，以咳嗽气喘、咯痰色黄黏稠为临床特征。无形之痰热，病位主要在心脑，痰热扰心，则心神不宁；痰热蒙窍，则神机失常；痰热动风，则震颤抽搐。

【辨治纲要】

1. 辨证思路

（1）辨证候要点

咯痰色黄黏稠，身热烦躁，胸闷脘痞，面红油腻。口干苦黏，尿黄便秘；舌质红，苔黄腻，脉滑数。

（2）辨病机证候

① 痰热扰心：见于不寐、抑郁焦虑、痴呆、狂证等。脾失健运，津液不行，聚湿生痰，痰郁化热，扰动心神。症见惊悸不安，焦虑不宁，失眠多梦，噩梦纷纭，或梦魇，甚则胡言乱语，狂躁妄动。

② 痰热蒙窍：见于中风闭证、狂证等。嗜食肥甘厚味、辛香炙煿，或饮酒过度，脾失健运，聚湿生痰，久郁化热，痰热阻滞，腑气不通；或平时性情急躁易怒，肝阳暴张，阳亢风动，痰火壅盛，气血上逆，神窍闭阻。症见躁扰不安，或嗜睡昏昧，或突然昏厥，猝然昏仆，不省人事，牙关紧闭，口噤不开，两手握固，肢体强痉，喉有痰声，呕吐涎沫，面赤身热，气粗口臭等。

③ 痰热风动：见于中风、颤证、痉证等。恣食膏粱厚味或嗜酒成癖，损伤脾胃，聚湿生痰，痰热内蕴，煎灼津液，伤及营血，燔灼肝经，热极生风，筋脉失约。症见头晕目眩，头摇不止，肢麻震颤，重则手不能持物，甚至角弓反张、颈项强直等。

2. 治疗原则

（1）清热化痰为主

痰热致病，总以清热化痰为治疗原则。痰重热轻者，化痰为主，兼以清热；热重痰轻者，清热为主，甚或泻火，兼以化痰；痰热并重者，清热化痰兼施。

（2）病证结合

根据痰热所致脑病的不同证机治疗。痰热扰心，心神不宁之失眠、焦虑抑郁、痴呆等，治宜清化痰热、安神宁心；痰火扰神，治宜泻火涤痰；痰热蒙窍，神机失用之中风昏迷、狂证者，治宜清热豁痰、开窍醒神；痰热风动之中风、颤证、痉证，治宜清热化痰、平肝息风。

3. 基本治法

（1）清化痰热安神法

适应证：痰热扰心证。

代表方：黄连温胆汤加减。本方清热化痰、宁心安神，适用于痰热扰心诸证。

常用药物：半夏、陈皮、茯苓运脾化痰，理气和胃；黄连、竹茹、枳实、胆南星清热化痰安神；龙骨、珍珠母镇惊定志安神。

临证加减：痰重热轻，去黄连，治用温胆汤以理气化痰，养心和胃；多梦，加石菖蒲、远志、天竺黄化痰开窍；食滞不化，嗳腐吞酸者，加神曲、鸡内金、谷芽、麦芽健脾和胃。

（2）清热化痰开窍法

适应证：痰热蒙窍证。

代表方：礞石滚痰丸、生铁落饮加减。前方泻火逐痰，用治痰热蒙窍所致的抑郁狂躁、中风神昏等；后方镇心安神、清火涤痰，用于痰火上扰之癫狂。

常用药物：礞石坠痰下气、攻逐老痰；大黄通腑泻热，开痰火下行之路；胆南星、浙贝母、天竺黄、石菖蒲、远志清化痰热，宣窍安神；生龙骨、生龙齿、珍珠母镇心宁神。

临证加减：痰火扰心，加龙胆草、黄连、黄芩、连翘清心泻肝；痰阻气道，喉间痰鸣者，加竹沥水、猴枣散豁痰镇惊；阳明腑热，大便燥结，舌苔黄燥，脉实大者，可暂用大承气汤荡涤秽浊，清泄胃肠；痰火伤阴，口干燥渴，加麦冬、生地黄、玄参滋阴降火，润燥生津。

（3）清热化痰息风法

适应证：痰热风动证。

治法：清热化痰，平肝息风。

代表方：羚角钩藤汤合涤痰汤加减。前方凉肝清热息风，用于高热不退，烦闷躁扰，肝热生风证；后方涤痰开窍，用于痰热蒙蔽心窍证。

常用药物：羚羊角（或山羊角）、钩藤、珍珠母、石决明凉肝清热息风；贝母、胆南星、竹沥、半夏、天竺黄、黄连清热化痰；菖蒲、郁金化痰开窍；生地黄、白芍、甘草育阴清热、缓急止颤。

临证加减：震颤头摇，拘急强直，加全蝎、蜈蚣、僵蚕、蝉蜕息风止痉；神昏痉厥者，加紫雪丹清热开窍息风；口干渴甚，加生地黄、玄参、麦冬清热养阴生津。

第八节　瘀血

【病机概要】

血行瘀滞不畅，凝结成块，形成瘀血。瘀血既成，可单独导致脑病，如瘀阻肢体经络，经脉不利；瘀阻头部脑窍，清阳失展；瘀血闭阻脑窍，神机失用。在脑病中，瘀血更多与风、痰、热等相兼复合致病。

【辨治纲要】

1.辨证思路

（1）辨证候要点

头身疼痛，刺痛拒按，固定不移；或瘀积不散，结而成块，面色黧黑，肌肤甲错，夜间身热，口渴但欲漱水不欲咽；舌色暗或紫，有瘀点、瘀斑，舌下静脉曲张，脉细涩。

（2）辨病机证候

① 瘀阻肢体经络：见于麻木、颤证、痿证、中风、面瘫等。络脉瘀阻，气血不畅，筋脉肌肉失养。症见肢体麻木，偏枯不用，头摇肢颤，四肢痿弱，肌肉瘦削等。

② 瘀血阻窍：见于头痛、眩晕、耳鸣脑鸣、脑瘤等。跌仆头部损伤，或久病入络，瘀阻脑络，清阳失展，不通则痛。症见头痛或眩晕，经久不愈，入夜尤甚；瘀结而成块之

脑瘤者，头痛剧烈如锥刺，持续不已，或阵发性加剧，伴有呕吐，或见肢体偏瘫。

③瘀闭神机：见于痴呆、癫狂、痫证、中风等。瘀血闭阻脑窍，神机失用，而致心神错乱。症见表情呆钝，喃喃独语，善忘易恐，思维古怪；或躁扰不安，多言无序，恼怒不休；或神志逆乱，猝然昏倒，不省人事等。

2. 治疗原则

（1）活血化瘀为主

瘀血致病，总以活血化瘀为基本大法。"气行则血行"，气虚则血行无力，气滞则血行不畅，故常合用益气活血法或行气活血法。

（2）病证结合

根据瘀血所致脑病的不同证机治疗。麻木、颤证、痿证、中风中经络等瘀阻肢体经络者，活血化瘀兼以通络；头痛、眩晕、耳鸣脑鸣、脑瘤等瘀阻脑窍者，活血化瘀兼以通窍；痴呆、癫狂、痫证、中风闭证等瘀闭神机者，活血化瘀兼以开窍醒神。

3. 基本治法

（1）活血通络法

适应证：瘀血阻络证。

治法：益气养血，活血通络。

代表方：补阳还五汤、黄芪桂枝五物汤加减。前方补气活血通络，主治气虚血瘀证；后方益气温经、和血通痹，主治肌肤麻木、疼痛不仁。

常用药物：黄芪益气以行血；桃仁、红花、赤芍、地龙活血化瘀；当归、白芍、川芎养血行气活血；牛膝、桂枝活血通络。

临证加减：气虚明显者，重用黄芪，加党参、白术益气固表；阳失温煦，肢体清冷，加细辛、附子温经通脉；手足麻木，加鸡血藤、路路通活血通络；中风偏瘫，加全蝎、僵蚕搜风通络；瘀血久留，肌肤甲错，形体消瘦，手足痿弱，用圣愈汤送服大黄䗪虫丸。

（2）活血通窍法

适应证：瘀血阻窍证。

代表方：通窍活血汤加减。本方活血化瘀、通窍止痛，用于治疗瘀阻脑窍诸证。

常用药物：桃仁、红花、当归、赤芍、丹参活血化瘀；川芎行气活血；白芷、细辛、生姜、葱根温经通窍。

临证加减：头痛、眩晕，加天麻、白蒺藜、钩藤、石决明平肝祛风；头痛甚者，加全蝎、僵蚕、地龙行瘀搜风定痛；耳鸣、脑鸣，加柴胡、郁金、石菖蒲行气活血通窍；脑瘤，加三棱、莪术、山慈菇化瘀散结消癥。

（3）化瘀开窍醒神法

适应证：瘀闭神机证。

治法：活血化瘀，开窍醒神。

代表方：通窍活血汤合癫狂梦醒汤加减。前方活血化瘀通窍，用于瘀阻脑窍；后方化瘀豁痰、顺气解郁，用于气滞血瘀，阻于清窍。

常用药物：当归尾、红花、山楂活血散瘀；乌药、青皮、木香、香附顺气开郁；大黄通下瘀浊；川牛膝、泽泻引气血下行；郁金、青礞石、石菖蒲、远志行气豁痰、开窍醒脑。

临证加减：急躁易怒者，加牡丹皮、龙胆草清泻肝火；失眠多梦者，加酸枣仁、夜交藤养心安神；腑实不通，腹胀便秘者，加厚朴、枳实行气通腑。

第九节 瘀热

【病机概要】

瘀热是指瘀和热两种病理因素互相搏结，形成具有新的特质的复合病理因素。因外感温热疫毒，或某些脑病重症发展到一定阶段时，火热毒邪或兼夹痰湿壅于血分，瘀热搏结，气火上冲，迫血上涌，灼伤脑络；或因脑中蓄血，郁而化热，络热血瘀，损害脑元，闭阻神机，扰乱心神。

【辨治纲要】

1. 辨证思路

（1）辨证候要点

发热，甚至高热，或身热夜甚；或体温虽然不高，但自觉烦热、潮热、头面烘热，面色赭红，或青紫，口唇暗红、深红，甚至青紫；口干燥渴，腹胀硬满，大便干燥，小便短赤；舌质红，或暗红，或紫暗，或紫绛，舌苔黄燥，甚或起芒刺，脉弦、滑、洪、数，或涩。

（2）辨病机证候

① 外感病瘀热：见于外感温病（中枢神经系统感染）热入营血阶段。外感温热疫毒，或外感六淫化火入里，热毒炽盛，内陷营血，搏血为瘀。症见身热或高热，躁扰不宁，甚则神昏谵语，肌肤斑疹，色深红或紫暗，或吐血、便血、尿血，或有痉厥。

② 内伤病瘀热：见于中风邪实窍闭证，尤其是出血性中风、高血压危象，以及瘀热发狂等。内伤久病气火亢盛，热郁血分，或瘀郁酿热，而致瘀热相搏，上冲犯脑。症见突然昏仆，不省人事，或嗜睡、神志恍惚欠清，甚则昏迷不醒，或烦躁不安，恼怒不休，狂暴无知，谵语，或四肢抽搐，痉厥，半身不遂。

（3）辨瘀热轻重

① 热重于瘀：多见于外感瘀热证初起阶段，此期热邪初入营血，搏血不甚；或见于内伤病素体阴虚，气火偏旺之体。症见急躁易怒，面红目赤，烦热口渴，或见斑疹隐隐。

② 瘀热并重：邪热入血，搏血为瘀，由热重于瘀发展为瘀热并重。症见皮肤瘀斑成片，由红转紫，出血量多，色紫暗或鲜红夹有血块，或见神昏谵语，如发狂。

③ 瘀重于热：是瘀热并重的进一步发展，病情危重，最易由瘀致脱。症见皮肤黏膜瘀斑成片，颜色紫黑；或见多部位出血，血色紫暗有块；或神志如狂，昏迷谵妄。

2. 治疗原则

（1）凉血通瘀为主

瘀热治疗当以凉血化瘀为原则。脑病瘀热阻窍，当以凉血通瘀为治疗大法，凉血散瘀，通腑泄热。凉血清热，直折血热之病势；通腑顺降，扭转血气之逆乱；散瘀通脉，舒畅血瘀之停滞。凉血通瘀不同于凉血化瘀，区别要点在于一个"通"字。"通"寓有通腑泄热、通络散瘀、通窍开闭之义。

（2）病证结合

外感病瘀热，邪自外受，重在清热泻火解毒，凉血化瘀兼顾散血通瘀；内伤病瘀热，缘于气机失调，重在调畅气机，顺降气血，凉血的同时注重清散脏腑郁热，化瘀兼顾通脉活络。

3. 基本治法

（1）凉血清热解毒法

适应证：热入心营证。

代表方：清瘟败毒饮加减。本方清热解毒、凉血泻火，适用于温疫热毒内陷，邪入心营。

常用药物：黄芩、黄连、山栀、知母、金银花、连翘清热泻火解毒；犀角（水牛角）、赤芍、牡丹皮、生地黄凉血散血。

临证加减：热盛，加大青叶清营解毒；热盛伤阴，加生地黄、玄参、麦冬护阴生津；热动肝风，惊厥抽动，加山羊角、钩藤、地龙清热息风；热闭心包，神昏，加胆南星、天竺黄开窍。

（2）凉血通瘀法

适应证：瘀热阻窍证。

代表方：凉血通瘀方（周仲瑛经验方）。本方通下瘀热、顺降气血，用治中风急性期、狂证、癫痫大发作等证属瘀热阻窍者。

常用药物：大黄通腑泄热逐瘀，以下为清，予邪以出路；水牛角清热凉血；生地黄凉血清热；赤芍、牡丹皮、参三七凉血活血散瘀；石菖蒲开窍豁痰，引药上行。

临证加减：腑热上冲者，通下与开窍并进，用牛黄承气汤（即安宫牛黄加大黄粉）通腑开窍；肢体偏瘫、抽动拘急者，加羚羊角（或山羊角）、钩藤、珍珠母、石决明平肝息风；瘀热发狂，躁扰不安，恼怒不休，多言，妄见妄闻，可加服白金丸，以白矾消痰涎，郁金行气解郁。

第十节　痰瘀

【病机概要】

痰浊、瘀血两者往往相互滋生，相合为病。痰阻气滞，血行不畅成瘀；瘀血既成，津液失布，聚湿生痰；或离经之血瘀于脉外，气化失宣，津液停积成痰，导致瘀与痰互结同病，因果为患，表现为痰瘀互结。痰瘀痹阻肢体经络，而致肢体麻木疼痛、偏瘫失用；痰瘀阻塞脑窍，困遏清阳，蒙蔽神机，而致精神神志失常；风痰瘀阻，头窍不利，而致头痛眩晕、耳鸣脑鸣。

【辨治纲要】

1. 辨证思路

（1）辨证候要点

胸脘闷痛，呕吐痰涎，肿块疼痛、痛有定处，肢体麻木或痿废，关节漫肿而硬；精神抑郁，表情淡漠，健忘，面色晦滞，口唇紫暗，目下发青，爪甲紫绀，口干不喜饮；舌体胖大质暗，边有齿痕或瘀点，舌苔腻，脉弦涩或滑或沉或结代。痰瘀胶结，病情顽固，病程较长，易于反复，难以根治。

（2）辨病机证候

① 痰瘀痹阻：见于末梢神经炎、帕金森病、中风后遗症等引起的肢体麻木疼痛、偏瘫失用。症见肢体麻木不仁，不知痛痒，掐之不觉；或僵硬痹痛，活动不利，部位固定不移，入夜尤甚；肌肤紫暗肿胀，或中风后遗口眼㖞斜，半身不遂，舌强语謇或失语。

② 痰瘀阻窍：见于痴呆健忘、狂证日久不愈、癫痫反复发作等神志失常类疾病。症见表情淡漠，反应迟钝，寡言少语，言语错乱，健忘失眠，或有神识不清；或狂证日久不愈，癫痫反复发作；或恼怒多言，妄见妄闻，妄思奇离。

③ 风痰瘀阻：见于头痛、眩晕、脑瘤、耳鸣脑鸣等。症见头痛剧烈，持续不已，或阵发性加剧，痛有定处，固定不移，或眩晕伴有呕恶痰涎。

2. 治疗原则

（1）化痰祛瘀为主

痰瘀致病，总以化痰祛瘀为基本大法。临证需辨别痰瘀之因果关系及虚实兼夹，因痰而瘀者，祛痰重于化瘀；因瘀而痰者，化瘀重于祛痰；因虚致实者，扶正重于祛邪；因实致虚者，祛邪重于扶正。

（2）病证结合

根据痰瘀所致脑病的不同证机治疗。痰瘀阻络之肢体麻木、僵强不和、偏瘫失语，治宜化痰行瘀、疏经通络；痰瘀阻窍之痴呆健忘、狂躁、癫痫，治宜豁痰化瘀、开窍醒神；

痰瘀胶结之脑瘤，兼以软坚散结解毒；风痰瘀阻之头痛眩晕、中风肢体失用、耳鸣脑鸣，合用祛风平肝法。

3.基本治法

（1）化痰行瘀通络法

适应证：痰瘀痹阻证。

代表方：双合汤加减。本方化痰行瘀、宣痹通络，用于痰瘀痹阻证。

常用药物：当归、川芎、桃仁、红花活血化瘀；陈皮、半夏、茯苓、白芥子燥湿化痰；天麻、威灵仙、豨莶草、桑枝、鸡血藤、路路通活血通络。

临证加减：麻重于木，合黄芪桂枝五物汤益气活血通络；肌肤不仁，木然不知，多属顽痰死血，加南星、地龙等化痰破血通络。

（2）化瘀豁痰开窍法

适应证：痰瘀阻窍证。

代表方：通窍活血汤合涤痰汤加减。前方活血化瘀通窍，用于瘀阻头窍证；后方涤痰开窍，主治痰迷心窍证。

常用药物：桃仁、红花、赤芍、当归、丹参活血化瘀；南星、半夏、茯苓、橘红燥湿化痰；白芷、郁金、石菖蒲、远志行气化痰通窍。

临证加减：心烦失眠多梦，加酸枣仁、茯神养心安神；纳差少食，加茯苓、党参、白术健脾和胃；痴呆健忘，加远志、石菖蒲、天竺黄化痰开窍；狂证躁扰不宁，加香附、青皮调畅气血，龙骨、珍珠母、琥珀镇心安神；癫痫反复不已，加天麻、僵蚕、全蝎息风止痉。

（3）搜风化痰祛瘀法

适应证：风痰瘀阻证。

代表方：解语丹加减。本方祛风化痰活络，用治风痰瘀阻，舌强不语之证。

常用药物：天麻、钩藤、白蒺藜平肝息风；白附子、僵蚕、全蝎、南星、蜈蚣搜风化痰通络；桃仁、红花、赤芍、当归、丹参活血化瘀。

临证加减：头痛，加川芎、白芷祛风止痛；眩晕呕恶，纳差少食，加姜半夏、陈皮、茯苓降逆和胃；脑瘤肿块，加三棱、莪术、白芥子、山慈菇、瓦楞子、海蛤壳软坚消癥散结；耳鸣脑鸣，加灵磁石、蝉蜕聪耳止鸣。

第十一节　气滞

【病机概要】

气滞是指气机阻滞，运行不畅，条达、传导功能失司，导致情志不畅或机体某一部分（某一脏腑经络）出现以胀闷、疼痛等为特征的病机证素。

【辨治纲要】

1. 辨证思路

（1）辨证候要点

胸闷，脘胁胀满，攻窜不定，时轻时重，嗳气，矢气，腹胀或痛；女性经前乳胀，症状随情绪波动；舌苔薄，脉弦。

（2）辨病机证候

① 肝气郁滞：见于郁证、不寐等脑病。症见心情抑郁不欢，胸闷喜太息，胁肋胀满；伴有脘闷嗳气，纳差；女性经前乳胀，症状随情绪波动。

② 胃肠气滞：见于中风、颤证等脑病伴有胃肠病变者。胃肠通降功能障碍，和降失司者，以脘腹胀满疼痛、大便秘结为特征；胃肠气机下降不及，反而逆上者，以嗳气、恶心呕吐为特征。

（3）辨证候兼夹

伴腹痛肠鸣，稍遇情志怫郁或饮食不慎即便溏腹泻者，属肝郁脾虚证，多见于素体脾胃虚弱或肝郁气滞迁延演化者；伴急躁易怒，烦热，面红目赤，头目胀痛，口苦，便干者，属肝郁化火证。

2. 治疗原则

（1）以理气为原则

肝气郁滞者，用疏肝理气法；不寐、郁证等情志障碍者，用疏肝解郁法；胃肠气滞者，遵"六腑以通为用、以降为顺"治则，用和胃降逆、顺气通腑法。

（2）兼顾其他病机证素

气机郁滞，日久生变。化热而致郁热（火），化风而致阳亢，津停而致痰湿水饮，血行不畅而致瘀血，克土犯脾而致脾虚，从而形成肝郁化火、肝郁阳亢、气滞痰阻、气滞血瘀、肝郁脾虚、胃肠积热等兼夹证候，临证需采用复法治疗。

3. 基本治法

（1）疏肝理气法

适应证：肝气郁结证。

代表方：柴胡疏肝散加减。本方疏肝理气止痛，用于治疗肝气郁结诸证。

常用药物：醋柴胡、枳壳、制香附疏肝理气；白芍、炙甘草柔肝缓急；川芎、郁金行气活血。

临证加减：肝气犯胃，脘闷，嗳气，纳差，加陈皮、苏梗、佛手、炒麦芽理气和胃；抑郁不欢，加绿萼梅、合欢花疏肝解郁；失眠，加酸枣仁、茯神养心安神；肝郁化火，加龙胆草、黄芩、栀子、牡丹皮清肝泻火；肝郁阳亢，头目胀痛，加生石决明、珍珠母、钩藤、白蒺藜平肝潜阳。

（2）疏肝健脾法

适应证：肝郁脾虚证。

代表方：逍遥散合参苓白术散加减。前方疏肝解郁，健脾养血；后方益气健脾，化湿助运。

常用药物：醋柴胡、制香附、枳壳疏理肝气；党参、炒白术、茯苓、炒山药益气健脾助运。

临证加减：肠鸣腹痛腹泻，泻后痛止，加白芍、防风养血息风、柔肝止痛。

（3）行气导滞法

适应证：肠胃气滞证。

代表方：六磨汤加减。本方下气降逆，导滞通便。

常用药物：大黄、槟榔、枳实导滞通便；沉香、木香、乌药行气破滞。

临证加减：胀痛甚者，加川楝子、延胡索、青皮理气止痛；胃气上逆，嗳气，恶心呕吐者，加陈皮、旋覆花、代赭石止逆降气。

第十二节　邪毒

【病机概要】

邪毒是指邪盛成毒，有害于机体，引起机体脏腑功能破坏、丧失，或败坏其形质，导致病情恶化加重，或呈沉疴状态并难以干预的一类特殊致病因素。多因感受外界六淫邪气，或内在脏腑功能紊乱，气血津液运行失调所致的病理产物积久凝结，蕴化累积成毒，如风毒、火毒、热毒、寒毒、湿毒、瘀毒、癌毒等，其临床表现因邪毒的不同属性而各具特征。

【辨治纲要】

1. 辨证思路

（1）辨证候要点

病情凶险、怪异、繁杂、难治，兼有风、火（热）、痰、瘀、湿（水）、寒等诸邪的致病特点，舌脉与原有诸邪的舌脉相一致。

（2）辨病机证候

① 热（火）毒：见于痉证、中风等脑病。外感温热或寒湿郁久，化热酿毒，热毒内陷，痉厥并见；或中风风火痰瘀久留，蕴结成毒，败坏形体，损伤脑络。症见猝然昏倒，躁动不安，口噤不开，项背强急，手足挛急，甚则角弓反张、四肢抽搐；伴高热头痛，面赤，便秘，舌红绛等。

② 风痰瘀毒：见于脑瘤、癫痫等脑病，由风痰瘀血久羁于脑窍酿毒所致。风痰瘀毒败坏脑质，上扰清窍，表现为头痛头胀、呕吐、癫痫频繁发作、意识不清等。癌毒走注，无处不到，可见饮停胸胁、癌毒袭肺等变证。

2. 治疗原则

（1）祛邪解毒为主

以祛邪解毒为治疗原则，并根据病位、邪毒类型，治以清热泻火解毒或抗癌解毒。

（2）注意扶正解毒

无论是外感或内伤，毒邪在其致病过程中均易损伤人体正气，导致病情繁杂多变，因而治疗时需顾护正气，根据邪正盛衰程度及疾病轻重缓急，或以解毒为主，扶正为辅，或以扶正为主，解毒为辅，或扶正解毒并重。

3. 基本治法

（1）清热泻火解毒法

适应证：热毒炽盛证。

代表方：黄连解毒汤加减。本方清热泻火解毒，用于治疗热毒炽盛诸证。

常用药物：黄连、黄芩、黄柏、栀子清泻三焦火热邪毒。

临证加减：热盛伤津，加知母、天花粉、生地黄、麦冬、玄参等养阴生津；热盛抽搐，加羚羊角粉、钩藤、全蝎、地龙等清热解毒，平息内风，通络定痉。

（2）祛风涤痰、化瘀解毒法

适应证：风痰瘀毒证。

代表方：涤痰汤合通窍活血汤。前方祛风涤痰，后方化瘀通窍，用于风痰瘀阻脑窍之癫痫、脑瘤等。

常用药物：半夏、陈皮、茯苓、竹茹、枳实理气化痰；党参、甘草、大枣、薏苡仁补益气血，健脾除湿；桃仁、红花、赤芍、川芎行气活血，祛瘀通络；制南星、郁金、石菖蒲、麝香、葱白祛痰开窍醒神，引药上行通窍。

临证加减：头痛明显，癫痫发作者，加全蝎、蜈蚣、僵蚕等虫类药搜风剔络，止痉镇痛；呕吐者加旋覆花、代赭石和胃降逆止呕。

第十三节　气虚

【病机概要】

气的含义有二：一是指构成人体和维持生命活动的精微物质，如水谷之气；二是指脏腑组织的生理功能，如脏腑之气。气虚是指元气不足，推动、温煦、防御、固摄、营养等功能减退，脏腑功能失常，出现以气短、乏力、神疲、脉虚为主要表现的一种病机证素。

【辨治纲要】

1. 辨证思路

（1）辨证候要点

疲倦乏力，气短，声低懒言，面色淡白；畏风，自汗，活动或劳累后症状加重；舌质淡，脉虚。

（2）辨病机证候

① 心胆气虚：见于不寐、郁证等脑病。以失眠多梦，心情紧张，焦虑不安，心慌不宁，甚则胆怯害怕，恐惧惊惕为特征。伴有疲倦、气短等气虚症状。

② 脾气虚：见于痿证、脑鸣耳鸣、眩晕、厥证、中风恢复期，以及久病癫证、痫证等脑病。以神疲乏力，肢体困倦，纳少腹胀，食后尤甚，便溏，面黄无华为主要表现。

③ 肾气虚：见于痴呆、健忘、颤证、脑鸣耳鸣、眩晕等脑病。以腰膝酸软，神疲乏力，反应迟缓，头昏目花，耳鸣失聪，小便清长或失禁，或夜尿频多，男子滑精早泄，女子月经不调，或带下清稀量多等为主要表现。

（3）辨证候兼夹

兼有口唇、眼睑、爪甲色淡，手足麻木，头晕眼花，妇女经血色淡量少、愆期甚或闭经者，多属气血两虚；兼有腹胀下坠，脱肛，子宫下垂者，属气虚下陷；兼有五心烦热，手足心热，口干口渴，舌红少津者，属气阴两虚；兼有躯体固定刺痛，肌肤甲错，皮下瘀斑，面色黧黑，唇甲青紫，舌暗、舌下脉络迂曲，脉涩者，属气虚血瘀。

2. 治疗原则

（1）补气固虚为主

以补气固虚为基本治则，并根据脏腑病位采用相应治法。心胆气虚者，治以益气镇惊、安神定志；脾气虚者，治以健脾益气助运；肾气虚者，治以补肾益气生精。

（2）益气扶正、祛邪泻实

气血（津）在生理上相辅相成，气能生血（津）、行血（津）、摄血（津），血（津）能生气、化气、载气，津血同源。气血（津）在病理上亦相互影响：气虚日久，温煦功能减退而不能布散津液，聚为痰湿、水饮；气虚推动乏力可致气机运行不畅而为气滞，血行不畅而为瘀血；气虚卫外不固，易致外邪侵袭。气虚还可与血虚、阴虚、阳虚等相兼为病。临证治疗气虚需结合具体脑病病证及兼夹的病机证素，给予益气扶正、祛邪泻实法。

3. 基本治法

（1）益气镇惊，安神定志法

适应证：心胆气虚证。

代表方：安神定志丸加减。本方益气安神、定志镇惊，适用于心胆气虚证。

常用药物：人参补五脏、益心气、安神志，临床可用党参代替；茯苓补中益气；茯神宁心安神；石菖蒲、远志涤痰开窍，安神定志；龙齿镇心神，安魂魄。

临证加减：神疲乏力，少气懒言，纳差便溏者，合归脾汤以补益心脾；血虚者加熟地黄、阿胶，酌加木香等行气舒脾；抑郁不欢，悲伤欲哭，胸胁胀痛，合逍遥散解郁安神；伴有健忘，虚烦不寐，五心烦热，口干，腰酸腿软，合天王补心丹益气补阴，养心安神。

（2）健脾益气法

适应证：脾气亏虚证。

代表方：四君子汤。本方补气健脾，用于脾气亏虚证。

常用药物：人参益气健脾，临床可用党参代替；白术健脾燥湿，益气助运；茯苓健脾渗湿；甘草益气和中。

临证加减：疲劳乏力，头晕头昏者，合补中益气汤以益气升清；唇甲色淡，肢体麻木无力者，合四物汤以养血化瘀通络；健忘，心悸不寐者，合归脾汤以益气养血、宁心安神；情感淡漠，神志呆钝，意志减退者，合涤痰汤以豁痰醒神开窍。

（3）补肾益气法

适应证：肾气不足证。

代表方：金匮肾气丸加减。本方补肾助阳化气，用于肾气不足、肾阳亏虚证。

常用药物：熟地黄、山药、山茱萸补肾摄精；茯苓、泽泻、牡丹皮健脾渗湿泄热；肉桂、附子温补命门真火。

临证加减：耳鸣耳聋，脑鸣者，加用柴胡、川芎、路路通、灵磁石以行气活血通窍，潜阳重镇聪耳；神情呆钝，健忘，甚至痴呆者，加用益智仁、远志、石菖蒲开窍强志益智；头昏头晕，肢体颤动，头摇等颤证明显者，加用天麻、钩藤、全蝎等息风止颤。

第十四节　血虚

【病机概要】

血来源于受纳的水谷，通过脾胃化生为精气，上输心肺，注之心脉，化赤为血而生，循行于脉道，是人体基本物质之一。血的主要功能是充养全身，使脏腑、经络、四肢、百骸、九窍各司其职。血虚是指血液亏少，不能濡养脏腑、经络、组织而表现为血虚证候的一种病机证素。

【辨治纲要】

1.辨证思路

（1）辨证候要点

面色淡白或萎黄，口唇、眼睑、爪甲色淡；头晕眼花，手足发麻，妇女经血量少色淡、愆期甚或闭经；舌质淡，脉细无力。

（2）辨病机证候

① 心血虚：多见于不寐、健忘、癫证日久等脑病。因心血亏虚，心神失养，而以心悸、不寐、多梦、健忘等为特征，伴有血虚证候。

② 肝血虚：可见于眩晕、头痛、颤证、麻木等脑病。因肝血亏虚，肝及所系组织器官失养，表现为眩晕头痛、头昏目花、视力减退、肢麻震颤、肌肉瞤动，伴有血虚证候。

（3）辨证候兼夹

兼有疲劳乏力，气短，声低懒言，自汗者，属气血两虚；兼有五心烦热，手足心热，两目干涩，潮热盗汗，两颧潮红，咽干口燥者，属阴血亏虚；兼有皮肤干燥、瘙痒、脱屑，颜面麻木不仁者，属血虚风燥；兼有头摇肢颤，手足蠕动，肢麻抽搐者，属血虚风动。

2. 治疗原则

（1）补养营血

治疗以补养营血为基本原则。血虚不能养心者，治以养心安神；肝血虚者，配合柔肝法。

（2）气血互生，精血互化，津血同源，治宜兼顾

气血互生，血虚不能载气化气，而致气血两虚。肾藏精，精可生血，血可化精，故常见精血亏虚。津血同源，血虚则津亏，失却濡润、潜降或制约阳热的功能，易于出现燥、热、升、动等阳气偏亢现象，如阴（血）虚燥热、火旺、风动（袭）等。故临证治疗血虚，宜兼顾益气、填精及滋阴生津、育阴潜阳息风等法。

3. 基本治法

（1）养心安神法

适应证：心血亏虚、心神失养证。

代表方：养心汤加减。本方主治体质素弱，或思虑过度，心血亏虚所致的心神失养证。

常用药物：人参（党参）、黄芪益心气；熟地黄、白芍、当归养心血；茯苓、茯神、远志、柏子仁、酸枣仁、五味子养心神；肉桂引药入心；炙甘草补土养心。

临证加减：气血不足、心脾两虚者，用归脾汤益气健脾、养血安神；血虚精亏者，加何首乌、紫河车、枸杞子、酒萸肉、石菖蒲、益智仁等填精益髓，开窍益智。

（2）补血养肝法

适应证：肝血不足证。

代表方：四物汤加减。本方功专补血养血，治营血亏虚诸证。

常用药物：熟地黄、白芍、阿胶、制首乌滋阴养血；当归补血活血；川芎活血行气。

临证加减：血虚视糊目涩，加枸杞子、石斛、桑椹、决明子养肝明目；血虚肢麻，加桂枝、桑枝、鸡血藤、路路通活血通络；血虚阳亢致头痛、眩晕，加天麻、钩藤、珍珠母、白蒺藜平肝潜阳，息风定眩；血虚生风致颤、肌肉䐃动，加龟甲胶、生牡蛎、全蝎、蜈蚣等育阴潜阳，息风定颤。

第十五节　阴虚

【病机概要】

阴虚是指阴液亏少，滋润、濡养、潜降或制约阳热的功能减退，阴不制阳，因而出现燥、热、升、动和化气太过等阳气相对偏亢现象。

【辨治纲要】

1. 辨证思路

（1）辨证候要点

口燥咽干，口渴欲饮，大便干燥，手足心热，颧红，形体消瘦；舌红少津，脉细数。

（2）辨病机证候

① 肺阴虚：见于肺热津伤之痿证。症见发病急，病起发热，头身疼痛，伴有干咳、咳呛少痰、咽干不利等；数天后热退，疼痛渐缓，而出现肢体软弱无力。

② 心阴虚：多见于不寐、痴呆、健忘等脑病。以心悸，心烦失眠，健忘，口舌生疮为特征。

③ 脾胃阴虚：以不思饮食，饥不欲食，甚则干呕，呃逆为特征。脾胃为后天之本，脾胃阴虚常与心阴虚、肝肾阴虚而互为兼夹。

④ 肝肾阴虚：常见于头痛、眩晕、中风、痿证、颤证、痫证、脑鸣耳鸣等脑病。肝阴虚者，以目干畏光、视物不明、心烦急躁为特征；肾阴虚者，以腰酸腿软、颧红、遗精为特征。肝肾精血同源，两者常并见而为肝肾阴虚。

（3）辨证候兼夹

兼有五心烦热，手足心热，面红目赤，潮热盗汗者，属阴虚火旺；兼有眩晕，头昏晕，头胀，头痛，烦躁易怒者，属阴虚阳亢；兼有头摇肢颤，肌肉瞤动，手足蠕动，肢体麻木抽搐者，属阴虚风动；兼有疲劳乏力，少气懒言者，属气阴两虚。

2. 治疗原则

（1）滋阴养液为主

治疗以滋阴养液为原则。心、肺、脾胃阴虚者，用甘寒养阴法；肝肾阴虚者，用咸寒滋阴法。

（2）扶正祛邪，补中有泻

由于阴液亏少，阴不制阳，因而易于出现燥、热、升、动和化气太过等阳气相对偏亢现象，如阴虚燥热、阴虚火旺、阴虚湿热、阴虚阳亢、阴虚风动；阴虚还常与其他病理因素相兼夹，如阴虚风痰、瘀阻阴伤、气阴两虚等。故宜结合辨病，根据不同脑病阴虚的证候特征，采用扶正祛邪、补中有泻法。

3. 基本治法

（1）润肺养阴法

适应证：肺热津伤证。

代表方：清燥救肺汤加减。本方清肺养阴润燥，适用于温燥伤肺，气阴两伤，肌肉失养所致的肢体痿软。

常用药物：北沙参、麦冬、百合、生甘草养阴生津；阿胶、胡麻仁养阴血以润燥；太子参、西洋参益气养阴生津；桑叶、杏仁、炙枇杷叶清热宣肺。

临证加减：身热未退，高热，口渴有汗，加生石膏、金银花、连翘、知母清解气分；咳嗽痰多，加瓜蒌皮、桑白皮、川贝母宣肺清热化痰；咳呛少痰，咽喉干燥，加玄参、天花粉、芦根润肺清热；身热已退，兼见食欲减退、口干咽干，宜用益胃汤加石斛、天冬、麦芽。

（2）养心安神法

适应证：心阴亏虚证。

代表方：天王补心丹加减。适用于阴虚血少，心神失养所致的心慌、不寐、健忘等。

常用药物：天冬、麦冬、生地黄、玄参、当归滋阴养血；五味子、柏子仁、酸枣仁养心安神；太子参益气养阴生津；丹参活血宁心。

临证加减：潮热盗汗，口干咽痛，加用知母、黄柏滋阴降火；伴足冷，加黄连、肉桂清心降火，引火归原。

（3）滋养胃阴法

适应证：脾胃阴虚证。

代表方：益胃汤、沙参麦冬汤加减。前方益胃生津，用于脾胃阴虚，倦怠无力，食欲不振，烦热，口渴等症；后方甘寒生津，清养肺胃，主治燥伤肺胃或肺胃阴津不足，咽干口渴，或热，或干咳少痰。

常用药物：麦冬、北沙参、天花粉、玉竹养阴清热，生津润燥；乌梅、甘草酸甘化阴。

临证加减：倦怠乏力，纳差，便溏，加党参、山药、扁豆益气健脾；大便干结，加瓜蒌仁、麻仁、白蜜润肠通便；恶心欲呕，加半夏降逆止呕；食后脘胀者，加陈皮、神曲以理气消食。

（4）滋补肝肾法

适应证：肝肾阴虚证。

代表方：六味地黄丸、左归丸加减。两方均能滋阴补肾，用于肾阴亏损证。左归丸尤能填精补髓，主治肾精不足诸证。

常用药物：熟地黄、山茱萸、何首乌、龟甲、枸杞滋补肾阴；鹿角胶温补肾气，助阳生阴。

临证加减：阴虚阳亢，加炙龟甲、炙鳖甲、生牡蛎育阴潜阳；阴虚风动加天麻、钩藤、全蝎、蜈蚣息风止颤；阴虚火旺，加黄柏、知母、牡丹皮清泻相火；气阴两虚，加太子参、黄精益气养阴；面色无华或萎黄，头昏心悸，加黄芪、党参、龙眼肉、当归补气养血；病久阴损及阳，阴阳两虚，兼有怯寒怕冷、尿频而清，加淫羊藿、鹿角霜、紫河车、附子、肉桂温补肾阳。

第十六节　阳虚

【病机概要】

阳虚是指机体阳气亏虚，温煦功能减退，内寒丛生，以畏寒肢冷、脘腹腰背等处有冷感，以及精神委顿、思维迟缓等高级智能功能下降为主要表现的虚寒现象。

【辨治纲要】

1. 辨证思路

（1）辨证候要点

畏寒肢冷，面色㿠白，精神委顿；口淡不渴，或渴喜热饮，思维贫乏，智能减退，小便清长；舌淡胖嫩，苔白滑，脉沉迟无力。

（2）辨病机证候

① 肾阳亏虚：见于痿证阴损及阳证。症见肢体痿软不用，肌肉萎缩，形瘦骨立，手足心热，咽干口渴，腰膝酸冷，小便清长，甚则失禁；舌体瘦小，苔少，脉沉细无力。

② 肾阳虚衰：可见于颤证、中风、癫证、痴呆等。症见头摇肢颤，筋脉拘挛，颤抖不止；或四肢瘫软，神情呆滞，喜静少动，思维迟钝，智能减退，肢冷汗多，二便自遗；舌淡苔白腻，脉沉细欲绝。

③ 脾阳虚：可见于脑胶质瘤手术、放化疗后。症见头昏头痛，神疲倦怠，精神不振，气短懒言，形寒肢冷，纳呆食少，大便溏稀。

（3）辨证候兼夹

兼有肢体麻木，或痿废不用，伴有肢体紫斑，局部固定刺痛，舌淡胖或有斑点，脉沉迟而涩者，属阳虚血瘀；兼有眩晕，嗜睡，胸闷痰多，体胖身重，苔腻，脉滑者，属阳虚痰滞；兼有神疲，五心烦热，舌淡少津，脉弱而数者，属阴阳两虚。

2. 治疗原则

（1）温阳祛寒为主

以温阳祛寒为基本治则。选用辛温（热）质轻、味薄发散之品以温阳散寒；或选用甘温（热）质重、味厚之品，功专温里祛寒。

（2）温阳补虚兼顾祛邪泻实

阳虚多由气虚发展而来，临证治疗多并用温阳益气法。阳虚致温煦、推动功能减退，易致阴寒内生，瘀血内停，津液停滞，酿湿生痰。因而在温阳基础上，结合辨病及邪实证候，适当配伍散寒、理气、活血、化痰除湿等法。

3. 基本治法

（1）温阳补肾法

适应证：肾阳亏虚证。

代表方：八味肾气丸加减。本方功专补肾助阳，适用于肾阳亏虚证。

常用药物：熟地黄、山茱萸补益肾阴而摄精气；山药、茯苓健脾渗湿；泽泻泄肾中水邪；牡丹皮清肝胆相火；肉桂、制附子温补命门之火。

临证加减：痿证阴损及阳者，加用龟甲胶、鹿角胶、淫羊藿、怀牛膝等阴阳并补，填精益髓，补肾强膝。

（2）温阳填精法

适应证：肾阳虚衰证。

代表方：地黄饮子加减。本方滋肾阴，补肾阳，具有培补肾元、化痰开窍之功，适用于肾阴阳俱损者。

常用药物：熟地黄、山茱萸滋补肝肾，填精益髓；肉苁蓉、巴戟天、制附子、肉桂温肾助阳；五味子酸敛收涩，摄纳浮阳；茯苓、石菖蒲、远志健脾化痰开窍。

临证加减：颤证阳虚寒盛，症见头摇肢颤不止，筋脉拘挛，加真武汤补肾助阳、温煦筋脉；中风阳气虚脱，肢体瘫软，目合口开，肢冷汗多，二便自遗者，合用参附汤加山茱萸、煅龙骨、煅牡蛎益气回阳固脱；癫证、痴呆，症见神情呆滞，喜静少动，思维迟钝，智能减退者，为阳气虚衰，痰湿蒙窍，加鹿角胶、山药、薏苡仁、石菖蒲、远志、益智仁补肾暖阳，健脾化痰，开窍益智。

（3）温补脾阳法

适应证：脾阳不足证。

治法：温补脾肾。

代表方：右归丸加减。适用于病久脾肾亏虚，阳气虚衰证。

常用药物：制附子、肉桂、鹿角胶温补肾阳，填精益髓；熟地黄、枸杞子、山茱萸、山药滋阴养肝，益肾补脾；菟丝子补阳益阴，固精缩尿；杜仲补益肝肾，强筋壮骨；当归养血和血。

临证加减：脾阳虚衰，阴寒内盛者，予附子理中汤补火暖土；疲乏、气短懒言者，加人参、黄芪大补元气。

第四章 脑病脏腑病证辨治纲要

脏腑病证，是指脏腑在发生病理变化时反映出来的症状和体征。由于各个脏腑的生理功能和病理变化有所不同，故表现为多种多样的病证。根据各脏腑不同的生理病理辨析病证，即为脏腑辨证。在中医学辨证体系中，八纲辨证、六经辨证、卫气营血辨证、三焦辨证、脏腑辨证、气血津液辨证、病机辨证、六淫辨证、证素辨证、病机证素辨证等多种辨证方法并存，互有特点，发挥着各自的临床价值。但要辨明病证的部位和性质，必须落实到脏腑，才能指导临床治疗。因此，脏腑辨证是辨证论治的核心。

脏腑病证的辨证论治，即根据某一脏腑所反映出来的症状和体征，推断病理变化的本质，作为立法选方用药的依据。

脏腑病证的辨证论治，以八纲为主，联系气血、津液等病理变化，进行综合分析，从而全面地认识病证的本质。同时，由于脏和腑是一个统一的整体，功能上互有联系，病理上相互影响，故辨证时还应注意局部与整体的关系，掌握相互之间的兼夹和变化。

与脑病病证相关的脏主要涉及心、肝、脾、肾，与脑病病证相关的腑主要涉及胆和大肠。本章主要介绍上述脏腑的生理功能、在脑病病证中的藏象与病理、辨证思路、病证辨析、治疗原则及分证论治。

第一节 心

【功能概述】

心居胸中，心包围护其外，通过经脉与小肠相互络属，互为表里，病变可相互影响。心的主要生理功能是主血脉、藏神。前者为有形之"血肉之心"，推动血液在脉道中正常运行，供养全身；后者为无形之"神明之心"，主宰精神、神志、思维等活动。心其华在面，其液为汗；心开窍于舌，在志为喜。

【与心相关的脑病藏象与病理】

心藏神，主神明。《素问·调经论》谓"心藏神"，《素问·灵兰秘典论》谓"心者，君主之官，神明出焉"，说明心主宰人的精神、意识、思维、情志等活动，血是心神的物质基础。《素问·痿论》又云："心主身之血脉。"心主血脉正常，心主神明的功能才能正常发挥。正常情况下，心的气血充旺，则头清目明、精力充沛、反应灵敏、思维敏捷。若心有病变，心主血脉失司，心不藏神，心神失调，则导致精神情志等异常，出现精神委顿、反应迟钝、恍惚健忘、心悸胆怯、失眠多梦、心烦急躁、抑郁焦虑，甚至狂躁激越、神昏谵语等。

【辨证论治】

1. 辨证思路

心神失调有虚实两大类。虚者心神失养，应辨心血虚、心阴虚、心气虚之不同；实证邪气扰心，心神不宁，应辨肝郁、痰浊、痰热、火热、瘀血等邪气之不同。

2. 辨病证

情志病均与心神失调有关。如不寐、多寐、健忘、痴呆、郁证、癫狂、痫证等，既可因心气虚或心阴（血）亏虚，心不藏神，神明失养，髓海失荣所致，亦可因气郁、痰浊、痰热、瘀血、火热等邪气扰心，心神不宁所致。

（1）辨不寐、抑郁、焦虑、痴呆、健忘

心藏神，五脏六腑气血阴阳调和，心有所养，邪无所扰，神有所藏，则心神安宁。若因内伤情志、饮食失节、劳逸失当等导致肝郁神伤、痰热扰心、心火炽盛、瘀阻心神，而致心神不宁；或因禀赋不足、年高体弱、病后体虚等因素致心气虚怯，心血（阴）不足，心不藏神，心神失养，均可导致不寐、抑郁、焦虑、痴呆、健忘等。

肝郁神伤者以抑郁悲伤，失眠早醒，胸闷叹气为辨证要点；心火炽盛者以心烦不寐，躁扰不宁，面赤，溲黄为辨证要点；痰热扰心者以惊悸不安，焦虑不宁，失眠多梦，梦魇为辨证要点；瘀阻心神者以表情呆钝，善忘易恐，思维古怪，或烦乱少寐，面色晦滞为辨证要点；心血（阴）不足者以健忘，头晕，多思善虑，不寐多梦，五心烦热，面色无华为辨证要点；心气虚者以健忘心悸，少寐多梦，胆怯易惊为辨证要点。

（2）辨癫狂、痫证

癫狂、痫证属神机失用类脑病，病位在心（脑），病理因素有痰浊、火热、瘀血、血虚等，临证表现为痰蒙心窍、痰火扰心、瘀阻心神、心血不足等证候。

痰蒙心窍者以抑郁淡漠，呆钝恍惚，不思饮食，舌苔腻为辨证要点；痰火扰心者以精神亢奋，烦躁易怒，喧扰不宁，甚则猝然仆倒，四肢强痉拘挛，面红目赤，便秘溲赤为辨证要点；瘀阻心神者以躁扰不宁，行为紊乱，或呆滞少语，颤震抽搐，口唇青紫，面色灰暗，胸闷刺痛为辨证要点；心血不足，心神失荣者以神思恍惚，善悲欲哭，心悸易惊，寐浅易醒，面色无华，四肢乏力为辨证要点。

3. 治疗原则

（1）泻实补虚调神

心神失调以调治心神为治则，但其证候有虚有实，宜根据虚实而论治。虚证治拟养心安神，阴血亏虚者用滋阴养血安神法，心气虚者用益气镇惊定志法。实证治拟祛邪宁心，根据不同病邪分别采用泻心、涤痰、开窍、化瘀等法。

（2）病证结合

健忘、痴呆、郁证、不寐等病证在泻实补虚基础上，注意安神定志法的运用。属实者采用清心宁神、镇惊安神、解郁安神等法；属虚者采用养心安神法，兼以填精益智。同

时，注意配合精神治疗，消除紧张焦虑情绪，保持规律生活及精神舒畅。

4. 分证论治

（1）心血虚（见于不寐、郁证、健忘、癫证）

证候：失眠，健忘，神思恍惚，善悲欲哭；伴有头昏或头晕目花，心悸，倦怠乏力，面色无华，唇甲色淡；舌淡红，脉细弱。

治法：益气养血。

代表方：归脾汤加减。本方健脾益气，养血安神；用于心脾不足，气血两虚证。

常用药物：熟地黄、当归、白芍、阿胶滋养心血；党参、白术、炙黄芪、甘草补气健脾；远志、酸枣仁、茯神、龙眼肉养心安神；木香理气醒脾。

临证加减：失眠多梦，加五味子、柏子仁养心安神；头昏晕者，加菊花、蔓荆子，或用加味四物汤养血平肝；纳呆食少，加鸡内金、砂仁运脾消食。

（2）心阴虚（见于不寐、郁证、健忘）

证候：虚烦不寐，心悸健忘；五心烦热，颧红盗汗，口干咽燥；舌红，少苔，脉细数。

治法：滋阴清热，养心安神。

代表方：天王补心丹加减。本方养心阴，清心热，安心神；用于心阴亏虚，虚火内扰证。

常用药物：生地黄、玄参、麦冬、天冬养阴清热；当归、丹参补血养心；远志、酸枣仁、柏子仁、五味子养心安神。

临证加减：阴虚火旺，心烦易怒，加黄连、知母、黄柏滋阴清火；盗汗者，加煅牡蛎、浮小麦养阴敛汗；腰酸腿软，梦遗者，加熟地黄、山萸肉滋阴补肾。

（3）心虚胆怯（见于不寐、郁证）

证候：不寐多梦，易于惊醒，胆怯心悸，遇事紧张善恐；气短，自汗，倦怠；舌淡，脉弦细。

治法：益气镇惊，安神定志。

代表方：安神定志丸加减。本方安神定志，益气镇惊；适用于心胆虚怯，心神不宁证。

常用药物：人参或党参益心气；生龙齿、生龙骨镇惊安神；茯苓、茯神、酸枣仁、柏子仁养心安神；炙远志、石菖蒲安神定志。

临证加减：少气懒言，形寒自汗，加生黄芪、白术益气固表；惊惕恐惧，加琥珀粉；精神恍惚，悲忧善哭，合甘麦大枣汤，加淮小麦、红枣、炙甘草。

（4）心火炽盛（见于不寐、郁证、狂证、癫痫大发作）

证候：心烦不寐，躁热不安，甚则神志不清，狂躁谵语；面赤，口渴，便秘溲黄，小便灼痛；舌尖红绛，苔黄，脉数。

治法：清心泻火。

代表方：泻心汤合导赤散加味。前方泻火解毒；后方清心养阴，利水通淋。两者合用于心火炽盛证。

常用药物：大黄、黄连、黄芩清热泻火；生地黄、通草、生甘草梢、淡竹叶清心凉血，通利小便，引热下行；生龙齿、生牡蛎、琥珀镇静安神。

临证加减：火热伤津、咽干口渴者，加玄参、芦根、天花粉；大便秘结者，加生大黄、瓜蒌仁、决明子泻热通便；热甚神昏，用安宫牛黄丸清火开窍醒神；热甚痉厥用紫雪丹清心定痉；热甚发狂，加生龙齿、龙胆草、胆南星、贝母、竹茹重镇降逆，涤痰泻火。

（5）痰蒙心窍（见于癫证、痫证、中风、健忘、痴呆）

证候：精神抑郁，表情淡漠，健忘，甚至痴呆；或神志失常，胡言乱语，哭笑无常，意识模糊；或突然昏仆，不省人事，口吐涎沫，喉有痰声；舌苔白腻，脉滑。

治法：豁痰开窍。

代表方：涤痰汤加减。本方豁痰开窍，利气补虚；适用于痰涎壅盛，迷塞心窍证。

常用药物：半夏、陈皮、茯苓、枳实、竹茹理气化痰；党参、白术健脾益气；南星、石菖蒲、郁金、远志涤痰开窍。

临证加减：痰浊甚者，可加用控涎丹，临卧姜汤送下；神思迷惘，表情呆钝，用苏合香丸芳香开窍；喃喃自语、口多痰涎，加白附子、白芥子化痰祛饮。

（6）热闭心包（见于痉证、痉厥并见）

证候：神昏烦躁，谵语，或昏迷不省人事；高热，面赤，气粗，或作惊厥，或斑疹隐隐；舌质红绛而干，苔黄或焦黄，脉数大或细数。

治法：清心解毒，凉营开窍。

代表方：清营汤合清宫汤加减。前方清营解毒，泄热护阴；后方清心解毒开窍。两者合用于热闭心包，神昏谵语者。

常用药物：水牛角片、黄连、金银花清热凉血解毒；生地黄、玄参、莲子心、麦冬凉营护阴生津；连翘心、郁金、石菖蒲清心开窍醒神。

临证加减：热毒盛者，加紫草、大黄、大青叶、栀子、牡丹皮清营解毒；痰热蒙蔽心包者，加贝母、鲜竹沥、胆南星、天竺黄清热豁痰，定惊开窍；热动肝风致抽搐、项强，角弓反张者，加生石决明、钩藤、地龙、全蝎镇肝息风止痉。

第二节　肺

【功能概述】

肺居于胸腔之内，左右各一，上通过气道与喉、鼻相通，故称喉为肺之门户，鼻为肺之外窍，其位最高，又称"华盖"。肺的经脉与大肠相互络属，互为表里。主要生理功能是主气，司呼吸，通过宣发肃降、吸清呼浊主呼吸之气，参与宗气生成，调节全身气机。

肺朝百脉、主治节以辅助心脏运行血液，治理调节全身脏腑组织生理功能和气血津液正常运行；肺又主通调水道，以疏通和调节水液正常运行、输布、排泄，因而又有"肺为水之上源""肺主行水"之说。肺在志为悲忧，在体合皮，其华在毛。

【与肺相关的脑病藏象与病理】

肺主宣发肃降，通调水道，肺的宣发肃降对体内津液的输布、运行和排泄有疏通和调节作用。《素问·经脉别论》云："饮入于胃，游溢精气，上输于脾，脾气散精；上归于肺，通调水道，下输膀胱；水精四布，五经并行。"肺叶娇嫩，不耐寒热，又为呼吸之通道，温热毒邪内侵；或病后余邪未尽，低热不解；或温病高热持续不退，皆令内热燔灼，伤津耗气，肺热叶焦，津伤失布，不能润泽五脏，五体失养而痿弱不用。

【辨证论治】

1. 辨证思路

因感受温热毒邪所致的痿证，多急性发病，病情进展快，属实证；表现为起病急骤，发热汗出，热退后突发肢体痿软无力，而肌肉萎缩多不明显。热邪最易耗津伤正，故疾病早期也可表现为虚实错杂。

2. 辨病证

脑病由肺的功能失调引起的病证主要为痿证肺热津伤，多见于痿证初起。

辨痿证：痿证是以肢体筋脉弛缓，软弱无力，不能随意运动，或伴有肌肉萎缩为主要表现的一种病证。肺为娇脏，不耐寒热，可因感受温热毒邪或风、热（暑）、燥邪，郁闭肺气，高热不退，灼肺伤津，或病后余热燔灼肺脏，伤津耗气，令"肺热叶焦"，通调水道失司，不能布送津液，润泽五脏、九窍、四肢、百骸，遂致四肢筋脉失养，痿弱不用。此即《素问·痿论》"五脏因肺热叶焦，发为痿躄"之谓也。症见发热，咳嗽，咽痛，或在热病之后出现肢体软弱不用；伴有皮肤干燥，心烦口渴，咳呛少痰，咽干不利。

3. 治疗原则

以清肺生津为主。肺病引起的痿证，临床以肺燥伤津，筋脉失养为基本病机，治以清肺润燥，养阴生津。

4. 分证论治

肺热津伤证（见于痿证）

证候：发病急，病起发热多汗，或热后突然出现肢体软弱无力，亦可较快发生肌肉瘦削；伴见皮肤干燥，心烦口渴，咳呛咽干，小便黄赤或热痛，大便干燥；舌质红，苔黄，脉细数。

治法：清热生津，养阴润肺。

代表方：清燥救肺汤加减。本方养阴润燥，清肺止咳；适用于阴虚肺燥，肺热津伤之证。

常用药物：太子参、麦冬益气养阴生津；生石膏、桑叶、杏仁、胡麻仁清热宣肺润燥；甘草、阿胶、蜜炙枇杷叶清热养阴，润燥止咳。

临证加减：身热未退，气分热盛，高热，烦渴，大汗者，重用生石膏，加知母、金银花、连翘；咳嗽痰多，加全瓜蒌、桑白皮、川贝母清肺化痰止咳；咽干不利，或咽痛者，加大生甘草用量，另加桔梗、牛蒡子、玄参清热泻火利咽；热甚汗多，大便干燥或多日未解，加生大黄通腑泻下；身热已退，纳少咽干，口干少津者，用益胃汤加石斛、薏苡仁、山药、麦芽益胃生津润肺。

第三节 脾胃

【功能概述】

脾胃居于中焦，为后天之本、气血津液生化之源。脾喜燥恶湿，胃喜润恶燥。脾胃运化、腐熟水谷，调畅气机升降。脾胃燥湿相济，是保证受纳腐熟、运化升清、升降协调的必要条件。脾主肌肉，开窍于口，其华在唇。

【与脾胃相关的脑病藏象与病理】

1. 脾主运化

脾具有转输和消化吸收的功能。饮食入胃有赖脾的运化，将水谷精微化为气血津液供养全身。若脾失健运，水湿内停，则变生湿、痰、饮，上扰清窍，蒙闭心神，而致眩晕、痴呆、中风、癫狂、癫痫等脑病。

2. 脾主升清

脾能将水谷精微吸收后上输心肺，濡养脏腑经脉、四肢。若脾虚不能升清，则气血无源，头窍、脑髓、心神、肌肉失养而致头痛、眩晕、脑鸣耳鸣、痴呆健忘、嗜睡多眠、失眠、痿证等脑病。

3. 脾合肌肉、四肢

人体肌肉、四肢有赖于气血濡养，才能发达丰满，活动有力。若脾虚不健，生化乏源，则肌肉瘦削，软弱无力，甚至痿软不用。

4. 脾胃气机升降相因

脾胃居中，脾气主升而胃气主降，相反相成，是脏腑气机上下升降的枢纽。脾气上升，将运化吸收的水谷精微上输脑窍；胃气通降，将难以吸收的残渣糟粕通降下行，也有助于脾气的升运。

【辨证论治】

1. 辨证思路

脑病相关的脾胃病证的辨证以虚实为纲。虚证主要有脾胃气虚、中气下陷。实证主要有痰湿困脾、湿热蕴脾。

2. 辨病证

与脾胃相关的脑病病证，常见眩晕、头痛、脑鸣耳鸣、痿证、健忘、痴呆、癫狂、痫证等。既可因脾胃亏虚，气血不足，清阳不升，脑失所养所致；也可因酿湿生痰，痰湿困遏，上蒙脑窍所致。

（1）辨眩晕、头痛、脑鸣耳鸣

脾胃虚弱，气血生化无源，清窍失养而致的脑病，多见头昏头晕、隐痛、空痛、脑鸣耳鸣，伴有面白无华、神疲乏力、纳差便溏等。健运失司，聚湿生痰，痰湿中阻，浊阴不降，清阳失展，多见头昏蒙、头重而紧，或重痛，耳鸣耳闷，伴有肢体困倦、胸闷脘痞等。

（2）辨痿证

外感湿热、寒湿之邪，或食生冷肥甘，损伤脾胃，脾不能运化水湿而内生湿热，濡滞肌肉，浸淫经脉所致的痿证，以肢体困重、痿软无力，足胫蒸热为特征，伴有胸脘痞闷，舌苔黄腻。脾胃受损，精血不足，五脏六腑、四肢百骸失去温煦滋养，发为肢体软弱无力，逐渐加重，肌肉萎缩，伴见神疲乏力、肢倦懒言、纳呆便溏、面色㿠白或萎黄无华。

（3）辨健忘、痴呆

年迈久病，损伤于中，气血难生，化源失充，气血不足，神明失养，可见表情呆滞、沉默寡言、记忆减退、失认失算，伴肌肉萎缩、食少纳呆、气短懒言、口涎外溢、四肢不温、腹痛喜按。

（4）辨癫狂

脾胃受损，痰气郁结，上扰清窍，蒙蔽心神，神志逆乱；或痰浊郁久生热，痰随火升，蒙蔽脑窍，神明无主；或里湿素盛，郁而化热，充斥胃肠，腑热上冲，扰动元神，导致精神错乱、神志失常。临床可见神思恍惚、魂梦颠倒、善悲欲哭，兼见肢体困乏、饮食减少。

（5）辨痫证

脾胃受损，精微不布，痰浊内聚，一遇诱因，痰随气逆，或随火炎，或随风动，蒙闭心神清窍，可见猝然昏仆、不省人事、强直抽搐、口吐涎沫、移时苏醒，伴见神疲乏力、面色苍白、体瘦纳呆、大便溏薄。

3. 治疗原则

（1）健脾化湿，补虚泻实

① 虚证：脾胃气虚，采用健脾益气法；中虚气陷，采用益气升清法。

② 实证：治以运脾化湿祛痰法，并根据寒热偏盛分别采用温化痰饮或清化湿热（痰热）法。

（2）病证结合

眩晕、头痛、脑鸣耳鸣，兼以祛风平肝，清利头目；健忘、痴呆，兼以填精益髓，定志安神；癫狂、痫证，兼以解郁、顺气、降火、通瘀等以调畅气血。

4. 分证论治

（1）痰湿困脾（见于眩晕、头痛、健忘、痴呆、癫证、痫证）

证候：头痛眩晕，神情呆钝，健忘失眠；胸脘满闷，纳呆呕恶，静卧不烦，四肢不温；舌淡，苔白腻，脉濡滑。

治法：燥湿运脾。

代表方：半夏白术天麻汤或导痰汤。前方燥湿健脾化痰，用于脾虚湿盛，痰浊上蒙证；后方燥湿豁痰开郁，用于痰涎壅盛证。

常用药物：半夏、陈皮燥湿化痰；白术、茯苓健脾化痰；天麻平肝息风。

临证加减：胸闷呕恶明显，加厚朴、枳壳和中降逆；兼有动风，加钩藤、僵蚕平息内风；头目不清爽，加郁金、菖蒲豁痰开窍。

（2）湿痰热蕴脾（见于头痛、眩晕、痿证、中风、不寐）

证候：头痛目赤，眩晕呕恶；甚则昏仆，半身不遂，言语不利，肌肉萎缩，痿软无力；或突然发狂，躁扰不宁，腹胀便秘，身热心烦，口干口黏；舌红，苔黄腻，脉弦滑。

治法：清利湿热或清化痰热。

代表方：黄连温胆汤。本方清热化痰安中，用于湿热蕴结，上蒙脑窍证。

常用药物：半夏、陈皮、茯苓、枳实健脾化痰，理气和胃；黄连、竹茹降火化痰。

临证加减：腹胀腹满，加枳实、厚朴；身热心烦，热象明显，加山栀、黄芩；便秘难解，加大黄、芒硝通腑泻热。

（3）脾胃虚衰（见于眩晕、痴呆、癫证、痿证）

证候：头重昏蒙，表情淡漠，善忘不语，四肢瘦削，肌肉痿弱；甚至神志迷蒙，静卧不烦，面色苍白，畏寒肢冷，脘腹冷痛，胃纳不佳，便溏尿冷；舌淡，苔白，脉沉细。

治法：温胃健脾。

代表方：理中汤或参苓白术散。前方温中祛寒，益气健脾，用于脾胃阳虚证；后方健脾化湿，用于脾虚湿困证。

常用药物：人参、白术、山药、扁豆、大枣健脾益气；黄芪、当归益气养血；干姜温中祛寒；薏苡仁、茯苓、砂仁、陈皮健脾理气化湿；甘草益气和中。

临证加减：形寒肢冷，腹部冷痛，加附子、肉桂振奋脾阳；肿甚尿少，加桂枝、泽泻、车前子通阳利水；胃纳不佳，不思饮食，加麦芽、神曲、山楂消食和胃。

（4）脾气不足（见于眩晕、痿证、耳鸣脑鸣、痴呆、癫证）

证候：头晕目眩，神识呆滞，反应缓慢，喃喃自语，甚至不语，面色萎黄，少气懒言，纳少便溏，四肢乏力，肌肉痿弱；舌质淡，苔薄，脉弱。

治法：补中益气。

代表方：补中益气汤。本方健补脾胃、升阳益气，用于中气不足、气虚下陷病证。

常用药物：黄芪、党参、甘草补气培中；白术、陈皮健脾理气和胃；升麻、柴胡升举清阳。

临证加减：黎明洞泻，加补骨脂、附子温肾暖土；皮肤紫癜，加熟地黄、阿胶、仙鹤草养血止血。

第四节 肝

【功能概述】

肝居于腹腔，横膈之下，右胁之内。《素问·五常政大论》曰："土疏泄，苍气达。"肝主疏泄，喜条达而恶抑郁，调畅气机，调节情志活动。肝主藏血，濡养筋脉，筋脉有赖肝血的濡养才能主持全身关节的屈伸转侧活动；同时肝血可养神而舍魂，调控精神情志活动。如《素问·六节藏象论》曰："肝者，罢极之本，魂之居也。"肝为刚脏，体阴而用阳，肝主筋，在志为怒，开窍于目。

【与肝相关的脑病藏象与病理】

1. 肝主疏泄

肝主疏泄，调畅气机。疏泄正常时，气血调畅，经络通利；若疏泄功能失常，肝气郁结，或因疏泄升发太过，而致肝阳偏亢，头胀头痛，急躁易怒。肝调节情志活动，疏泄功能正常，则心情爽朗，精神愉快，思考敏捷；若疏泄失常，则性情急躁，或优柔寡断，甚则发生脏躁、郁证、癫狂、不寐等疾患。如《灵枢·本神》云："肝气虚则恐，实则怒。"

2. 肝主藏血，主筋

肝有储藏血液和调节血量的功能。肝藏血为阴，疏泄为阳，二者有利于维持人体阴阳的平衡。肝藏血充沛，使肝气冲和条达，勿使过亢而升腾。若肝藏血功能失常，则出现血虚病证，如肝血不足，不能上注于头目，表现为头昏、目涩、眼花等症状，如《素问·五脏生成》云："肝受血而能视。"肝主筋，筋脉有赖肝血的濡养才能主持关节的屈伸转侧活动；若肝血虚不能养筋，则发生肢体拘挛麻木、手足震颤，甚则瘛疭。

3. 肝藏魂，主谋虑

魂是精神活动的一部分，魂以肝血为物质基础，如《灵枢·本神》云："肝藏血，血舍魂。"若肝血不足，营血亏损，则魂不守舍，从而发生惊骇多梦、寤寐不安等。谋虑也属于精神意识活动的范畴，为肝所主。若过于谋虑，损伤肝体，影响肝用，则出现精神抑郁、优柔寡断。《素问·灵兰秘典论》云："肝者，将军之官，谋虑出焉。"

【辨证论治】

1. 辨证思路

脑病之肝脏病变，可分为虚证和实证两大类。虚证有肝阴（血）不足、血燥生风等；实证有肝气郁结、肝火上炎、肝风内动、肝阳上亢等。

2. 辨病证

与肝相关的脑病以实证居多，肝气郁结是多种病证的主要病理根源。肝郁不舒，郁久化热，可生肝火；肝火上炎，内耗肝阴，不能制约肝阳，而致肝阳上亢；肝阳亢盛，引动肝风，而致肝阳化风。气郁不达，津液停聚，酿生痰浊；气滞日久，血停成瘀。气、火、风、痰、瘀、虚成为多种脑病的主要病理因素。

（1）辨头痛、眩晕

肝病头痛多系内伤，但有虚实之分。实证头痛，多为肝阳亢盛，风阳夹痰火上扰；症见头部筋脉跳动，抽掣胀痛，或伴头眩、面颧红赤、烦躁等。虚证头痛多为阴血不足，肝失所养，虚阳上扰；症见头痛隐隐，缠绵不已，常伴眩晕、目涩畏光、舌红口干等。眩晕与头痛临床表现虽然不同，但两者常相兼而见，其肝病为患的病理性质具有一致性。

（2）辨中风、昏厥

七情所伤，肝失条达，气机郁滞，血行不畅，瘀结脑脉；暴怒伤肝，令肝阳暴张；或心火暴盛，风火相煽，血随气逆，上冲犯脑，发为中风。尤以暴怒引发者最为多见，以平素头晕头痛、耳鸣目眩、突发口眼㖞斜、舌强语謇、半身不遂等为特征。昏厥是指猝然昏倒，不省人事的病证。实证多因气血上逆或痰随气升所致，因情志异常、精神刺激而发作，突然昏倒，不知人事，兼见四肢厥冷、口噤拳握；虚证多为气血亏虚不能上承头窍所致，以元气素虚，发病前有情绪紧张、恐惧害怕或站立过久等诱发，兼见面色苍白、汗出肢冷。

（3）辨郁证、不寐

情志不舒，肝失条达，疏泄失常，气机郁滞，导致肝气郁结，以心情抑郁、情绪不宁为主症；伴见胸部满闷、胁肋胀痛，或易怒易哭，或咽中如有异物等。喜怒哀乐等情志过极，所愿不遂，肝气郁结，气郁化火，扰动心神，心神不安而见不寐多梦，甚则彻夜不眠、急躁易怒；兼见头晕头胀、目赤耳鸣、口干口苦、不思饮食、便秘溲赤。二疾皆多见弦脉。

（4）辨痉证、抽搐

痉证是以项背强急、四肢抽搐，甚至角弓反张为主症；抽搐，亦称瘛疭，指肢体抽动。抽搐既可单独为病，亦可为痉证症状之一，两者有一定的联系。实证多由热动肝风或肝阳化风所致，可见颈项强直、肢体抽动，甚则角弓反张；伴有高热神昏，气粗，面红目赤等。虚证多为肝阴（血）亏虚，虚风内动，以时时发痉、手足蠕动，或微抽搐为特征。

（5）辨麻木

麻指皮肤感觉异常，非痛非痒，如虫蚁行，按之不止，搔之愈甚；木指皮肤感觉迟钝或消失，不痛不痒，按之不知，掐之不觉。一般而言，麻属气血不运，木为顽痰死血。若肝血不足，不能濡养筋脉，则肢体麻而难忍；肝风夹痰瘀阻于经脉，则肢体木而不仁。

（6）辨脑瘤

脑瘤是指脑内结块，有形可征的病证，病在血分。由情志不舒，肝郁气滞，津聚成痰，血滞成瘀，痰瘀互结于脑所致。以头痛，痛有定处，持续不已，或阵发性加剧，面色晦暗，或见肢体偏瘫，舌质紫暗或有斑瘀点，舌下脉络色紫增粗，脉涩而沉为特征。

3. 治疗原则

（1）补虚泻实调肝

根据虚实论治，采用补虚泻实调肝法。实证治宜疏肝理气、清肝泻火、平肝息风；虚证治宜用滋阴潜阳、养血柔肝、养血祛风等法。

（2）病证结合

眩晕、头痛，兼以清利头目；中风，兼以醒神开窍；不寐，兼以养心安神；郁证，兼以调畅气机；痉证、抽搐，兼以祛风养血；麻木，兼以疏经通络；脑瘤，兼以散结解毒。

4. 分证论治

（1）肝气郁结（见于郁证、不寐）

证候：情绪不畅，失眠早醒，胁肋胀痛；或胸闷，咽部有异物感，纳食减少；或乳房胀痛，少腹痛；舌淡，苔薄白，脉弦。

治法：疏肝理气。

代表方：柴胡疏肝散。本方疏肝解郁，理气和络；适用于肝郁气滞之病证。

常用药物：醋柴胡疏肝解郁；枳壳行气消痞；芍药柔肝敛阴；香附、青皮、陈皮、厚朴理气宽中；川楝子、郁金泄肝通络。

临证加减：气郁化火者，加山栀、黄芩清肝泄热；气滞络阻者，配红花、延胡索理气活血通络；夹痰者，加法半夏、茯苓、苏梗化痰理气解郁。

（2）肝火上炎（见于头痛、眩晕、耳鸣、郁证、不寐、脑瘤）

证候：头痛眩晕，额部跳痛，耳鸣，面红目赤，急躁多怒，口干口苦，胁痛如灼，呕吐黄苦水，大便干结或秘；舌质红，舌苔黄，脉弦数。

治法：清肝泻火。

代表方：龙胆泻肝汤。本方泻肝火，清湿热；适应于肝经湿热，或肝火上炎等证。

常用药物：龙胆草泻肝经实火，除下焦湿热；黄芩、山栀清中上焦火；木通、车前、泽泻、甘草清利下焦湿热。

临证加减：头痛目赤，加夏枯草、苦丁茶、决明子清肝明目；火盛伤阴，酌加生地黄、当归滋阴养血。

（3）肝风内动（见于中风、头痛、眩晕、痉证、抽搐）

证候：头痛眩晕，痛如抽掣，甚或口眼㖞斜，肢麻震颤；或舌强、舌体偏斜抖动，言语不清，甚则猝然昏倒，手足抽搐或拘急；舌红，苔薄，脉弦。

治法：平肝潜阳。

代表方：天麻钩藤饮。本方功能平肝息风潜阳；适用于肝阳亢盛，内风上旋病证。

常用药物：天麻、钩藤、石决明平肝息风潜阳；黄芩、山栀清肝泻火；杜仲、桑寄生滋养肝肾；茯神、夜交藤养心安神；牛膝引药下行，增强其潜阳摄镇之力。

临证加减：肝风偏盛，头晕目眩明显者，加生龙骨、牡蛎、珍珠母等；风痰入络，口眼抽动，肢麻搐溺者，加全蝎、僵蚕、蜈蚣等搜风祛痰通络。

（4）肝（阴）血不足（见于中风、头痛、眩晕、麻木、不寐、郁证）

证候：头痛眩晕，面部烘热，两目干涩，雀目夜盲，肢麻肉瞤，虚烦不寐，口干；舌红，少苔，脉细弦。

治法：养血柔肝。

代表方：归芍地黄汤。本方功能养阴补血柔肝；适用于阴血不足，肝失所养之病证。

常用药物：当归、白芍、枸杞、首乌补养肝血；生地黄、熟地黄、女贞子、墨旱莲滋养肝肾之阴以荣肝体。

临证加减：兼有气虚者，酌加太子参、炒白术补气健脾；气滞显著者，酌加玫瑰花、佛手片、橘叶等理气和络。

（5）血虚生风（见于麻木、中风、头痛、眩晕）

证候：头摇肢麻，头痛眩晕，肢体偏枯，皮肤干燥，甚则爪甲枯槁；舌淡，苔少，脉细。

治法：养血祛风。

代表方：当归饮子。本方功能养血和营；适用于肝血不足，血虚生风之病证。

常用药物：当归、赤芍、白芍养血润燥；生地黄、麦冬滋阴清热；白蒺藜、蝉蜕、防风、地肤子平肝祛风。

临证加减：毛发脱落，加黑芝麻、胡桃肉、黑豆、制首乌补养肝肾阴血；头痛久发不已，加蔓荆子、白芷增强祛风止痛作用。

第五节　肾

【功能概述】

肾脏位于腰部，脊柱两旁，左右各一。《素问·脉要精微论》云："腰者，肾之府。"肾的经脉与膀胱相互络属，互为表里，主要生理功能是藏精气，如《素问·六节藏象论》云："肾者主蛰，封藏之本，精之处也。"肾精主生长、发育、生殖，主骨、生髓，汇于脑而主技巧灵记。如《素问·灵兰秘典论》云："肾者，作强之官，伎巧出焉。"肾又主水，有开合作用，以调节和维持体内水液代谢平衡。肾主纳气，开窍于耳及二阴。

【与肾相关的脑病藏象与病理】

1. 肾藏精

精是构成人体的物质基础，也是人体各种功能活动的物质基础，有先天与后天之分。先天之精禀受于父母，后天之精来源于饮食，由脾胃化生，两者相互依存，相互促进。

精能化气，肾精所化之气，称为肾气。肾的精气盛衰，关系到生殖和生长发育的能力。肾的精气有肾阴、肾阳之分，两者相互为用，是维持脏腑功能活动的物质基础和动力。若肾的精气衰减，常表现为肾阴虚或肾阳虚之证。

2. 肾主骨

《素问·宣明五气》云："肾主骨。"肾主藏精，而精能生髓，髓居于骨中，骨赖髓以充养。若肾精充足，则骨髓生化有源，骨骼坚固有力。若肾精虚少，骨髓化源不足，不能营养骨骼，则出现骨软无力，甚至足痿不能动，如《素问·痿论》云："骨枯而髓减，发为骨痿。"

3. 肾生髓养脑

髓有骨髓和脊髓之分，脊髓上通于脑，脑为髓聚而成，故称"髓海"。肾精亏耗，不能充髓养脑，则健忘痴呆、目眩脑转。如《灵枢·海论》云："髓海不足，则脑转耳鸣，胫酸眩冒。"

4. 肾开窍于耳

《灵枢·脉度》云："肾气通于耳，肾和则耳能闻五音矣。"耳的听觉功能，依赖于肾的精气充养。肾的精气充足，听觉才能灵敏。若肾精不足，脑窍髓海失养，则出现耳鸣、脑鸣、耳聋等症。

5. 肾在志为恐

恐，即恐惧、胆怯。恐的情志为肾所主，恐则气下，耗及肾气。《素问·五运行大论》云："其志为恐，恐伤肾。"过度恐惧，可使肾气不固，气泄于下，导致骨痿、精滑、二便失禁。

【辨证论治】

1. 辨证思路

肾为先天之本，藏阴阳而寓元阳，故肾病以虚为主，也有属本虚标实者。虚证应辨阴虚、阳虚，阳虚包括肾气虚弱、肾阳不振，阴虚应辨肾阴不足、肾精亏虚；本虚标实，应辨肾虚火旺、肾虚阳亢、肾虚风动等。

2. 辨病证

头窍病证之虚证，常与肾阴（精）亏虚有关。因肾阴（精）亏虚，不能充脑养髓，而见头痛、眩晕、耳鸣脑鸣、健忘、痴呆等。肾精亏虚又与肝血不足密切相关，因肝藏血，肾藏精，精血同源，相互资生，病理上表现为精血两虚。

情志病多见心肾不交证。肾属阴，位居于下，其性属水；心属阳，位居于上，其性属火。两者"水火相交""心肾相济"。若肾水不足，不能上滋心阴，或肾阳不足，不能蒸化肾阴，则使心阳独亢，而出现心烦失眠、健忘等心肾不交证候；或阴虚不能制阳，心火炎于上，出现五心烦热、躁狂不安等阴虚火旺病证。

（1）辨眩晕、头痛

肾藏精，生髓，上充于脑。若因先天不足、摄生不当或素体肾阴不足，均可致肾精亏耗，不能充髓，则目眩脑转而发眩晕；髓海空虚，清窍失荣；或水不涵木，肝阳上亢而发头痛。肾精不足之眩晕头痛，病程较长，反复发作，遇劳即发，多兼有腰酸腿软、耳鸣等症。偏于肾阴虚者，伴有两目干涩，舌红少苔，脉弦细数；偏于肾阳虚者，伴有面色㿠白，唇舌色淡，脉细弱无力。

（2）辨耳鸣、耳聋、脑鸣

耳鸣、脑鸣是指无外界声源刺激而主观上感觉耳中或脑内有声音鸣响，耳聋是指听力减弱，甚至听觉丧失。肾开窍于耳，耳鸣、脑鸣、耳聋常因房劳过度，年老或大病之后肾精亏损，不能上通于耳（脑）所致。肾虚耳鸣、脑鸣、耳聋兼有头晕目眩，腰酸遗精，或兼有肢软腰冷，阳痿早泄。

（3）辨健忘、痴呆

脑位于颅内，由精髓汇集而成，其性纯正无邪，如气血充养，精髓充实，则能发挥"元神之府"的功能。若因年老体虚，肾精亏虚，脑髓不充；或久病血气虚弱，精气不足，脑神失养，则灵机记忆衰退、不慧失聪，而渐成愚呆之证，如《医林改错·脑髓说》云："高年无记性者，脑髓渐空。"

（4）辨痿证

痿证是指肢体筋脉弛缓，软弱无力，不能随意运动，或伴有肌肉萎缩的一种病证。可因先天不足，或久病体虚，伤及肝肾，精血亏虚；或劳役、房事太过伤肾，耗损阴精，肌肉筋骨失养，发为痿证。其起病缓慢，渐见肢体痿软无力，尤以下肢明显，腰膝酸软，不能久立，甚至步履全废，腿胫大肉渐脱；或伴有眩晕耳鸣，舌咽干燥，遗精或遗尿，妇女月经不调。病久阴损及阳，阴阳两虚，兼有神疲、怯寒怕冷、阳痿早泄、尿频而清。

（5）辨中风

中风的病理基础为肝肾阴虚。因年老体衰，或素体肾亏，肝肾阴虚于下，肝阳亢逆于上，复因将息失宜，使气血逆乱，神窍闭阻而发中风。病理性质属于本虚标实，以肝肾阴虚、气血衰少为本，风、火、痰、瘀为发病之标，两者可互为因果。肝肾亏虚证多出现在中风恢复期，因肝肾阴虚，气血未复，风火痰瘀留滞经络，气血运行不畅，筋脉失养，而留有半身不遂、拘挛变形、肌肉萎缩、舌强不语等后遗症，一般恢复较慢。

（6）辨颤证

颤证是以头部或肢体摇动颤抖，不能自制为主要临床表现的一种病证。可因年老体虚、劳欲太过，或久病脏腑受损，以致肝肾阴虚，精血不足，不能濡养筋脉；或阴不制阳，水不涵木，虚风内动，筋脉失却任持所致。症见头摇肢颤，持物不稳，腰膝酸软；兼有头晕、耳鸣、善忘，老年患者常兼有神呆、痴傻。病久阴伤及阳，肾阳不足，不能温煦筋脉，可伴有畏寒肢冷、心悸懒言、动则气短、小便清长或自遗。

3. 治疗原则

（1）补虚为主

肾病以虚证为多，按照"虚者补之"原则，当以补肾为主。但要辨别肾阴虚还是肾阳虚，分别采用滋养肾阴和温补肾阳法，并根据阴阳互根规律予以兼顾。因肾精与肝血同源，相互资生，故常用精血同补、培补肝肾法。本虚标实者，治宜补泻兼施。

（2）病证结合

根据脑病不同病证的病机特点治疗。如"诸风掉眩，皆属于肝"，眩晕总属肝风上扰为患，故肾虚眩晕应在补肾基础上加平肝祛风药。

4. 分证论治

（1）肾气虚弱证（见于眩晕、痿证、颤证）

证候：腰膝酸软，小便频数而清，神疲乏力；舌质淡，脉弱。

治法：益气补肾。

代表方：大补元煎。本方益气补肾，用于肾气不足之证。

常用药物：熟地黄、枸杞、山萸肉、女贞子滋肾填精；人参、山药、当归、白芍补益气血；杜仲、川断、龟甲补益肝肾。

临证加减：尿频较甚或小便失禁者，加菟丝子、五味子、益智仁补肾固摄；遗精，加金樱子、桑螵蛸、莲须，或金锁固精丸以收涩固精。

（2）肾阴（精）亏虚证（见于痿证、颤证、眩晕、健忘、痴呆、耳鸣脑鸣）

证候：形体羸弱，头昏，健忘失眠，耳鸣耳聋，腰膝酸软，口咽干燥；舌红少苔，脉细数。

治法：滋养肾阴。

代表方：六味地黄丸、左归丸加减。两方均能滋阴补肾，用于肾阴亏损。左归丸尤能填精补髓，主治肾精不足诸证。

常用药物：熟地黄、山茱萸、何首乌、龟甲、枸杞滋补肾阴；鹿角胶温补肾气，助阳生阴。

临证加减：眩晕头昏，加天麻、钩藤祛风平肝；耳鸣重听，加郁金、石菖蒲、白芷通阳开窍；颤证，加钩藤、生牡蛎息风止颤，全蝎、僵蚕搜风化痰；失眠健忘、痴呆，加益智仁、酸枣仁安神益智。

（3）肾阳不足（可见于颤证、痿证、痴呆、脑鸣、耳鸣）

证候：神疲倦怠，畏寒肢冷，面色苍白；头晕耳鸣，腰膝酸冷，夜尿清长；舌淡胖，苔薄白，脉沉细迟。

治法：温补肾阳，兼养精血。

代表方：肾气丸、右归丸加减。前方温补肾气，适用于肾气不足，腰酸腿软，肢体畏寒；后方温补肾阳，填精益髓，适用于肾阳不足，命门火衰，神疲气怯，畏寒肢冷。

常用药物：附子、肉桂、鹿角胶温补肾阳；熟地黄、山茱萸、枸杞、当归补益精血，滋阴以助阳。

临证加减：头摇肢颤，筋脉拘挛，颤抖不止，用真武汤加味补肾助阳，温煦筋脉；痿证病久阴损及阳，阴阳两虚，加淫羊藿、鹿角胶；头痛畏寒，四肢不温，加桂枝、川芎、白芷等辛温通窍。

（4）肾（阴虚）火旺（见于失眠、郁证）

证候：头晕耳鸣，腰膝酸软，五心烦热，潮热盗汗，咽干少津，遗精，月经不调；舌红少苔，脉细数。

治法：滋阴降火。

代表方：知柏地黄丸加减。本方滋补肾阴，清降虚火；用于阴虚火旺诸证。

常用药物：生地黄、山萸肉、山药滋补肝肾；泽泻、茯苓、牡丹皮健脾渗湿，清泻相火；知母、黄柏清热泻火。

临证加减：腰膝酸软，加桑寄生、怀牛膝补肾强腰膝；心肾阴虚之失眠，可用天王补心丹以滋阴养血、补心安神；心肾不交而见心烦失眠，多梦遗精者，合交泰丸（黄连、肉桂）交通心肾；彻夜不眠者，加朱砂、磁石、龙骨、龙齿重镇安神。

（5）肾（阴）虚阳亢（见于头痛、眩晕、脑鸣耳鸣）

证候：眩晕或头昏晕或头胀痛，目花视糊，耳鸣，腰酸膝软；舌红少苔，脉细弦。

治法：滋阴补肾平肝。

代表方：天麻钩藤饮合左归丸加减。前方平肝潜阳，用于肝阳上亢证；后方补肾益精，用于肾精不足证。

常用药物：天麻、生石决明、钩藤、白蒺藜平肝潜阳息风；怀牛膝、杜仲、桑寄生补益肝肾；白芍、熟地黄、山萸肉、枸杞子、制首乌滋阴补肾。

临证加减：头面烘热，五心烦热，加黄芩、山栀、牡丹皮等清泻肝火。

（6）肾（阴）虚风动（见于中风、颤证、痉证）

证候：头摇肢颤，肌肉𥅴动，腰膝酸软，头晕，耳鸣，善忘，咽干少津；舌质红，舌苔薄白或红绛无苔，脉细数。

治法：益肾填精，育阴息风。

代表方：大定风珠加减。本方增液滋阴息风，用于热盛耗伤阴津，或肝肾阴虚，筋脉失养，虚风内动证。

常用药物：龟甲、鳖甲、生牡蛎、钩藤、阿胶育阴潜阳，平肝息风；枸杞子、熟地黄、生地黄、白芍、麦冬、麻仁滋补肝肾，养血润燥。

临证加减：肝风甚，肢体颤抖，眩晕较著，加天麻、全蝎、石决明；阴虚火旺，兼见五心烦热，躁动失眠，便秘溲赤，加黄柏、知母、牡丹皮、玄参；肢体麻木，拘急强直，加木瓜、僵蚕、地龙，重用白芍、甘草以舒筋缓急。

第六节 胆

【功能概述】

胆附于肝，其经脉属胆络肝，肝胆互为表里。胆的主要生理功能是主决断；贮藏和传送胆汁，泄注于胃肠，协助水谷的消化。

【与胆相关的脑病藏象与病理】

胆主决断，决断是决定与判断的意思。《素问·灵兰秘典论》曰："胆者，中正之官，决断出焉。"胆主决断，是指胆在人体精神活动中具有判断和决定的作用，胆主决断功能的正常发挥对防御和消除精神刺激的不良影响具有重要意义。胆气豪壮之人，勇于决断，防御和消除精神刺激的能力强，受不良精神刺激的影响较小，恢复也较快。胆气虚怯之人，则决断无权、优柔寡断、遇事善惊，受到不良精神刺激时，易出现惊惕恐惧等。

【辨证论治】

1. 辨证思路

脑病中胆的病变主要表现为胆虚证。清代李梴在《医学入门》中提出"心胆相通"理论，认为胆主决断要在心主神明的统领下才能进行，而心主神明的功能又需要胆的决断才能正常行使。若心气虚弱，必然影响胆主决断功能，令胆失中正，而见焦虑，紧张恐惧，胆小害怕；而胆气虚怯，则心气不足，无法"藏神"，令心神失养，则虚烦难寐，多梦易醒，终日惕惕而心悸。此外，因心气不足，胸中宗气运转无力，可见气短懒言；气虚卫表不固而见形寒，自汗；气虚血少而见面白，舌淡。

2. 辨病证

心胆气虚证主要见于情志病，如焦虑症、抑郁症、失眠、更年期综合征等。胆虚素质与不良情志刺激是其发病之因。素体胆虚之体，表现为体质羸弱，骨骼单薄，自主神经易兴奋，性格多不开朗，缺乏自信。突受惊吓伤及心胆之气，则使心虚胆怯，神魂不安。如《医学正传》云："因怒气伤肝，或因惊气入胆，母能令子虚……则心君亦为之不宁，故神明不安而怔忡惊悸之证作矣。"胆虚素质与不良情志刺激互为因果，胆虚素质明显者，稍遇精神刺激即可发病；胆虚素质不明显者，必须遭遇较强精神刺激才会发病。

（1）辨不寐

《太平圣惠方》云："胆虚不得睡者，是五脏虚邪之气，干淫于心，心有忧恚，伏气在胆，所以睡卧不安，心多惊悸，精神怯弱。盖心气忧伤，肝胆虚冷，致不得睡也。"胆气虚怯，则心气不足，心神失养，神不守舍而虚烦难寐。如《千金要方》言："胆虚寒，则恐畏头眩不能独卧。"

（2）辨郁证

郁证包括西医学的神经症等。胆虚证多见于恐惧症、焦虑症，及伴有焦虑的抑郁症和失眠。以心情紧张、焦虑不安、心慌不宁、多思善虑，甚则胆怯害怕、恐惧惊剔为主症，伴神疲、气短、自汗、面色无华，舌质淡，脉细弱。

3. 治疗原则

（1）益气镇惊，安神定志

胆虚者实为心气虚而胆怯，故胆虚之治，必心胆同治，益心气而壮胆气，此为治本。如《辨证录·怔忡门》云："心与胆为子母，补胆而兼补心者，子强而母自不弱也。"心主神明，心气虚则心失所养，心神浮越，神不安宁，宜宁心安神，此为治标。故以益气镇惊、安神定志为治疗原则。

（2）病证结合

根据神经症不同疾病的病机特点治疗。如恐惧症、焦虑症、强迫症重在镇静宁心；伴有焦虑的抑郁症，配合疏肝理气解郁；伴有焦虑的失眠，注重养心安神助眠；更年期综合征，兼顾滋养心肾。

4. 分证论治

心胆气虚证（见于焦虑症及伴有焦虑的抑郁症和失眠）

证候：失眠易惊，胆怯恐惧，遇事紧张，心慌不安；乏力，气短自汗；舌淡苔白，脉细或弱。

治法：益气镇惊，安神定志。

代表方：安神定志丸加减。本方益气镇惊安神，用于胆怯心悸之心胆气虚证。

常用药物：党参益心气，安精神；茯苓补中益气，宁心安神；茯神加强宁心安神之力；石菖蒲、远志涤痰开窍，安神定志；生龙齿镇心神，安魂魄；酸枣仁养心安神。

临证加减：素体胆小，体质弱，神疲乏力，少气懒言等气虚明显者，加人参、黄芪；胆虚恐惧，紧张不安，加生龙骨、生牡蛎、琥珀粉镇惊安神；兼有心脾两虚者，加黄芪、白术、龙眼肉、当归；兼有心肾阴虚者，加生地黄、天冬、麦冬、柏子仁、五味子；兼有肝郁，加醋柴胡、香附、绿梅花、郁金等；兼有痰热，心烦懊侬，胸闷脘痞，舌苔黄腻，加半夏、竹茹、枳实、陈皮、黄连。

第七节　大肠

【功能概述】

大肠居于腹中，上接小肠，下连肛门，与肺脏互为表里。其主要生理功能是传化糟粕与主津液。大肠接受小肠下传，吸收多余水液，形成粪便，并传送至大肠末端，有节制地排出体外，故大肠是"传导之官"；大肠吸收水液，燥化粪便，参与体内水液代谢，故大肠主津。

【与大肠相关的脑病藏象与病理】

1. 主传化糟粕

大肠吸收食物残渣中的水液，形成粪便并有度排出体外。大肠以通为用，泻而不藏，其传化糟粕功能是对小肠泌别清浊功能的承接。若大肠传化功能失司，体内糟粕蓄积，腑气不通，浊气不降而上逆，上扰清明，损伤脑髓，可导致发狂、中风、痉厥、窍闭神昏等脑病。

2. 大肠主津

大肠吸收水液，燥化粪便，参与体内水液代谢，故大肠主津。若大肠主津功能失常，水液不得吸收，水与糟粕俱下，气随津脱，可导致阴阳气不相顺接，发为脱证昏昧；大肠津亏，肠道失润，大便秘结，浊气上扰，可导致头昏眩晕、头痛等脑病，甚则发狂、窍闭神昏。

【辨证论治】

1. 辨证思路

脑病相关之大肠病证以邪热实证为主，应辨其燥热、痰热、瘀热之不同。脑病各种邪实窍闭证常与腑实有关。因肠结腑实，浊气上逆，扰乱神明，而见中风、狂证、痉证等脑病邪实窍闭证。

2. 辨病证

大肠传化失常，体内糟粕蓄积，浊气不降反逆，上扰清明，脑主神明失职，常见中风闭证、狂证、痉证等。

（1）辨中风和神昏

大肠病变可诱发或加重中风、神昏等，表现为中脏腑邪实窍闭之腑实证。因浊气壅结，上扰清明，故见神昧不清；阳明热盛，热与糟粕充斥肠道，结而不通，故见大便秘结，腹部胀满、按之疼痛；阳明腑实内结，循经弥漫于颜面、肌肤，故面赤、身热；腑气不通，浊气不得下泄而上逆，故见口秽；阳明热结，耗伤阴津，见舌质红而干。

（2）辨狂证

嗜食肥甘厚味或嗜烟酒，湿热蕴结肠腑，腑气不通，腑热上冲，清窍被扰，神明失用。症见突发狂乱无知，骂詈号叫，不避亲疏，逾垣上屋，或毁物伤人；伴有两目怒视，面红目赤，大便燥结，舌苔黄燥。

（3）辨痉证

表邪化热入里，内传阳明肠腑，阳明热结，腑气不通，症见腹胀便秘；阳明里热炽盛，热盛伤津，筋脉失养，发为痉证，症见项背强直，口噤不开，甚则角弓反张。

3. 治疗原则

（1）通腑泻实

大肠以通为用，泻而不藏，治疗当以通腑泻实为主。根据肠腑燥热、痰热、瘀热的不同，分别采用通腑泻热、清热化痰通腑、凉血通瘀法。

（2）病证结合

中风合以息风化痰；神昏合以开窍醒脑；癫狂合以豁痰化瘀、调畅气血；痉证合以增液止痉。

4.分证论治

（1）**热结腑实（见于中风闭证、狂证、痉证）**

证候：神识不清，大便干结，腹胀或满或痛，小便短赤，身热心烦，口干、口臭、口秽；舌红，苔黄燥，脉沉实。

治法：通腑泻热。

代表方：大承气汤、小承气汤、调胃承气汤加减。大承气汤峻下热结，小承气汤清下热结，调胃承气汤缓下热结。临证根据腑实轻重选方用药。

常用药物：大黄、芒硝通腑泻热软坚；枳实、厚朴行气消痞散满；黄连、黄芩清热泻火。

临证加减：腑热上扰，神昏窍闭，另鼻饲安宫牛黄丸，通下与开窍并进；风动肢摇，肢体强痉，加钩藤、地龙、僵蚕、生石决明；热盛伤津，加知母、麦冬、玄参。

（2）**痰热腑实（见于中风闭证、狂证、痉证）**

证候：神识昏蒙，身热气粗，躁扰不安；喉中痰鸣有声，口多痰涎，腹胀便秘，口干、口黏；舌红，苔黄浊腻，脉弦滑。

治法：清热化痰通腑。

代表方：星蒌承气汤。本方通腑泻热，理气化痰；用于痰热腑实热结证。

常用药物：胆南星、全瓜蒌、天竺黄、竹沥清化痰热；大黄、芒硝通腑泻热；郁金、菖蒲化痰开窍。

临证加减：腹胀腹满，加枳实、厚朴；热象明显，加山栀、黄芩；痰阻气道，喉中痰声辘辘，痰涌气憋，另服猴枣散；年老体弱津亏，加生地黄、玄参、麦冬。

（3）**瘀热腑实（见于中风闭证、狂证、痉证）**

证候：神识昏蒙，或躁扰不宁，身热，腹满腹痛拒按，便秘；身热夜甚，或烦热、烘热、潮热；或见吐血、黑便，面唇暗红或深紫；舌质红绛或暗紫，苔黄燥，脉弦数或结。

治法：凉血通瘀。

代表方：凉血通瘀方。本方为国医大师周仲瑛的经验方，由犀角地黄汤、桃仁承气汤加减而成。功效通腑泻热，凉血散瘀；用于瘀热腑实证。

常用药物：大黄通腑泻热逐瘀；水牛角清热凉血；生地黄滋阴凉血清热；赤芍、牡丹皮凉血活血；石菖蒲开窍豁痰。

临证加减：大便秘结难解，加芒硝、枳实、厚朴，倍用大黄，以下为度；瘀血阻滞，加桃仁、三七、川牛膝、丹参。

各　论

第一章　中风

【概说】

中风是以突然昏仆，不省人事，口眼㖞斜，半身不遂，轻者不经昏仆，仅以口眼㖞斜、半身不遂、语言謇涩为主症的一类疾病。多发于中年以上，好发于冬春季节，是临床上常见的一种急危重病。因本病发生突然，起病急骤，亦称为"卒中"。有神志不清者，称为"仆击""大厥""薄厥"；仅有肢体症状而神志清楚者，称为"偏枯""偏风""身偏不用""风痱"等。

本病相当于西医学的急性脑血管疾病，是一组突然起病的脑血液循环障碍性疾病，表现为急性起病、迅速出现局限性神经功能缺失症状和体征，甚至伴发意识障碍。根据病理，本病可分为缺血性中风和出血性中风两大类。前者包括短暂性脑缺血发作、脑血栓形成、腔隙性脑梗死、脑栓塞等，后者包括脑出血、蛛网膜下腔出血等，二者均可参照本章节病证结合论治。

【中风常见疾病概述】

各种急性脑血管病的发病原因及危险因素具有一定的共性，与脑或全身性血管病变、心脏病、血流动力学改变及血液病、血液流变学改变密切相关，其中某种疾病的病因可以是单一的，亦可由多种病因联合所致。危险因素包括不可干预的年龄、性别、种族、遗传等；可干预因素包括高血压、心脏病、糖尿病、血脂异常、高同型半胱氨酸血症、吸烟、酗酒、肥胖、无症状性颈动脉狭窄、口服避孕药、情绪激动、抗凝治疗等。

各种急性脑血管病的病变性质不同，其发病机制、临床特征、治疗方案、病程进展、疗程与预后转归等亦不相同。

1. 缺血性中风

缺血性中风是指由于脑的供血动脉（颈动脉系统和椎-基底动脉系统）狭窄或闭塞，脑供血不足导致脑组织缺血、缺氧甚至坏死，产生相应临床综合征的脑血管疾病的总称。

（1）短暂性脑缺血发作（TIA）

这是指由于微栓塞、脑血管痉挛、狭窄或受压等因素，造成脑动脉一过性或短暂性供血障碍，导致相应供血区局灶性神经功能缺损或视网膜障碍。症状持续时间为数分钟到数小时，24小时内完全恢复，可反复发作，不遗留任何神经功能缺损症状和体征，通常称为"小中风"或"中风先兆"。本病好发于50～70岁人群，男性多于女性。临床表现根据累及血管不同而不同，颈内动脉系统TIA主要表现为对侧单肢或偏身发作性麻木或轻瘫、眼动脉交叉瘫等。椎-基底动脉系统TIA常见眩晕、头昏眼花、走路不稳等含糊症状，严重者构音障碍、吞咽困难、共济失调、恶心呕吐、猝倒发生。数字减影血管造影（DSA）、磁共振动脉成像（MRA）或彩色多普勒超声（TCD）可见血管狭窄、动脉粥样硬化斑。

多数患者就诊时，临床症状已经消失，诊断主要依靠病史。治疗主要有抗血小板聚集，如阿司匹林、氯吡格雷、双嘧达莫等；抗凝治疗，如肝素、低分子肝素、华法林、新型口服抗凝药等；病因治疗，不同病因的患者预后不同。本病可进展为脑梗死，应予足够重视，及早防治。总体而言，未经治疗的患者，进展为脑梗死或反复发作或自行缓解的比例各占 1/3，建议进行长期二级预防治疗。

（2）脑梗死

这是由于颅内、外动脉发生闭塞性病变而未能获得及时、充分的侧支循环，导致脑组织缺血缺氧性坏死，出现相应神经功能缺损。根据发病机制及病理性质，分为脑血栓形成、腔隙性脑梗死、脑栓塞。

1）脑血栓形成：又称动脉粥样硬化性血栓性脑梗死，是脑梗死中最常见的类型。它是在脑动脉粥样硬化等引起血管壁病变基础上，管腔狭窄、闭塞或有血栓形成，造成局部脑组织因血液供应中断而发生缺血、缺氧性坏死，引起相应的神经系统症状和体征。中老年患者多见，常在安静或休息状态下发病，部分患者病前有肢体无力及麻木、眩晕等 TIA 前驱症状。根据血栓形成部位不同，出现相应的神经系统局灶性症状和体征，常见偏瘫、偏身感觉障碍、偏盲，或有吞咽困难、饮水呛咳、失语、失明等。患者一般意识清楚，但基底动脉血栓或大面积脑梗死时，病情严重，可出现意识障碍，甚至有脑疝形成，最终导致死亡。影像学检查是本病最常用的诊断手段，脑梗死发病后 24 小时内，头颅 CT 一般无影像学改变；发病 24 小时后，梗死区出现低密度病灶。头颅 MRI 能够发现 CT 不易发现的脑干、小脑梗死及小灶梗死，发病后数小时即可显示 T1 低信号、T2 高信号的病变区域。功能 MRI，如弥散加权成像（DWI）和灌注加权成像（PWI），在发病后数分钟即可检测到缺血性改变，而且能够判断核心梗死和缺血半暗带，为超早期溶栓治疗提供依据。血管造影，如 DSA、CTA 和 MRA 可以显示脑部大动脉的狭窄、闭塞和其他血管病变。TCD 检查可以评估颅内外血管狭窄、闭塞、血管痉挛或侧支循环。SPECT（单光子发射计算机体层摄影）和 PET（正电子发射体层摄影）能在发病后数分钟显示脑梗死的部位和局部脑血流的变化，通过对脑血流量的测定，识别缺血半暗带，指导溶栓治疗并判定预后。

本病治疗分为急性期和恢复期。急性期治疗在对症处理及预防并发症基础上，采用溶解血栓和脑保护措施。急性期时间窗内（发病后 4.5～6 小时）治疗通过溶栓和机械取栓快速血管开通，溶栓药物有组织型纤溶酶原激活剂（rt-PA）和尿激酶（UK）。机械取栓是近年来急性缺血性脑卒中最重要的治疗进展，可显著改善急性大动脉闭塞型缺血性卒中患者的预后。非时间窗内的急性期溶解血栓治疗，包括抗血小板聚集（阿司匹林、氯吡格雷、双嘧达莫等）、抗凝（肝素、低分子肝素、华法林、达比加群等新型抗凝药）、降纤（巴曲酶、降纤酶、安克洛酶）等。脑保护治疗，包括神经保护剂（胞二磷胆碱、依达拉奉、丁苯酞等）和亚低温治疗。恢复期尽早进行康复治疗，并启动脑血管病二级预防治疗，包括抗血小板聚集、他汀药物治疗，并针对脑卒中危险因素，控制血压、血糖，改善生活习惯、禁烟限酒等。本病急性期病死率为 5%～15%，存活患者中的致残率约为 50%，预后欠佳。影响预后的因素较多，如患者年龄、卒中的病因、病情的轻重、神经功能缺损的严重程度、治疗的规范性等。

2）腔隙性脑梗死：指大脑半球或脑干深部的小穿通动脉，血管壁发生病变，导致管腔闭塞，形成小梗死灶，约占脑梗死的 20%。常见发病部位在壳核、尾状核、内囊、丘脑及桥脑等。病因主要为高血压引起的脑部小动脉玻璃样变、动脉硬化性病变及纤维素样坏死等。部分患者有糖尿病病史，发生小血管病变。病变血管是直径 $100 \sim 200\mu m$ 的深穿支，多为终末动脉，血管壁病变引起管腔狭窄，当有血栓形成或微栓子脱落堵塞血管时，由于侧支循环差，从而发生缺血性梗死。本病多见于中老年人，多为急性发病，部分呈渐进性或亚急性起病，多数是行相关检查证实。有临床症状者表现多样，可有 20 种以上临床综合征，较常见的有 4 种：最常见纯运动性轻偏瘫，仅表现为对侧肢体及面部瘫痪；其次有构音障碍 - 手笨拙综合征，表现为构音障碍、吞咽困难、病变对侧面瘫、手轻度无力及精细动作障碍；纯感觉性卒中，表现为偏身感觉障碍，可伴有感觉异常；共济失调性轻偏瘫，表现为偏瘫，伴肢体共济失调，下肢重于上肢。本病常反复发作，引起多发性腔隙性脑梗死，称为"腔隙状态"，常累及双侧皮质脊髓束和皮质脑干束，出现假性球麻痹、痴呆、帕金森综合征等。头颅 CT 检查，可见深穿支供血区单个或多个直径 $2 \sim 15mm$ 低密度改变病灶，边界清晰，无占位效应；增强时，可见轻度斑片状强化，以基底节、皮质下白质和内囊多见。MRI 显示腔隙病灶呈 T1 等信号或低信号、T2 高信号，DWI 阳性率几乎可达 100%，并可清晰显示脑干病灶。

本病的治疗和动脉粥样硬化性血栓性脑梗死类似，预后良好，往往无明显后遗症状。但易反复发作，导致腔隙状态，从而出现相关临床症状，故进行长期积极规范的二级预防至关重要。

3）脑栓塞：是指各种栓子随血流进入脑动脉，使血管腔急性闭塞引起相应供血区脑组织缺血坏死，出现局灶性神经功能缺损。由栓塞造成的脑梗死，也称为栓塞性脑梗死，占脑梗死的 15% ~ 20%。脑栓塞按栓子来源可以分为三类：①心源性脑栓塞最为常见，常见心脏疾病有心房颤动、心脏瓣膜病、感染性心内膜炎、心肌梗死等。②非心源性脑栓塞，包括颅外动脉的动脉粥样硬化斑块破裂后的粥样物、损伤动脉壁上的附壁血栓，以及脂肪滴、空气、肿瘤细胞、寄生虫卵和异物等。③其他不明来源的栓子，脑栓塞可发生于脑的任何部位，因左侧颈总动脉直接起源于主动脉弓，故以左侧大脑中动脉为多。脑栓塞常突然阻塞动脉，易引起痉挛，且短时间内不能建立侧支循环，故往往较同一动脉的血栓形成病变范围更大、病情更严重。本病任何年龄均可发病，多有风湿性心脏病、心房颤动及大动脉粥样硬化病史，一般无明显诱因，也很少有前驱症状，多在活动中突然发病，常在数秒钟或数分钟内达到高峰。起病后多数患者有意识障碍，但持续时间常较短。当颅内大动脉或椎 - 基底动脉栓塞时，可发生严重脑水肿、颅内压增高、昏迷及抽搐，病情危重。局限性神经缺失症状与栓塞动脉供血区的功能相对应，约 80% 累及颈内动脉系统，约 20% 发生在椎 - 基底动脉系统。头颅 CT 及 MRI 检查可显示脑栓塞的部位和范围。心电图检查可发现心源性病变的证据，超声心动图检查可证实心源性栓子的存在。颈动脉超声检查，可发现颈动脉管腔狭窄、血流及颈动脉斑块。

脑栓塞的治疗和血栓性脑梗死相同，但急性期时间窗内的机械取栓能够更好地改善预后。心源性栓塞优先选择抗凝治疗，有抗凝禁忌时可选择抗血小板治疗。同时针对栓子来源治疗原发病，防止复发。本病急性期病死率为 5%～15%；若发生大面积脑梗死，易并发脑水肿、脑疝、肺炎和心力衰竭等，死亡率极高。存活的脑栓塞患者多遗留严重的后遗症。如栓子来源不能消除，多数患者可能复发，10%～20% 可在 10 天内发生第二次栓塞，复发者病死率更高，故应尽早进行预防性治疗。

2. 出血性中风

（1）脑出血

这是指脑实质内的出血，亦称原发性或自发性脑出血，是由脑内血管病变自行破裂而引起的出血，占全部脑卒中的 20%。脑出血常发于 50～70 岁人群，男性略多，冬春季多发，70% 的患者有高血压病史。多在活动或情绪激动时起病，少数可有头晕、肢麻等前驱症状。典型症状是病灶侧凝视（头和眼转向出血病灶）和三偏（偏瘫、偏身感觉障碍、偏盲），数分钟到数小时达高峰。重症者突发剧烈头痛、呕吐、肢体瘫痪、意识障碍。头颅 CT 是确诊脑出血的首选检查，发病即可显示均匀高密度、边界清楚的新鲜血肿，血肿被吸收后显示低密度影。

脑出血急性期治疗，主要采取脱水降颅压，减轻脑水肿，控制血压，对症处理，防治并发症等措施。出血量较大危及生命时，可考虑外科手术治疗。脑出血发病后 30 天内，病死率为 35%～52%，半数以上发生于 2 天内。脑水肿、颅内压增高和脑疝形成是致死的主要原因。脑干、丘脑和大量脑室出血预后较差，部分患者可恢复生活和工作。

（2）蛛网膜下腔出血

蛛网膜下腔出血是指脑底部或表面血管破裂，血液流入蛛网膜下腔引起的脑卒中，又称为原发性蛛网膜下腔出血，占所有脑卒中的 5%～10%。颅内动脉瘤、脑血管畸形、抗凝治疗失当等是常见原因。颅内动脉瘤破裂的危险因素有吸烟、高血压、过量饮酒，以及既往有动脉瘤破裂病史、动脉瘤体积较大、多发性动脉瘤等。本病任何年龄均可发生，血管畸形所致者多见于青少年。发病前多有明显诱因，如剧烈运动、过劳、激动、用力排便、咳嗽、饮酒等。轻者可无明显症状、体征，重者突然昏迷并在短期内死亡。典型临床表现为突发剧烈头痛、呕吐、脑膜刺激征及血性脑脊液，有时脑膜刺激征是唯一的临床表现。头颅 CT 是确诊的首选诊断方法，DSA 可确定动脉瘤位置，显示血管解剖行程、侧支循环和血管痉挛等情况。

本病治疗原则为降低颅内压，防止再出血、血管痉挛及脑积水等并发症。总体而言，本病预后不佳，约 10% 的患者在接受治疗前死亡，30 天内病死率约为 25%，再出血的病死率约为 50%。影响预后的最重要因素是发病后出现意识障碍的时间间隔，发病后即昏迷者的病死率极高。

【病因病机】

本病发生多是在内伤积损基础上，复因劳逸失度、情志刺激、饮酒饱食或触冒外邪等诱发，引起脏腑阴阳失调，血随气逆，肝阳暴亢，内风旋动，夹痰夹火，横窜经脉，蒙蔽神窍，从而发生猝然昏仆、半身不遂诸症。

1.病因

（1）年老积损

《素问·阴阳应象大论》云："年四十，而阴气自半也，起居衰矣。"年老体质日渐衰弱，或久患高血压、糖尿病、高脂血症、动脉硬化等疾病，肝肾亏虚或气血亏损。肝肾亏虚则阴不制阳，肝风内动夹痰浊、瘀血上扰脑窍，横窜经脉；气虚则运血无力，血流不畅，而致脑脉瘀滞。正如《景岳全书·非风》所说："卒倒多由昏愦，本皆内伤积损颓败而然。"年老体弱、积损正衰是各种脑血管病的主要发病基础。

（2）劳倦内伤

烦劳过度，耗气伤阴，令阳气升涨，气火俱浮，引动风阳，内风旋动；或因纵欲过度，房劳不节，汲伤肾水，水不制火，则阳亢风动。因肝阳暴张，血气上涌骤然而中风者，病情多重，常是脑出血、脑栓塞、脑血栓急性发作的主要病因和发病因素。

（3）饮食不节

《素问·通评虚实论》云："仆击、偏枯……肥贵人，则高粱之疾也。"嗜食肥甘醇酒、辛香炙煿之品，损伤脾胃，脾失运化，痰浊内生；或逸多劳少，形体肥胖，气虚而多湿多痰。痰湿内盛，久郁化热，痰热生风，上蒙脑窍，横窜经络，发为中风。此即《丹溪心法·中风》所谓"湿土生痰，痰生热，热生风也"，是腔隙性脑梗死、脑血栓形成、脑出血等脑血管病的常见病因。

（4）情志所伤

忧郁不遂，或长期精神紧张等，令肝失条达，气机郁滞，血行瘀滞；或肝郁克脾，痰浊内生；或肝郁化火，烁津成痰，携风阳窜扰脑窍脉络，发为本病。暴怒令肝阳暴张，或心火暴盛，风火相煽，血随气逆，上冲犯脑。常是脑出血、蛛网膜下腔出血的主要诱因；尤其是素体阳盛或心肝火旺之青壮年，骤遇怫郁而阳亢化风，以致猝然发病。

（5）外风侵袭

唐宋以前医家认为，中风由感受外风而发生。如《素问·风论》曰："风之伤人也……或为偏枯。"隋代巢元方曰："风偏枯者，由血气偏虚，则腠理开，受于风湿。"气血不足，脉络空虚，尤其在气候突变之际，风邪乘虚入中，令气血痹阻；或形盛气衰，痰湿素盛，外风引动痰湿，闭阻经络，而致喝僻不遂。外风侵袭常是发生中风的诱发因素。

2.病机

（1）病位在心脑，与肝肾密切相关

神明为心脑所主，如《素问·脉要精微论》曰："头者，精明之府。"李时珍《本草纲目》曰："脑为元神之府。"精明、元神主宰精神意识、思维活动，中风之猝然昏倒、不省人事，病位在心脑。

病理基础为肝肾阴虚，因肝肾之阴下虚，则肝阳易于上亢，复加饮食起居不当、情志

刺激等，令阳气升涨，气血上冲于脑，神窍闭阻而猝然昏仆。

（2）病理因素为风、火、痰、瘀

肝肾阴虚，阳亢化火生风，或五志化火动风；脾失健运，痰浊内生，或火热炼液为痰；暴怒血菀于上，或气虚无力推动而致瘀血停滞。风、火、痰、瘀之间可互相影响或兼见同病，如风火相煽、痰瘀互结等，甚则风阳痰火与气血阻于脑窍，横窜经络，出现昏仆、失语、喎僻不遂。

（3）病理性质多属本虚标实

本虚为肝肾阴虚，气血衰少；标实为风、火、痰、瘀内生，气血逆乱。发病之初，邪气鸱张，风阳痰火炽盛，气血上菀，以标实为主。如病情剧变，病邪独盛，正气急速溃败，可以正虚为主，甚则出现正气虚脱。后期因正气未复而邪气独留，虚实夹杂，而有后遗症。

（4）基本病机为阴阳失调，气血逆乱于脑，有中经络和中脏腑之别

本病是在肝肾或气血亏虚，风、火、痰、瘀内生之本虚标实基础上，复加烦劳、恼怒、醉酒饱食、排便用力等诱因，令脏腑阴阳失调，气血逆乱于脑，致脑脉痹阻（缺血性）或血溢脑脉之外（出血性）。

由于病位浅深、病情轻重不同，本病有中经络和中脏腑之别。轻者中经络，重者中脏腑。肝风夹痰，横窜经络，血脉瘀阻，气血不能濡养肢体，则见半身不遂、口眼喎斜之中经络证，不伴神志障碍；若风阳痰火蒙蔽神窍，络损血溢或瘀阻脑络，则见猝然昏倒，不省人事之中脏腑重症。

中脏腑因邪正虚实的不同，有闭脱之分及由闭转脱的演变。闭证之中腑者喎僻不遂，神志欠清，大便不通；中脏者，昏仆不省人事，肢体拘急。因于痰火瘀热者，为阳闭；因于痰浊瘀阻者，为阴闭。若风阳痰火炽盛，进一步耗灼阴精，阴虚及阳，阴竭阳亡，阴阳离决，则出现脱证，表现为口开目合、手撒肢冷、气息微弱等虚脱症状。

（5）恢复期因气血失调，血脉不畅而后遗经络形证

中脏腑者病情危重，若经积极救治，往往可脱离危险，神志渐趋清醒。但因肝肾阴精气血亏损未复，风、痰、瘀之邪留滞经络，令气血运行不畅，而仍留有半身不遂、口喎或不语等后遗症，一般恢复较难。

【辨证辨病治疗】

1. 辨证思路

（1）辨中经络与中脏腑

中经络者，病位较浅，病情较轻。临床表现为半身不遂，口眼喎斜，舌强语謇而神志清醒。中脏腑者，病位较深，病情较重，可见神志障碍。它们的鉴别要点是神志清与不清。

（2）中脏腑辨闭证与脱证

① 闭证：属实，骤起。表现为突然昏仆，不省人事，牙关紧闭，口噤不开，两目直

视或斜视，两手握固或拘急，二便闭。其中兼有身热面赤、气粗鼻鼾、痰声曳锯、便干溲黄、舌苔黄腻、脉弦滑有力等瘀热痰火之象者，为阳闭；兼有面白唇紫、痰涎壅盛、四肢不温、舌苔白腻、脉沉滑等寒湿痰浊之征者，为阴闭。

②脱证：属虚，多由闭证恶化转变而成。表现为目合口开，面色苍白，气息低微，鼻鼾，手撒肢瘫，身无热，汗出肢冷，二便自遗，舌痿，脉细微欲绝等。

临床还需辨别虚实夹杂之内闭外脱。

（3）辨病期

中风病期，可以分为急性期、恢复期、后遗症期三个阶段。急性期，是指发病后2周内，中脏腑可至1个月；恢复期，是指发病2周或1个月至半年以内；后遗症期，是指发病半年以上。

2. 治疗原则

（1）基本治则为补虚泻实

本病病理性质总属本虚标实，临证治疗当以补虚泻实为原则。急性期以泻实治标为主，中经络治以平肝息风、化痰祛瘀通络；中腑者治当通腑泄热；中脏闭证当息风清火、豁痰通腑开窍，脱证急宜救阴回阳固脱，内闭外脱则醒神开窍与扶正固脱兼用。恢复期或后遗症期多属虚实夹杂，治宜兼顾虚实、扶正祛邪，合用平肝息风、化痰祛瘀，与滋养肝肾、益气养血法。

（2）正确使用通下法

中脏腑者，因风阳痰火炽盛，邪热搏结，腑气不通，内闭神机，出现腹满、便秘、小溲不通、苔黄腻、脉弦实有力等腑实证，应及时使用通腑泄热法，有助于邪从下泄。但正虚明显，元气欲脱者忌用。

（3）病证结合辨治

①腔隙性脑梗死、短暂性脑缺血发作从肾虚阳亢论治。腔隙性脑梗死，以及短暂性脑缺血发作，尤其是后循环缺血，多见于老年人，眩晕是其常见症状或首发症状。临床表现为头昏晕或眩晕，甚则视物旋转；伴有腿软，头重脚轻，行走不稳，如踩棉花，反复发作。病理属性上实下虚，以肾虚阳亢为主要病机，常用滋阴补肾、平肝潜阳法治疗。

②脑出血、大面积脑梗死、蛛网膜下腔出血从瘀热阻窍论治。出血性卒中急性期及大面积脑梗死，病情深重，多以瘀热阻窍为中心病理环节，血分瘀热的深重，直接影响瘀热阻窍的轻浅。血分瘀热不重者，脑络轻度破损，出血量较少，未及要害中枢，则瘀热阻窍的证候轻而不典型，多无神志及腑实证候；血分瘀热较重者，则脑络破损亦著，脑部中等量出血或涉及重要中枢，瘀热阻窍证候较显著而症状典型，表现为神昏躁扰，半身不遂，舌强语謇，腹胀硬满，大便秘结，身热面赤，舌红绛或紫，苔黄燥，脉弦滑数等；血分瘀热极盛，则脑络破损严重，出血量大，侵害生命中枢，则窍闭之征更为显著，症见意识昏迷，失去反应，丧失知觉，变证百出，演变迅速，常发生"中脏"重症，危及生命。治以凉血通瘀法，即凉血化瘀、通腑泄热。

3. 分期分型治疗

（1）急性期

1）中经络

① 风痰入络证（多见于腔隙性脑梗死、轻型卒中）

证候：平素头昏晕，手足麻木，突发口眼㖞斜，口角流涎，舌强言謇，半身不遂，或手足拘挛。舌苔薄白，脉弦滑。

治法：平肝息风，化痰通络。

代表方：牵正散合导痰汤加减。两方均可化痰。牵正散又能祛风止痉，用于风痰中络，口眼㖞斜，口角抽动；导痰汤行气豁痰，用于痰壅气闭，流涎语謇等。

常用药物：天麻、钩藤、白蒺藜、菊花平肝息风；半夏、陈皮、胆星理气化痰；白附子、僵蚕、全蝎、地龙搜风涤痰通络。

临证加减：血虚络空，风邪入中，肢体重滞不利，加秦艽、羌活、防风祛风，当归、鸡血藤养血和络；痰瘀交阻，舌有紫点者，加丹参、桃仁、红花、赤芍活血化瘀；风痰阻于舌窍，语言不清，加菖蒲、远志祛痰宣窍。

② 风阳上扰证（多见于伴有高血压的脑卒中）

证候：常感眩晕头痛，血压升高，耳鸣面赤，腰腿酸软；突发口眼㖞斜，语言謇涩，半身不遂。舌质红，苔薄黄，脉弦细数或弦滑。

治法：镇肝息风，育阴潜阳。

代表方：镇肝息风汤加减。用于肝肾亏虚、风阳上扰之中风。

常用药物：生龙骨、生牡蛎、代赭石、龟甲、石决明、珍珠母镇肝潜阳；天麻、钩藤、菊花平肝息风；白芍、首乌、玄参养阴柔肝；川牛膝引血下行。

临证加减：痰热盛，苔黄腻，加胆星、竹沥、川贝母；心烦燥热，加黄芩、山栀；痰蒙心窍，语言不清，呆滞，加菖蒲、远志、天竺黄。

2）中脏腑

① 闭证：突然昏仆，不省人事，牙关紧闭，口噤不开，两手握固，肢体偏瘫，拘急，抽搐。由于有痰火和痰浊内闭之不同，故有阳闭、阴闭之分。

a. 阳闭（多见于大面积脑梗死、脑出血及蛛网膜下腔出血）

证候：除闭证主要症状外，兼见面红气粗、躁动不安。舌质偏红，苔黄，脉弦滑有力。

治法：息风清火，豁痰开窍。

代表方：羚角钩藤汤加减。用于风阳上扰，蒙蔽清窍之中风。另可服至宝丹或安宫牛黄丸以清心开窍。

常用药物：羚羊角（或山羊角）、钩藤、珍珠母、石决明平肝息风；胆星、竹沥半夏、天竺黄、黄连清热化痰；菖蒲、郁金化痰开窍。

临证加减：痰阻气道，喉间痰鸣者，加竹沥水、猴枣散豁痰镇惊；面红目赤，脉弦者，加龙胆草、夏枯草、黄芩清肝泻火；腑实热结者，加服礞石滚痰丸。

b. 阴闭（多见于大面积脑梗死偏于痰湿者）

证候：除闭证主症外，兼见面白唇紫或暗，四肢不温，静而不烦。苔白腻滑，脉沉滑。

治法：息风，豁痰，开窍。

代表方：涤痰汤加减。本方用于痰浊闭窍之中风。可另服苏合香丸辛香理气，宣郁化浊，温通开窍。

常用药物：半夏、茯苓、橘红、竹茹化痰；郁金、菖蒲、胆星豁痰开窍；天麻、钩藤、僵蚕息风化痰。

临证加减：寒痰内闭，四肢厥冷，配制附子、桂枝；呼吸不畅，加沉香、青皮、苏子行气；寒痰伤阳，面苍肢冷，脉沉，加人参、制附子温阳。

② 脱证（多见于老年体弱之大面积脑梗死、出血性卒中起病即表现为意识障碍者，或突然病情恶化、危及生命者）

证候：突然昏仆，不省人事，面色苍白；目合口开，鼻鼾息微，手撒，遗尿，汗出肢冷。舌萎缩，脉沉细微欲绝或浮大无根。

治法：回阳救阴，益气固脱。

代表方：参附汤合生脉散加味。参附汤用于阳气衰微，汗出肢冷欲脱；生脉散用于津气耗竭。两方合用，功能益气回阳、救阴固脱，主治阴竭阳亡之证。

常用药物：人参、制附子补气回阳；麦冬、五味子滋阴敛阳。

临证加减：气阴两伤，加玉竹、黄精；阴不敛阳，汗多气促，加龙骨、牡蛎、山萸肉；神识昏昧，加郁金、石菖蒲化痰开窍；并可用生脉注射液或参附注射液静脉滴注。若内闭外脱，则应开闭固脱并施，因痰火内闭而致亡阴者，参照凉开法；痰浊内闭而致亡阳者，参照温开法。

（2）恢复期

脑卒中急性阶段经抢救治疗，神志渐清，痰火渐平，饮食稍进，渐入恢复期，但后遗症有半身不遂、口㖞、语言謇涩或失音等。针灸与药物治疗并进，可以提高疗效。

① 风痰瘀阻证

证候：口眼㖞斜，舌强语謇或失语，半身不遂，肢体麻木。舌暗紫，苔滑腻，脉弦滑。

治法：搜风化痰，行瘀通络。

代表方：《医学心悟》解语丹加减。本方用于风痰瘀阻，舌强不语之证。

常用药物：天麻平肝息风；白附子、僵蚕、全蝎搜风化痰通络；远志、菖蒲、胆星、天竺黄化痰开窍；豨莶草、桑枝、鸡血藤、丹参、红花祛风活血通络。

② 气虚络瘀证

证候：偏枯不用，肢软瘫软无力，面色无华。舌质淡紫或有瘀斑，苔薄白，脉细涩或细弱。

治法：益气养血，化瘀通络。

代表方：补阳还五汤加减。适用于中风恢复阶段，气虚血滞而无风阳痰热表现之半身不遂。

常用药物：黄芪大补元气，养血活血；桃仁、红花、当归、川芎、赤芍、地龙、鸡血藤养血化瘀通脉；川牛膝活血通络，引血下行。

临证加减：气虚明显，加红参须；肢冷，加桂枝、肉桂温通经脉；腰膝酸软，加桑寄生、杜仲、川续断补肾壮腰；头眩肢麻，配天麻、豨莶草息风通络。

③肝肾亏虚证

证候：半身不遂，患肢僵硬拘挛变形，舌强不语，或偏瘫、肢体肌肉萎缩。舌红，脉细，或舌淡红，脉沉细。

治法：滋养肝肾。

代表方：左归丸、地黄饮子加减。左归丸用于精血不足，筋脉失荣，肢体不用；地黄饮子用于下元虚衰，虚火上炎，痰浊上泛所致之舌强不语、足废不用等。

常用药物：地黄、首乌、枸杞、山萸肉补肾益精；麦冬、石斛养阴生津；当归、鸡血藤养血和络。

临证加减：腰酸腿软，加杜仲、桑寄生、怀牛膝补肾壮腰；肾阳虚，加巴戟天、苁蓉补肾益精，附子、肉桂引火归原；夹有痰浊，加菖蒲、远志、茯苓化痰开窍。

4.常用中成药

（1）脉络宁注射液

功能与主治：清热养阴，活血化瘀。适用于缺血性中风急性期及恢复期表现为血瘀兼有阴伤者。

用法与用量：静脉滴注。20 ～ 30mL 加入 5% 葡萄糖液或生理盐水 250 ～ 500mL，每日 1 次。

（2）疏血通注射液

功能与主治：活血化瘀，通经活络。用于瘀血阻络所致的缺血性中风中经络急性期，症见半身不遂、口舌㖞斜、语言謇涩等。

用法与用量：静脉滴注。每次 6mL 加入生理盐水或 5% 葡萄糖液 250mL，每日 1 次。

（3）醒脑静注射液

功能与主治：醒神止痉，清热凉血，行气活血。用于脑梗死急性期，神志不清者尤佳。

用法与用量：静脉滴注。10 ～ 20mL 加入 5% 葡萄糖液或生理盐水 250 ～ 500mL，每日 1 次。

（4）三七总苷注射液

功能与主治：活血祛瘀，通脉活络。适用于中风后遗症期。

用法与用量：静脉滴注。200 ～ 400mg 加入 5% 葡萄糖液或生理盐水 250 ～ 500mL，每日 1 次。

（5）安宫牛黄丸

功能与主治：清热解毒，镇惊开窍。适用于热病，邪入心包，高热惊厥，神昏谵语及中风神志模糊者。

用法与用量：灌服或鼻饲。每次 0.5 ～ 1 丸，温水化开，每日 2 次，醒后即停服。

（6）华佗再造丸

功能与主治：活血化瘀，化痰通络，行气止痛。用于中风后遗症，瘀血或痰湿闭阻经络之瘫痪、拘挛麻木、口眼㖞斜、言语不清等。

用法与用量：口服。每次 4 ～ 8g，每日 2 ～ 3 次。重症每次 8 ～ 16g。

（7）脑血栓片

功能与主治：活血化瘀，醒脑通络，潜阳息风。用于因瘀血、肝阳上亢出现之中风先兆，如肢体麻木、头晕目眩等；脑血栓形成出现的中风不语、口眼㖞斜、半身不遂等症。

用法与用量：口服。每次 6 片，每日 3 次。

【预后转归】

李东垣《医学发明》云："中血脉则口眼㖞斜……中腑则肢废，中脏则性命危急。"本病的预后因证而异，与患者体质的强弱、正气的盛衰、病情的轻重，以及诊疗是否准确及时、养护是否得当等有关。短暂性脑缺血发作及腔隙性脑梗死患者预后尚佳，但如阳气亢盛，化火生风，气血上冲，则易导致反复发作，乃至进展为中风。脑出血、脑梗死病情较轻者，经积极治疗，多可向愈或仅有轻微后遗症。大量脑出血及大面积脑梗死往往病情较重，起病即有意识障碍，多为中脏腑。经治疗，如能神志转清，转化为中经络，往往病势为顺，预后多好；若持续昏迷，出现手足厥逆、戴阳、呕血等危重证候者，往往病势为逆，预后极差，多为死证。蛛网膜下腔出血病情危重，预后不佳，应尽早手术干预治疗。急性期后，若风火痰瘀胶结难解，或正伤难复，多留有偏瘫失语或智能障碍等后遗症。

【预防调护】

中风的发病与年老积损、劳倦内伤、饮食不节、劳逸失当、情志失调及外风侵袭等相关，应避免和消除导致中风发生的各种内、外致病因素，尤其发生中风先兆时，更应及早识别，进行针对性预防。

中风者往往患有高血压、高脂血症、糖尿病、动脉硬化等基础疾病，应清淡饮食、禁烟酒、避免油腻辛辣刺激食物，保持情绪稳定，适度参加体育锻炼。脑栓塞多见于心脏病变，应积极治疗原发病，避免心率急剧波动导致栓子脱落。脑出血及蛛网膜下腔出血多在剧烈情绪波动后发病，应避免暴怒、过劳等。既发中风之后，应积极治疗，尽早进行康复治疗，采取良肢位，密切观察病情变化，加强护理，辨证施护，严防褥疮、肺部感染等并发症。

【临证体会】

1. 正确理解风邪致病学说，兼顾内外之风治疗

有关中风的致病原因，历代论述颇多，大体分为两个阶段。唐宋以前，多从外风立

论，《内经》首提"内虚邪中"说。张仲景云"络脉空虚，贼邪不泻"，隋代巢元方云"风偏枯者，由血气偏虚，则腠理开，受于风湿"，他们的论述与《内经》一脉相承，强调中风由气血荣卫不足，感受外风而发生。《千金》《外台》更是以大秦艽汤、小续命汤、大排风汤等祛外风药治疗中风。唐宋以后，特别是金元时期，突破外风致病说而从内风立论。元代王履在《医经溯洄集》中根据内外之风提出类中与真中概念："因于风者，真中风也；因于火、因于气、因于湿者，类中风而非中风也。"真中言其致病原因为风从外客，类中言其病理表现系风从内生。从外风入中到内风致病，是中风发病学的创新和突破。正确认识风邪致中说，对于指导临床应用风药治疗具有重要价值。

内外之风形成途径不同，所致病证有异。凡病变以体表经络、血脉为主，症见口舌㖞斜、肢体偏废者为外风在表，如《医学心悟》云："凡真中之证，必连经络，多见歪斜偏废之候，与类中之专气致病者，自是不同。"临床常用防风、秦艽等祛外风药治疗中风偏瘫、肢麻、痹痛等肢体经络症状。若属风从内生，病由脏腑阴阳变动所致，症见眩晕、头痛、猝然昏仆者，则为内风暗动，而用天麻、钩藤等平肝息风药治疗。而在中医学理论体系中，病因学有更深的含义，其最大特点是"辨证求因"，即不仅用直接观察的方法来认识病因，更重要的是"司外揣内"，以疾病的临床表现为依据，通过分析证候来推求病因。因此，外风所致的一系列证候，应从病机上着眼，理解为外风作用于人体后所产生的一种病理反应。

内风、外风并非独立存在，肝风内盛之体易于感受或兼夹外风，感受外风又往往诱发或加重肝风，而具相互招致的特性。《易经》曰："同声相应，同气相求。"天地万物类同相应，内风、外风虽然有别，但风木之气同类可以相召，而常内外相因，兼夹为患。外风固然从外感受，但病理变化与肝相关。如《医学衷中参西录》曰："木与风为同类，人之脏腑，无论何处受风，其风皆与肝木相应。"《杂病广要》曰："人之为病，有外感之风，亦有内生之风……无论贼风邪气从外来者，必先有肝风为之内应。"《王旭高医书六种》也认为："凡人必先有内风而后外风，亦有外风引动内风者，故肝风门中，每多夹杂。"《太平圣惠方》曰："脏腑久虚，气血衰弱，腠理开泄……邪气毒风，从外而入。"不仅因腠理开泄而感受外风，而且可因阴虚阳亢风盛之体而招致外风。

无论外风从表及里，还是内风从里及表，总需兼顾合治。分别而言，祛风药主要用于外风所致肢体经络病变，息风药主要用于肝风内动所致昏仆痉厥、头痛眩晕等症，但内风多伴半身不遂、口眼㖞斜，故两法常需参合用之。特别是卒中后的恢复阶段，后遗经络病变者，尤须以祛风通络为主，改善营卫气血的运行，促使肢体经络功能的恢复。如羌活、防风、白蒺藜、秦艽、豨莶草、僵蚕、全蝎、地龙等均为常用祛外风药。

2. 关于中风的分类

中风的分类源于《金匮要略》，根据病位的浅深、病情的轻重，分为中络、中经、中腑、中脏四类。因经与络本属一脉相通，脏与腑又多表里相传，故汉代以后医家多以中经络、中脏腑作为分证的纲领，沿用至今。金元《东垣十书·中风》中独辟蹊径，把中风分为中血脉、中腑、中脏，颇具卓见。因经络本是气血运行的通路，与血脉形同一体，经与络纵横相连，中络、中经似可分而实又难分，若中经络称为中血脉，更能显示其病损在于肢体。中腑则属邪闭腑实，蒙蔽清窍，故神志时明时昧，似清似糊，病势处于轻重进退转化之间；中脏则为邪实窍闭，故神志昏愦无知，病势处于由闭转脱，内闭外脱的演变过程。诚如李东垣所说："中血脉，外有六经之形症……中腑，内有便溺之阻隔……中脏，则痰涎昏冒。"明代李中梓亦师其说，分为中腑、中脏、中血脉，虽所言症状表现尚需完善，而其原则颇为可取。

3. 中风性质与中脏腑、中经络的关系

急性脑血管病分为"缺血性"和"出血性"两大类，随着 CT、MR 等检查手段的普及应用，出血和梗死的确诊有了"金标准"，而且可以在治疗过程中多次检查，以了解颅脑病变的进展恢复情况。通常而言，缺血性中风病情相对为轻，以中经络为多，出血性中风病情相对较重，以中脏腑为多，但非绝对，主要与病变部位及面积大小有关。如大脑中动脉或大脑后动脉的主要分支梗死及皮层动脉分布区的梗死、梗死范围广泛时多表现为中脏腑；脑干出血、脑内出血破入侧脑室者、出血量大者，中脏腑的比例较高。

4. 活血化瘀药在脑出血治疗中的运用

脑出血能否用活血化瘀药的问题历来颇多争议，有人认为活血化瘀药可能加重脑出血，而不主张应用。更多学者持相反态度，认为"离经之血则为瘀血"，脑出血的病理即是脑部血液不循常道，溢于脉外，则为瘀血，有瘀血便可用活血化瘀法治疗。临床应用活血化瘀药治疗脑出血，应注意以下几点：①急性早期，病情不稳定者，暂不用。②急性早期，出血量过大者，暂不用。③不宜用破血逐瘀之品，虽然有急性期用水蛭治疗的少数报道，但风险较大，容易产生医疗纠纷，没有得到公认，更没有循证医学证据证实。④宜用和血活血之品。

5. 危急重症患者的救治

对于危急重症患者，尤其是大量脑出血、蛛网膜下腔出血、大面积脑梗死等危急重症患者，在运用中医手段救治的同时，积极配合西医救治手段，度过紧急状态，再予以中西医结合手段继续治疗。

【验案介绍】

1. 脑梗死急性期中脏腑案

张某，男性，68 岁。初诊日期：2012 年 3 月 7 日。

发现意识不清，右侧肢体活动不能 5 小时。患者形体偏胖，既往情绪急躁易怒，时有头昏，外院诊断为高血压病，服多种降压药治疗，血压波动在（140～170）/（90～110）mmHg。有糖尿病病史，血糖控制欠佳。烟酒史数十年。就诊当日早晨被家属发现卧床未起，意识不清，右侧肢体活动不能，随即送医院。头颅 CT 示左侧大脑中动脉高密度征。入院时症见：神昏，躁扰不宁，右侧偏身不遂，呼之有反应但不能应答，口

中鼾声，无主动语言，口角左歪，目偏不瞬，喉中少许痰鸣，口气臭秽，小便黄，大便2日未行，口唇色暗，舌暗红，苔黄腻，脉滑。查体：血压180/100mmHg，昏迷，右侧中枢性面舌瘫，双眼左侧凝视，右侧肢体肌力1级，右侧病理征阳性。感觉及共济功能检查不合作。诊断为中风-中脏腑，辨证属瘀热阻窍。治以凉血化瘀，通腑泄热。

处方：生大黄10g（后下），水牛角30g，生地黄10g，赤芍10g，牡丹皮10g，石菖蒲10g，郁金10g。4剂，每日1剂，浓煎200mL，分早晚两次鼻饲。

二诊（3月11日）：患者服药4剂后，意识转清，自主睁眼，呼之有应，言语含糊不清，鼾声及喉中痰鸣基本消失；右侧肢体仍活动不能，刺痛后可屈曲；大便日行1～2次，纳差，进食偶有呛咳；舌暗，苔薄黄微腻，脉滑。查体：血压156/90mmHg，神清，思睡；右侧中枢性面舌瘫，右侧肢体偏瘫、肌力2级，右侧病理征阳性。服前药已得效，守法继进。原方继续服用5日。

三诊（3月16日）：服药9剂后，患者病情好转，神志清楚，自主睁眼，主动言语，言语稍欠清；右侧肢体活动不能进一步好转，上肢可屈曲，下肢可上抬；可经口进食，无明显呛咳，大便日行2次。口唇稍暗，舌稍暗红，苔薄黄，脉滑。原方减生大黄为5g；加丹参30g，全蝎10g，地龙10g，牛膝10g，桑寄生10g，茯苓15g，大枣3枚，甘草5g。5剂，续服。患者病情进一步缓解，右侧肢体瘫痪改善，可在康复仪器辅助下站立。

按：中风之疾，病情有轻重缓急之别。轻者仅限于血脉经络，重者常波及相关脏腑。本例患者形体偏胖，既往情绪急躁易怒，嗜好烟酒，为肝阳、痰湿之体，肝阳、痰湿兼夹壅于血分，搏血为瘀，致血热、血瘀两种病理因素互为搏结，相合为患，肝阳化风，血随气逆，瘀热上冲，闭阻脑窍，故发为中风。本例以昏仆、肢体偏废不用、躁扰不宁、口气臭秽、痰鸣、便干为主要见症，辨证为瘀热阻窍。治疗大法为凉血化瘀，通腑泄热。药用生大黄苦寒清热泻火，凉血化瘀，通腑泄热，为君；以水牛角咸寒之性清热泻火，凉血止血，为臣。佐以生地黄甘寒滋阴生津，清热凉血；再佐赤芍、牡丹皮，凉血活血，和营泄热以增药效；石菖蒲、郁金化痰开窍。经治疗，患者神志转清，瘀热及腑实明显改善。三诊时，逐减通腑泄热等治疗标实之品，加全蝎、地龙活血通络，牛膝、寄生培补肝肾，茯苓、大枣、甘草健脾兼顾肝肾亏虚之本。

（何小刚、过伟峰案）

2. 脑梗死后遗症案

孙某，男，56岁。初诊日期：2017年7月8日。

7个月前突发左侧肢体活动不利，诊断为脑梗死。住院治疗后遗左侧肢体活动不利伴疼痛，言语欠清，反应迟钝，左面部麻木，口唇左歪，饮水呛咳，口角流涎，乏力，腰酸腿软，行走不稳，时有胸闷，形体肥胖，夜尿多，唇紫，舌暗，有紫气，苔黄腻，舌下脉络曲张，脉弦滑。血压150/70mmHg，左侧肢体肌张力增高，肌力4级，霍夫曼征（+）。西医诊断：脑梗死后遗症。中医诊断：中风（后遗症期），辨证为肾虚痰瘀。治以补肾化痰通络。

处方：熟地黄 10g，山萸肉 10g，川芎 10g，当归 10g，赤芍 10g，桃仁 10g，红花 10g，广地龙 10g，僵蚕 10g，全蝎 5g，制白附子 10g，土茯苓 30g，鸡血藤 15g，路路通 10g，制远志 10g，石菖蒲 10g，胆南星 6g，生黄芪 30g，天麻 10g，钩藤 20g（后下）。14 剂，水煎服，每日 1 剂，早晚分服。

二诊（7 月 22 日）：用药 14 天，左侧肢体疼痛、活动均有好转，左下肢沉重，困倦嗜睡，舌暗，苔薄黄腻，脉弦滑。上方加川牛膝 15g，14 剂。

三诊（8 月 5 日）：肢体活动进一步好转，疼痛减轻，困倦嗜睡、反应迟钝缓解。以基本方为基础，根据病情随症加减，续服半年余。随访病情平稳。

按：患者年过半百，肾阴不足，阴损及阳，致肾气渐亏，阴阳平衡失调，脏腑功能紊乱，致痰瘀互结，从而发为本病。反应迟钝，口角流涎，乏力，腰酸伴腿软，行走不稳，夜尿多，属肾虚之证；言语欠清，左侧面部麻木，口唇左歪，饮水呛咳，时有胸闷，形体肥胖，口唇紫，属痰瘀之证；结合舌暗有紫气，苔黄腻，舌下脉络曲张，脉弦滑，辨证属肾虚痰瘀互结。予阴阳并补，化痰通络，取得较好疗效。

——杜琳琳，过伟峰 . 过伟峰诊治中风后遗症经验［J］. 湖北中医药大学学报，2018，20（4）：116-118.

3. 脑梗死恢复期案

董某，男，65 岁。初诊日期：2005 年 9 月 22 日。

今年 6 月 11 日因脑梗死住院治疗，好转后出院。诊见左侧肢体偏瘫，活动不利，肩周僵硬，稍有舌僵，语言欠利；口干苦有异味，欲饮；左少腹抽痛，腰痛，困倦欲睡，食纳尚可；小便频、色黄，大便 2～3 日一行，干结坚硬如栗；舌紫暗，苔淡黄薄腻，脉小弦。辨证属湿热瘀滞，肝肾阴伤。治以通腑泄热，化瘀通络，滋补肝肾。

处方：生大黄（后下）、生地黄、白薇、泽兰、泽泻各 15g，芒硝（分冲）、炙水蛭各 3g，桃仁、炮穿山甲、地龙、姜黄、玄参、知母、麦冬、天花粉、胆南星各 10g，石斛、南沙参、北沙参各 12g。7 剂，每日 1 剂，水煎服。

二诊（9 月 28 日）：患者诉左侧偏瘫不遂，左侧手臂腿足疼痛，语言不利，口角流涎，痰多，质黏难咳，苔淡黄薄腻，脉细滑。湿热已除大半，风痰瘀阻显现；转从风痰瘀阻，清阳失展，膀胱湿毒瘀结，肝肾亏虚治疗。

处方：大黄、炮穿山甲各 6g，炙水蛭 4g，白薇、泽兰、桑寄生各 15g，桃仁、制白附子、制南星、炙僵蚕、路路通、姜黄、石菖蒲、石斛、知母各 10g，炙全蝎 5g，鸡血藤、炒白芥子各 20g，生地黄 12g，夜交藤 25g。7 剂，如法煎服。

三诊（10 月 4 日）：服上药后肢体不遂、流涎、痰多症状明显减轻。效不更方，守前方继服 20 剂，以巩固疗效。

按：本例患者肝肾阴伤，水不涵木，筋脉失养，络脉不和，不荣则痛；湿热困扰，清阳不展，温养筋脉功能受阻，使大筋收缩，小筋弛缓，导致肢体活动不利、肩周僵硬及腰腹疼痛等症；痰瘀阻络，舌络失养而致舌体僵硬、语言不利；肾阴为全身诸阴之本，肾阴耗伤则全身之阴津亦匮乏，临床可见口干渴欲饮，小便色黄短少，大便干结、数天一行等症。中风后患者长期卧床，运动减少，导致脾胃功能失调，酿湿生痰，而见口角流涎、痰多质黏等症；痰湿停滞，郁久化热，致湿热瘀滞，湿热为阳邪，加剧耗伤阴津，两者互为因果，恶性循环，导致湿热瘀滞，肝肾阴伤。治疗重用生大黄、芒硝、桃仁通腑泄热祛瘀，釜底抽薪，荡涤湿热之邪从下窍外排，既可借通腑泻下之力，给痰热积滞以出路，同时上病下取，导热下行，使腑气通畅，气血得以敷布，通痹达络，从而促进半身不遂等症状好转；阴津不足，伍以生地黄、玄参、麦冬、知母、天花粉、南沙参、北沙参、石斛等大队养阴药以滋补肝肾，养阴生津，既能缓急止痛、缓解口干渴，又能起到增水行舟作用，促使湿热之邪从大便排出。二诊时，湿热之邪祛除大半，风痰瘀阻证候凸显，治则转为涤风痰、化瘀通络为主。加用制南星、炙僵蚕、炙全蝎、白芥子、炙水蛭、炮穿山甲、地龙、姜黄等祛风涤痰除湿，化瘀通络。诸药合用，涤痰祛风，化瘀通络，湿热得除，阴津恢复，筋脉得养而舒利，共同促进神经功能活动的恢复。

——张兰坤，徐丹，陈俐，等．周仲瑛教授辨证治疗缺血性中风验案3则［J］．新中医，2011，43（5）：176-177.

4. 脑出血案

宋某，女，65岁，退休教师。初诊日期：1998年7月2日。

患者有高血压病史23年，今日上午活动中突感头昏，恶心呕吐，肢麻，随后跌倒。2小时后，送医院救治。体检：血压180/80mmHg，神志模糊，言语不清，面色潮红，两侧瞳孔等大，对光反应存在；颈软，心肺未及异常，腹软，无压痛，肝脾肋下未及，右侧上下肢肌力2级，痛觉存在；舌质暗红，有瘀点，苔薄黄燥，脉弦滑数。头颅CT报告：脑出血，出血量约30mL。诊断为出血性中风，辨证为瘀热阻窍。治拟凉血化瘀、通腑泄热。在西医综合治疗的同时，选用凉血通瘀汤。

处方：生大黄10g（后下），水牛角片30g（先煎），黑山栀10g，赤芍10g，生地黄15g，牡丹皮10g，石菖蒲10g，地龙15g，三七粉3g（分冲服）。3剂，每日1剂，分早晚两次鼻饲。

二诊（7月5日）：患者住院服药3天，神志转清，面色不潮，语言清楚；右侧上下肢肌力3级，但不能行走；纳谷不香，能进少量流质，大便每日2次；脉弦滑，舌质暗红有瘀点瘀斑，苔薄黄少津。效不更方，守原方继进。前后共治疗14天，复查头颅CT示血肿已吸收。右侧肢体瘫痪改善，在他人搀扶下能行走。上方继续加减服用，配合功能康复训练，于1998年7月22日自行行走出院。

按：患者有高血压病史数十年，根据其突然发病、神志模糊、偏侧肢体瘫痪、头颅CT为出血性改变，周老明确辨病为出血性中风。周老认为本病由素体阴虚，阳盛火旺；或年老体衰，肝肾阴虚；或将息失宜，风火易炽；或饮食失度，痰热内生；或五志过极，引动内火，致使瘀热相搏。瘀热搏击，血气蒸腾冲荡激越，损伤脑络，而致血不循经，溢于脉外，脑中蓄血，血瘀阻窍，神机失用，故神昏偏瘫；血瘀则气滞，气血壅滞而化热，终成瘀热阻窍之证。本例患者突发神昏，偏侧肢体痿废不用，舌质暗红伴瘀点，苔薄黄燥，脉弦滑数，证属瘀热阻窍。治用凉血通瘀汤。本方以生大黄为主药，清热泻火，通腑逐瘀，对于中风急性期邪实证患者尤宜，患者服药后大便每日2次，达到了予邪以出路，"上病下取，以下为清"的目的。水牛角功善清热凉血，热清则血自凉，血凉则热自清；生地黄、黑山栀滋阴养血，凉血清热；赤芍、牡丹皮凉血活血散瘀；地龙清热通络；三七化瘀止血；石菖蒲芳香走窜，开窍豁痰，醒神益智，引药上行以达颠顶。诸药合用，共奏凉血化瘀、通腑泄热之功，故患者服后迅速起效。

——陈顺中，周仲瑛. 周仲瑛从瘀热论治脑出血急性期的理论基础与临床实践［J］. 江西中医药，2015，46（7）：16-18.

第二章 眩晕

【概说】

眩晕是目眩与头晕的总称。目眩是指眼花或眼前发黑；头晕是指感觉自身或外界景物旋转，头重脚轻，站立或行走不稳。二者常并见，故统称为"眩晕"。此外，头昏以头脑昏沉不清晰感为主，与眩晕类似，故一并论治。

西医学认为，眩晕是因机体对空间定位障碍而产生的一种运动性或位置性错觉，多表现为自身或环境的旋转、摆动感。梅尼埃病、良性阵发性位置性眩晕（耳石症）、后循环缺血、高血压、低血压、贫血、颈椎病、神经症等以眩晕或头昏为主症者，可参考本章论治。

【眩晕常见疾病概述】

机体的平衡与定向功能有赖于视觉、本体感觉及前庭系统的协同作用来完成，尤以前庭系统最为重要。三者中任何一部分受损，均可出现平衡功能障碍，从而产生头晕或眩晕的感觉。其中最主要的是前庭系统受损，包括前庭终器（耳蜗、球囊、椭圆囊、半规管）、前庭神经、前庭神经核、前庭脊髓束、前庭小脑束、前庭皮质中枢。

眩晕涉及耳鼻喉科、眼科、神经精神科、内科等专科疾病，通常根据病变部位分为前庭系统性眩晕和非前庭系统性眩晕两大类。

1. 前庭系统性眩晕

（1）周围性眩晕

周围性眩晕是由于前庭神经末梢感受器、前庭神经或前庭神经节病变引起的眩晕，由前庭神经核团以下的前庭通路病变所致。常见于耳石症、梅尼埃病、前庭神经炎等耳源性眩晕。

① 耳石症（良性阵发性位置性眩晕）：是各种原因导致椭圆囊囊斑上的耳石脱落进入半规管，头位改变时耳石影响内淋巴液的流动，引起眩晕和眼震。表现为短暂的（数秒至1分钟内）与头位变动相关（转颈、起卧）的视物旋转或不稳感，伴有恶心呕吐、眼球震颤，大多无耳聋、耳鸣。临床采用 Dix-Hallpike 试验及 Roll 试验进行诊断。

耳石症有一定自限性，自然病程数天至数月，一个月内自愈者约 50%，但可反复发病。有效的治疗方法是耳石复位，通过改变患者头位，使耳石在重力作用下移动，从后半规管排出。但手法复位可能会使颈部受到扭曲和牵拉，造成肌肉软组织的劳损，操作时手法要轻柔准确。对于伴有高血压或颈、背部疾病者应谨慎。手法复位会诱发一定程度的眩晕，因此复位前要与患者充分沟通。倍他司汀（敏使朗）、银杏叶提取物等药物通过改善内耳微循环，改善头晕、平衡障碍等症状。前庭康复训练通过中枢适应和代偿机制提高前庭功能，可作为辅助治疗。

② 梅尼埃病：病理改变为膜迷路积水。好发于青中年女性，表现为发作性眩晕、波动性耳聋、耳鸣和耳胀满感四联症。发作性眩晕出现 2 次以上，每次持续 20 分钟至数小时，常伴自主神经功能障碍，如恶心呕吐及平衡障碍；早期即可出现听力损伤，并逐渐加重。纯音测听是诊断本病的重要方法。

西医采用以调节自主神经功能，改善内耳微循环，以及解除迷路积水为主的综合治疗措施。血管扩张药使用氟桂利嗪（西比灵）、倍他司汀（敏使朗）等。急性发作期使用前庭抑制剂，如苯海拉明、异丙嗪等抗组胺类药，东莨菪碱等抗胆碱能药物，症状控制后宜停用。稳定、无波动性前庭功能损伤的梅尼埃病患者，可采用前庭康复训练治疗。

③ 前庭神经炎：可能与病毒感染前庭神经或前庭神经元所致，多数患者在病前数天或数周内有上呼吸道感染或腹泻史。临床表现为剧烈的外界旋转感，常持续 24 小时至数天，伴随剧烈呕吐、心悸、出汗等自主神经反应。眼震电图（ENG）检查提示一侧前庭功能减退。发病 1 ～ 6 周后，大多数患者眩晕症状基本消失，少见复发。

发病初期眩晕及恶心呕吐症状严重者，采用支持疗法和对症疗法，使用泼尼松等糖皮质激素及抗病毒药物治疗，前庭康复训练有助于促进康复。

（2）中枢性眩晕

中枢性眩晕是指脑干、小脑、大脑及脊髓病变引起的眩晕，由中枢前庭通路病变所致。病因包括血管病（缺血和出血）、炎症、脱髓鞘疾病、中毒、神经变性病，以及肿瘤等。临床以后循环缺血最为常见，包括后循环的短暂脑缺血发作（TIA）和脑梗死。眩晕作为后循环缺血的常见症状，约占全部患者的 80%，且常为首发症状。表现为头晕或眩晕，行走不稳或跌倒，恶心，伴有肢体或头面麻木、无力，为时数分钟，呈反复发作性。或有其他脑干病变的症状体征，如构音 / 吞咽障碍、眼球运动障碍、视野缺损、共济失调，甚至意识障碍。

TIA 患者早期发生卒中的风险很高，发病 7 天内脑梗死发生率为 4% ～ 10%，发病 90 天内卒中发生率为 10% ～ 20%（平均 11%）。发作间隔时间缩短、持续时间延长、临床症状逐渐加重的进展性 TIA 是发展为脑梗死的强烈预警信号。TIA 部分发展为脑梗死，部分继续发作，部分自行缓解。

西医治疗后循环缺血性眩晕，常用西比灵或敏使朗。西比灵为选择性钙离子拮抗剂，可改善脑微循环及神经元代谢，抑制脑血管痉挛、血小板凝聚及血黏度增高；敏使朗具有改善内耳微循环障碍，增加耳蜗血流量，以及改善脑内血流量作用，从而起到抗眩晕作用。

针对后循环缺血进行治疗，非心源性栓塞性 TIA 推荐阿司匹林、氯吡格雷等抗血小板聚集药。心源性栓塞性 TIA，一般推荐抗凝治疗，包括肝素、华法林及新型口服抗凝药。高纤维蛋白原血症的 TIA 患者，可选用降纤酶治疗。

2. 非前庭系统性眩晕

非前庭系统性眩晕指由全身疾患及精神疾患引进的眩晕。

（1）血压相关性眩晕

高血压或低血压均可引起眩晕或头昏。低血压性眩晕是由于体循环动脉压低于正常，导致血液循环缓慢，微循环缺血，影响组织细胞供养所致。一般认为本病与遗传和体质有关，也可由某些疾病或药物引起。其眩晕常在早晨起床或疲劳、饥饿时发作，轻者表现为持续性头昏、疲劳倦怠、周身无力、眼前发黑。直立性低血压则在突然直立时发作，不能久立，否则血压迅速下降，出现眩晕、眼前发黑、面色苍白、恶心出汗，甚至虚脱。症状多持续数秒到数十秒，极少超过数分钟。如果立即卧倒，可以迅速缓解症状。

小动脉痉挛、微循环障碍、心脑肾等重要脏器供血不足，是高血压病的主要病理改变。高血压引起血液黏稠度增高，导致脑血管血流减慢，脑部供血减少。临床多表现为头昏、头晕、头胀，甚至头痛，行走不稳，头重脚轻如醉酒状，可伴有心慌、烦躁、耳鸣、失眠等不适。高血压引起的眩晕主要是降血压治疗。但有研究表明，降压效果与眩晕症状的改善并不成正比，部分患者血压达标后，眩晕症状无明显改善，甚至因不良反应而加重，所以高血压性眩晕的西医治疗尚存在一定局限。

（2）贫血性头晕

贫血患者由于红细胞及血红蛋白浓度降低，携氧作用减弱，导致组织器官缺氧，临床可表现为头晕、头昏，可伴有心悸、气短、耳鸣眼花、疲劳倦怠、形寒怕冷、四肢不温、唇甲淡白、食纳不香等。

贫血引起的眩晕主要治疗贫血，通过纠正贫血状态而改善眩晕，分"对症治疗"和"对因治疗"两类：对症治疗，包括各种输血治疗、止血治疗及支持治疗；对因治疗，针对贫血的发病原因和机制进行治疗，如缺铁性贫血补铁、巨幼细胞贫血补充叶酸或维生素B_{12}、继发性贫血治疗原发病等。

（3）颈性眩晕

颈性眩晕是指由于颈椎退变、骨质增生、劳损、外伤、小关节错位等因素压迫或刺激椎动脉、交感神经，或局部软组织张力失调而出现以眩晕为主的一组证候群。颈性眩晕症状复杂多变，常见眩晕、恶心、肩颈痛、心悸、耳鸣、出汗、肢体麻木等。目前尚没有统一诊断标准，倾向于用排除法诊断。本病至少应有以下特征：①头晕或眩晕伴随颈部疼痛；②头晕或眩晕多出现在颈部活动后；③部分患者颈扭转试验阳性；④颈椎影像学检查异常，如椎体不稳、椎间盘突出等；⑤多有颈部外伤史；⑥排除其他原因。Yahia 等认为，由头颈部转动诱发的头晕或眩晕并伴有颈部疼痛是颈性眩晕的唯一诊断标准。

颈性眩晕的治疗采用综合疗法，如 SNAGs（动态关节松动术）可明显改善眩晕的程度和发作频率，利多卡因封闭、超声疗法、短波疗法、中药离子导入等均有较好疗效。治疗选用营养神经、扩张血管、消肿等药物。颈性眩晕反复发作，严重影响日常生活和工作，非手术治疗无效，可考虑手术治疗，短期疗效较好，但长期效果多不理想。

（4）慢性主观性头晕（CSD）

慢性主观性头晕与精神因素相关，以慢性非旋转性头晕，持续不已，晨重暮轻，伴有情绪症状为临床特征，亦可表现为不为外人觉察的主观不稳感；同时对运动刺激敏感性增高，前庭功能检查没有代偿不全的证据。患者通常伴有敏感、焦虑、情绪不稳、神经质等人格心理特质，头晕与情绪障碍相互影响，临床诊断需排除其他病变引起的眩晕。

慢性主观性头晕的治疗，心理教育是关键的第一步，使患者了解精神疾病会导致和产生持续的躯体症状。药物治疗使用选择性5-羟色胺再摄取抑制剂（SSRI），如氟西汀、舍曲林、帕罗西汀、西酞普兰等抗抑郁焦虑药，能有效改善头晕症状，约50%的患者完全缓解。前庭康复训练促进中枢神经系统对前庭功能障碍的代偿，可改善头晕症状。

【病因病机】

本病多因情志不遂、饮食不节、年高肾虚、病后体虚、劳倦过度、跌仆损伤等导致阴精气血不足，脑失所养；或内生风痰、风阳、风火、瘀血等病理因素，上扰清窍所致。

1.病因

（1）情志不遂

忧郁恼怒太过，肝失条达，肝气郁结，肝阳易亢；或气郁化火，耗伤肝阴，风阳易动，上扰头目，发为眩晕。若平素肝肾亏虚，一旦遇有情志刺激，更易致肝阳上亢而发病。常是慢性主观性头晕、高血压性眩晕的主要发病因素。

（2）饮食不节

嗜酒肥甘，损伤脾胃，酿生痰湿，阻滞中焦，困遏清阳，或肝风夹痰上扰，发为眩晕，常是内耳眩晕的主要发病因素。也可因饮食不足，或饮食伤脾，脾失健运，不能化水谷为精微，气血衰少，清空失养，而致头昏而晕，常是低血压、贫血、慢性消耗性疾病头昏眩晕的主要发病因素。

（3）年高肾虚

高年体虚，"阴气自半"，肝肾亏虚；或房劳过度，耗损肾精，肾精不足，髓海空虚，无以充盈，发为眩晕。常是慢性脑供血不足性眩晕的主要发病因素。

（4）病后体虚

久病体虚，或忧思劳倦，暗耗阴血；或患有低血压，或骤然及慢性失血，致气血不足，清阳不升，清窍失养，发为眩晕。如《灵枢·口问》说："上气不足，脑为之不满，耳为之苦鸣，头为之苦倾，目为之眩。"常是低血压、贫血、慢性消耗性疾病眩晕的主要发病因素。

（5）劳倦过度

长期伏案，姿势不当，久坐伤正，复加吹风受凉，感受风湿寒邪，痹阻经络，困遏清阳，而致头昏眩晕。常是颈性眩晕的主要发病因素。

（6）跌仆损伤

跌仆坠损，头脑损伤，瘀血内停，阻滞经脉，气血不能上荣头目，发为眩晕。常是外伤性眩晕、颈性眩晕的主要发病因素。

2.病机

（1）病位主要在肝，涉及脾和肾

① 病位主要在肝："诸风掉眩，皆属于肝。"肝开窍于目，为风木之脏。若精血不足，

不能上注，或肝风上扰，均可致目花发黑、视物旋转。

②病位涉及脾：脾失健运，水谷不化精微，气血衰少，清空失养，而致头昏而晕；脾湿生痰，蔽阻清阳，而致头昏重如裹，甚则眩晕，伴有恶心呕吐。

③病位涉及肾：肾藏精生髓，上通于脑。肾精亏虚，不能充养脑髓，或肾中虚火上炎，则目眩脑转。如《灵枢·海论》曰："髓海不足，则脑转耳鸣，胫酸眩冒。"

（2）病理因素以风、火、痰为主，三者互有联系

风、火起源于肝。或因外风侵袭，引动内风；或肝阳亢逆化火生风；或肝肾阴虚而相火偏旺，导致内风暗动。如叶天士《临证指南医案》言："肝为风脏，因精血衰耗，水不涵木，木少滋荣，故肝阳偏亢。"《丹溪心法》曰"无痰不作眩"，脾为生痰之源，脾虚聚湿生痰；心肝气火内郁，炼灼津液，凝聚为痰；肝肾阴虚，虚火灼津，亦可成痰。

风、火、痰三者在病理上具有一定的关联，可表现为"风痰上扰""火动风生""风火相煽""痰郁化火"。

（3）病理性质有虚有实，虚实之间互有转化与夹杂

病由肝阳亢逆、风火上扰、痰浊中阻所致者，属实；病由气血不足、阴精亏耗、髓海失养所致者，为虚。每可交错而出现本虚标实或虚中夹实。

（4）基本病机为阴虚阳亢，两者互为因果

年轻、初病者以阳亢居多，继则由阳亢渐致阴虚，或素体阴虚而致阳亢，故以阴虚与阳亢兼见者居多，称为标实本虚，或上实下虚，即风阳亢盛于上，肝肾不足于下。

（5）肝阳化风上潜，可有中风之变

中年以上，患有高血压、脑动脉硬化、颈动脉斑块者，眩晕反复发作，肝阳亢逆，化风上潜，气血上冲，往往发生中风之变。

【辨证辨病治疗】

1. 辨证思路

（1）辨证候虚实

病程短，或突然发作，眩晕重而见视物旋转；伴呕恶痰涎，头痛头胀，面赤，形体壮实。常由肝阳上亢、风火上扰或兼夹痰浊所致，属于实证。

病程较长，反复发作，遇劳即发，头目昏晕；伴两目干涩，腰膝酸软，或面色㿠白，神疲乏力，脉细或弱。由肝肾阴虚，精血不足或气血亏虚所致，多属虚证。

（2）辨标本主次

首辨阳亢与阴虚的标实本虚主次；再辨风、火、痰、虚的主次与兼夹。

（3）辨肝、脾、肾脏腑病机之重点

肝阳眩晕，症见头昏胀痛、面色潮红、急躁易怒、口苦、脉弦等。脾胃虚弱，气血不足之眩晕，兼有纳呆、乏力、面色㿠白等症状；痰湿中阻之眩晕，兼见纳呆呕恶、苔腻诸症；肾精不足之眩晕，多兼有腰酸腿软、耳鸣目花等症。

2. 治疗原则

（1）基本治则为补虚泻实

基于本病病性总属本虚标实，临证治疗当以补虚泻实为原则。虚者滋补肝肾、补益气血、填精生髓；实证平肝潜阳、清肝泻火、祛风化痰、活血通窍。

（2）祛风平肝贯穿治疗始终

"诸风掉眩，皆属于肝"，"高颠之上，惟风可到"，眩晕病在头脑颠顶，病机总与肝风有关。肝木旺，风气甚则头目眩晕，故不管虚实，均宜在辨证基础上加用祛风平肝药。痰湿中阻者，祛风化痰；气血不足者，益气养血，兼以平肝祛风；肾精亏虚者，益肾补精为主，兼以平肝潜阳；瘀阻清窍者，化瘀通窍而祛风。常用药如天麻、钩藤、白蒺藜、蔓荆子等。

（3）病证结合辨治

① 耳源性眩晕从风痰论治：耳源性眩晕的病理特征为淋巴液流动障碍、膜迷路积水等，以突然发病、视物旋转，伴有呕恶痰涎、耳闷、胸脘满闷为临床特征。以痰湿中阻，风痰上旋为基本病机，常用祛风化痰法，如叶天士说："治痰须健中，息风可缓晕。"

② 后循环缺血性眩晕从肾虚阳亢论治：后循环缺血多见于老年人，眩晕是其常见、首发症状。临床表现为头昏晕或眩晕，甚则视物旋转；伴有腿软，头重脚轻，行走不稳，如踩棉花，为时数分钟，反复发作。病理属性上实下虚，以肾虚阳亢为主要病机，常用滋阴补肾、平肝潜阳法治疗。

③ 高血压性眩晕从阴虚风火、气血失调论治：高血压病存在小动脉痉挛、微循环障碍、重要脏器供血不足的病理。因紧张郁怒，肝升太过，化火生风，夹痰瘀上扰而致眩晕。临床常见头晕胀、急躁、面红、耳鸣等症。病机特征为阴虚风火，气血失调。朱震亨云："气有余便是火。"刘完素《河间六书》云："风火相煽，发为眩晕。"治拟滋阴潜阳清火，顺气和血。

④ 贫血、低血压性眩晕从气虚清阳不升论治：血循环容量减少，动力不足，组织缺血缺氧是贫血、低血压的共同病理特征。临床特征为头昏晕，视糊目花，无旋转倾倒感，劳累诱发或加重；伴有心悸，气短，耳鸣眼花，疲劳倦怠，形寒怕冷，四肢不温，唇甲淡白，食纳不香等。以气血亏虚，清阳不升为主要病机。治拟补益中气，升举清阳法为主。

⑤ 颈性眩晕从风湿痹阻、困遏清阳论治：颈性眩晕由颈椎退变、劳损、错位等压迫或刺激椎动脉、交感神经，或局部软组织张力失调所致。以头颈转动诱发眩晕，伴颈项僵痛为临床特征。病由伏案姿势不当，久坐伤正，复加吹风受凉，风湿痹阻气血，困遏清阳所致。治拟祛风除湿，升展清阳法。

⑥ 神经症眩晕从脏腑功能失调、阳亢风动论治：神经症眩晕是由焦虑抑郁引起的以眩晕为主的躯体症状，属慢性主观性头晕。临床特点为慢性非旋转性眩晕，晨重暮轻，伴敏感焦虑、情绪不稳、神经质等人格心理特质，头晕与情绪障碍相互影响。以脏腑功能失调，阳亢风动为基本病机。头昏眩晕为主，治疗重在祛风平肝兼顾脏腑功能失调；神经症证候为主，重在调整脏腑功能兼以平肝祛风，配合心理治疗。

3. 分型治疗

（1）肝阳上亢证（多见于高血压性眩晕、脑供血不足性眩晕）

证候：眩晕，头目胀痛，急躁易怒，遇烦劳、郁怒加重；颜面潮红，失眠多梦，耳鸣，肢麻震颤，口苦。舌红，苔黄，脉弦或数。

治法：平肝潜阳息风。

代表方：天麻钩藤饮加减。用于肝阳偏亢，风阳上扰而所致的眩晕。

常用药物：天麻、钩藤、白蒺藜平肝息风；生石决明、珍珠母平肝潜阳；白芍、生地黄滋阴柔肝；怀牛膝、杜仲、桑寄生补益肝肾；黄芩清肝泻火。

临证加减：眩晕剧烈，兼手足麻木或震颤，加羚羊角粉、生龙骨、生牡蛎、全蝎、蜈蚣等镇肝息风止痉。血压升高，加罗布麻、臭梧桐、豨莶草平肝降压，泽泻利水降压。失眠多梦，加酸枣仁、夜交藤、茯神养心安神。

（2）风痰上扰证（多见于内耳眩晕）

证候：眩晕，头重昏蒙，视物旋转；伴恶心呕吐，食少，胸闷脘痞，耳闷，多寐。舌苔白腻，脉濡滑。

治法：化痰祛风，健脾和胃。

代表方：半夏白术天麻汤加减。适用于脾虚湿盛，风痰上旋之眩晕。

常用药物：天麻、白蒺藜平肝息风止眩；半夏、陈皮燥湿化痰；白术、薏苡仁、茯苓健脾化湿；泽泻泻浊利水。

临证加减：眩晕较甚，加钩藤、生石决明祛风平肝；呕吐频作，加代赭石、竹茹、生姜、旋覆花降逆止呕；脘闷纳呆，加砂仁、白蔻仁燥湿运脾；耳鸣重听，加郁金、菖蒲、白芷通阳开窍；痰郁化火，头痛头胀，心烦口苦，渴不欲饮，合用黄连温胆汤。

（3）气血亏虚证（多见于低血压、贫血、慢性消耗性疾病引起的头昏眩晕）

证候：眩晕劳累即发，头昏不清，面色㿠白，神疲乏力，倦怠懒言；唇甲不华，发色不泽，心悸少寐，纳少腹胀。舌淡苔薄白，脉细弱。

治法：补益气血，调养心脾。

代表方：归脾汤加减。主治因心脾两虚，气血不足而导致的眩晕。

常用药物：炙黄芪、党参、茯苓、白术益气健脾；当归、熟地黄、大枣补血；远志、枣仁养心安神；天麻、白蒺藜祛风平肝。

临证加减：气虚清阳不升，症见气短乏力、纳少、神疲、便溏肛坠、脉无力者，用补中益气汤为主加减；腹泻或便溏、腹胀、纳呆，加炒薏苡仁、炒扁豆运脾化湿，当归宜炒用；形寒肢冷，腹中隐痛，酌加肉桂、干姜以温中助阳。血虚较甚，面色萎黄，唇舌色淡，加阿胶、紫河车；兼见心悸、少寐健忘者，可加柏子仁、合欢皮、夜交藤养心安神。

（4）肾精不足证（多见于老年人脑供血不足及低血压、贫血等所致的眩晕）

证候：眩晕日久，精神萎靡，腰酸膝软，健忘，目干视糊，耳鸣，齿摇。或颧红咽干，五心烦热，少寐多梦，舌红少苔，脉细数；或面色㿠白，形寒肢冷，舌淡嫩，苔白，脉弱尺甚。

治法：滋养肝肾，益精填髓。

代表方：左归丸加减。主治因肾精不足，髓海失养导致的眩晕。

常用药物：熟地黄、山萸肉、枸杞子、山药滋阴补肾；龟甲、鹿角、紫河车、菟丝子滋肾助阳，益精填髓；杜仲、怀牛膝、桑寄生补肝肾，强腰膝；天麻、白蒺藜祛风平肝。

临证加减：五心烦热，潮热颧红，加鳖甲、知母、黄柏、牡丹皮、地骨皮等清相火。遗精滑泄，酌加芡实、莲须、桑螵蛸等固涩。阴损及阳，肾阳亏虚，四肢不温，形寒怕冷，可予右归丸，或加巴戟天、淫羊藿、肉桂。

（5）瘀血阻窍证（多见于头外伤性眩晕）

证候：眩晕或伴头痛，面唇紫暗；健忘，失眠，心悸。舌暗有瘀斑，脉涩或细涩。

治法：祛瘀生新，活血通窍。

代表方：通窍活血汤加减。用于因跌仆外伤，瘀阻头面而致眩晕头痛诸症。

常用药物：川芎、赤芍、桃仁、红花活血化瘀，通窍止痛；白芷、菖蒲、老葱通窍理气，温经止痛；当归养血活血；地龙、全蝎善入经络，镇痉祛风；天麻、白蒺藜祛风平肝。

临证加减：兼见神疲乏力，少气自汗等症，加黄芪、党参益气；兼见寒凝，畏寒肢冷，可加附子、桂枝温经活血。

4. 常用中成药

（1）天麻素注射液

功能与主治：用于多种眩晕症，如梅尼埃病、药物性眩晕、外伤性眩晕、突发性耳聋、前庭神经元炎、椎－基底动脉供血不足等。

用法与用量：肌内注射，每次 100～200mg，每日 1～2 次。静脉滴注，每次 0.6g（3支），每日 1 次，用 5% 葡萄糖注射液或 0.9% 氯化钠注射液 250mL 稀释后使用。

（2）二十五味珊瑚胶囊

功能与主治：开窍，通络，止痛。用于"白脉病"，神志不清，身体麻木，头晕目眩，脑部疼痛，血压不调，头痛，癫痫及各种神经性疼痛。

用法与用量：口服。每次 2 粒，每日 1 次。

（3）松龄血脉康胶囊

功能与主治：平肝潜阳，镇心安神。用于肝阳上亢所致的头痛、眩晕、急躁易怒、心悸、失眠；高血压病及原发性高脂血症见上述证候者。

用法与用量：口服。每次 3 粒，每日 3 次，或遵医嘱。

（4）脑心清胶囊

功能与主治：活血化瘀，通络。用于脉络瘀阻，眩晕头痛，肢体麻木，胸痹心痛，胸中憋闷，心悸气短；冠心病、脑动脉硬化症见上述证候者。

用法与用量：口服。每次 2～4 片，每日 2 次。

（5）养血清脑颗粒

功能与主治：养血平肝，活血通络。用于血虚肝旺所致头痛，眩晕眼花，心烦易怒，失眠多梦。

用法与用量：口服。每次 1 袋，每日 3 次。

（6）血府逐瘀胶囊

功能与主治：活血祛瘀，行气止痛。用于外伤性眩晕辨证属血瘀证者，表现为头晕头痛日久不得缓解，心悸失眠，急躁易怒等。

用法与用量：口服。每次 6 粒，每日 2 次。

【预后转归】

由于眩晕是多种疾病的一种临床症状，因而眩晕的预后转归需结合具体疾病进行评判。如良性阵发性位置性眩晕、梅尼埃病、前庭神经元炎等周围性眩晕，经祛风化痰、健脾和胃法治疗后，多可快速缓解，坚持长期治疗，还可减少发作次数，部分患者甚至可以控制复发。低血压性眩晕、贫血性眩晕，经补益气血、升举清阳法治疗后，血压回升，血液红细胞、血红蛋白升高，眩晕症状也可随之改善。高血压性眩晕、脑供血不足性眩晕，经积极控制血压、改善脑供血等治疗，预后良好；若病情迁延，反复发作，可引起肝阳亢逆，化火生风，发生气血上冲导致中风之变。颈性眩晕若经中药、推拿、针灸治疗后，效果不明显者，可考虑外科手术干预。慢性主观性头晕，多合并抑郁、焦虑情绪，此类患者治疗周期较长、短期预后欠佳，应配合心理治疗。

【预防调护】

眩晕的发生，多与饮食不节、素体虚弱、劳倦过度、情志失调等因素有关。因此，预防眩晕的发生，需注意避免和消除能导致眩晕发生的各种内、外致病因素。眩晕发病后，要及时治疗，注意休息；严重者当卧床休息，避免突然、剧烈的体位改变和头颈部运动，以防眩晕症状的加重，或发生昏仆。有眩晕史的患者，当避免剧烈体力活动，避免高空作业。

贫血、低血压性眩晕，患者体质虚弱，注意增加营养，并坚持适度参加体育锻炼，增强体质。高血压、脑供血不足性眩晕，需保持心情舒畅，稳定情绪，并注意劳逸结合，避免过度体力和脑力劳动，防止房劳过度，戒烟戒酒。周围性眩晕注意饮食有节，防止暴饮暴食、过食肥甘醇酒，并保证睡眠充足。颈性眩晕要避免伏案过久，适度运动。

【临证体会】

1. 重视调补肝肾

从肝论治眩晕，当注重平肝、柔肝、养肝、疏肝、清肝诸法。《经》曰"诸风掉眩，皆属于肝"，肝木旺，风气甚，则头目眩晕，故眩晕之病与肝关系最为密切。其病位虽主要在肝，但由于患者体质因素及病机演变的不同，可表现出不同的证候，如：肝阳上亢，内风上旋；或水不涵木，虚阳上扰；或阴血不足，血虚生风；或肝郁化火，火性炎上等。因此，临证之时当根据病机的异同分别论治。

若属肝阳上亢，内风上旋，表现为眩晕头胀、面赤口苦、急躁脉弦者，治当平肝潜阳，宜用天麻钩藤饮，或用代赭石、珍珠母、石决明、龙齿、龙骨、牡蛎等；若兼肝郁化火，可配合龙胆泻肝汤或加夏枯草、钩藤以清肝泻火；若素体肝肾阴亏，水不涵木，虚阳上扰，表现为眩晕欲仆、腰膝酸软、耳鸣失眠者，治宜滋阴潜阳，方用知柏地黄丸，或加用枸杞、何首乌、白芍等，酌配潜镇之品。若阴血不足，虚风内动，表现为头晕目眩、面色萎黄、少寐多梦、神疲乏力、脉细舌淡，治疗当宗"柔肝之体，以养肝阴""血行风自灭"之意，治以滋阴养血柔肝之法，加用生地黄、当归、阿胶、白芍、枸杞等。另外，肝主疏泄，调畅气机，若眩晕为情绪因素所致，兼见肝郁不舒诸证，可配合逍遥散或小柴胡汤。

2. 眩晕乃中风之渐

眩晕在临床较为多见，其病机以虚为主。其中因肝肾阴亏，肝阳上亢而导致的眩晕较为常见。此型眩晕若属肝阳暴亢，阳亢化风，可夹痰夹火，窜走经遂；患者可以出现眩晕头胀，面赤头痛，肢麻震颤，甚则昏倒等症状。此时当警惕有发生中风的可能。

对于此类患者，当严密监测血压、神志、肢体肌力、感觉等方面的变化，以防病情突变；还应嘱患者平素忌恼怒急躁，忌肥甘醇酒，按时服药，控制血压，定期就诊，监测病情变化。

3. 配合其他疗法

对于部分眩晕患者，根据具体疾病采取针对性强的必要措施进行治疗。如耳石症患者，采用体位法复位；急性椎 - 基底动脉缺血性眩晕，持续 3 ～ 4.5 小时不能缓解的患者，可进行溶栓治疗；高血压眩晕，服用降压药控制血压；低血压眩晕，需积极升压，改善脑灌注；贫血性眩晕，需积极纠正贫血，必要时可输血；颈性眩晕，可配合针灸、推拿等积极处置颈椎病；慢性主观性眩晕，必要的心理治疗及抗焦虑治疗可消除患者恐惧心理和焦虑、抑郁症状。

眩晕症状明显持续者，可采取对症治疗措施。如眩晕发作持续数小时或频繁发作者，短期酌情应用前庭抑制剂，如抗组胺剂（异丙嗪、苯海拉明等）控制症状。由于前庭抑制剂主要通过抑制神经递质而发挥作用，如果应用时间过长，会抑制中枢代偿机制的建立，因此当在急性期症状控制后停用，抑制剂亦不适合用于前庭功能永久损害的患者。天麻素注射液、敏使朗对多种疾病的眩晕均有效果，可于发作期内短程使用。

【验案介绍】

1. 梅尼埃病案

吴某，女，43 岁。初诊日期：2008 年 6 月 7 日。

既往有眩晕病史 5 年，发作 3 天。自觉天旋地转，如坐车船，转侧时明显，甚则恶心呕吐，畏光，汗出，面色萎黄无华，嗜睡困倦，全身乏力。舌淡暗，苔薄白，脉细。有眩晕家族史，平素晕车船。诊断：梅尼埃病。证属脾虚湿困，风痰上扰。治以健脾化湿，息风化痰。

处方：天麻 10g，钩藤 15g，白蒺藜 10g，生石决明 30g（先煎），白术 10g，茯苓

15g，法半夏 10g，陈皮 6g，白芍 12g，当归 10g。每日 1 剂，水煎，早晚分服。

二诊（6月14日）：眩晕明显好转，未有恶心及畏光，但头颈后仰时仍感头晕不适。面色无华，疲劳乏力，视物模糊，食纳、二便均调，舌、脉如前。上方加炙黄芪 15g，党参 10g，葛根 15g，决明子 10g，去法半夏、生石决明。

三诊（7月1日）：眩晕已除，头颈后仰自如，视物清楚，面色较前润泽，疲劳乏力不显。嘱服补中益气丸以善其后。

按：眩晕属实者，多见肝阳上亢、风痰上扰；属虚者，多见气血亏虚、肾精不足。本例患者当属标实本虚之证。初诊时眩晕发作，天旋地转，恶心呕吐，是由阳亢风动、痰浊内盛、胃气失和、肝风夹痰上扰清窍所致，虽有面色萎黄无华、疲劳乏力、嗜睡困倦、脉细等脾虚湿困、气血不足、清阳不升、脑失所养之本虚表现，但当以风痰上扰之标实为主。急则治其标，方取半夏白术天麻汤加减，以解除眩晕主症为要。方中天麻、钩藤、白蒺藜、生石决明等平肝潜阳，息风定眩；白术、茯苓、法半夏、陈皮等化痰运脾，和胃降逆；白芍、当归养血和营，柔肝缓急。二诊时，眩晕已去大半，恶心呕吐未作，风痰标实证已除，但仍面色无华、疲劳乏力、嗜睡困倦，故转从健脾益气升清法为主治疗。用药在前方基础上加炙黄芪、党参、葛根；阳亢风动之势已灭，故去生石决明之重镇；呕吐未作，故去法半夏之降逆。三诊时眩晕消除，但本虚非短时可逆转，故守益气升清法，以补中益气丸善后。

——过伟峰，袁园. 从标本缓急论治眩晕临床体会［J］. 上海中医药杂志，2010，44（7）：47，54.

2. 后循环缺血眩晕案

金某，男，60岁。初诊日期：2016 年 5 月 24 日。

近 1 个月来晨起头昏沉不清，持续约 10 分钟后缓解，数天发作 1 次，伴行走不稳，曾住院诊断为后循环缺血，予活血化瘀、改善脑代谢等治疗（具体不详）。住院期间有所缓解，出院后复发；伴口中异味，舌麻时作，寐浅，纳可，二便调。舌暗，苔薄黄腻，脉弦。辨病当属眩晕；证属肾虚肝旺，风阳上扰。

处方：天麻 12g，钩藤 20g（后下），白蒺藜 10g，珍珠母 30g（先煎），生地黄 10g，山茱萸 6g，枸杞子 10g，菊花 12g，桑寄生 15g，怀牛膝 15g，丹参 10g，全蝎 3g，荷叶 10g，藿香 10g。7 剂，日 1 剂，水煎服。

二诊（6月11日）：服药 1 周，头昏晕基本消除，行走转实。仍有口中异味，舌麻减轻，舌淡，苔淡黄腻，脉弦滑。予上方加生石膏 30g，合藿香、荷叶以清散脾胃伏热，除口中秽浊之气；加泽泻 10g 利水化痰泄浊，平肝阳之亢逆。1 周后复诊，诸症皆除，无明显不适，予原方续服，以巩固疗效。

按：患者为老年男性，年高体虚，肾水亏虚，水不涵木，风阳上扰而致眩晕。治宜补虚泻实，补肾平肝，调整脏腑阴阳。天麻、钩藤、白蒺藜平肝息风，正如汪昂《医方集解》云："颠顶之上，唯风药可到也。"凡头目清窍之疾，每多选用平肝祛风药。珍珠母咸寒介类，平肝潜阳，兼有重镇安神之效，对头昏、不寐之证有"一石二鸟"之功。生地黄、山茱萸、枸杞子补肝肾之真阴，菊花有清肝明目之效，合白蒺藜又有清利头目之功。患者行走不稳，予桑寄生、怀牛膝补肾强腰膝。患者舌暗，且住院时予活血化瘀药有效，说明有瘀血存在，故予丹参活血化瘀。其归心、肝二经，善行血而不伤血，现广泛用于心脑血管疾患。患者舌体麻木，予全蝎息风通络。荷叶、藿香乃芳香化浊之品，用之祛口中异味。组方药少而精，标本兼治，合《医学从众录·眩晕》所言："乙癸同源，治肾即所以治肝，治肝即所以息风。"

——柯娟，袁梦果，过伟峰.补肾平肝法治疗后循环缺血性眩晕经验与体会［J］.浙江中医药大学学报，2017，41（8）：688-691.

3. 高血压眩晕案

马某，女，37岁。初诊日期：2002年11月22日。

1997年妊娠时罹患"妊娠高血压症"，当时未予药物治疗，产后血压自行复常，亦无特殊不适反应。今年4月体检发现血压升高，排除症状性高血压可能，诊断为高血压病。先后服用倍他乐克、山绿茶、复方罗布麻片等降压药，血压仍难有效控制，波动在（140～160）/（90～106）mmHg。刻诊：时有头昏晕，或头痛，口干渴饮。舌质红，舌苔薄黄，寸口脉细。有高血压家族史。证属肝肾阴虚，阴不涵阳，气血失调。治宜育阴潜阳，调气行血，阴阳互求。

处方：牡丹皮10g，丹参15g，川芎10g，玄参10g，白蒺藜12g，淫羊藿10g，野菊花12g，杜仲15g，桑寄生15g，夏枯草10g，生地黄12g，天麻10g，钩藤15g（后下），怀牛膝10g。7剂，日1剂，水煎服。

二诊（11月29日）：服药1周，血压似有下降，但舒张压仍高，测血压130/104mmHg，血压升高时头昏晕，口干。服药首日曾有腹泻，继则肠鸣矢气。舌苔薄黄，舌质红，脉细。顽疾获效殊为不易，不可速求，当守方缓图。原方加青木香6g，大蓟20g，珍珠母30g（先煎）。7剂。

三诊（12月5日）：药后血压下降至正常范围，维持在115/85mmHg左右，但有肠鸣、便烂。上方再加生楂肉15g以降脂助运。

3个月后随访，头昏晕痛未作，血压维持正常，已停服中药2个月。

按：高血压多发生于中老年人，头晕头痛、急躁、面色潮红、耳鸣、麻木是其主要临床表现，高血压进一步发展有成中风之虞，中医每从"眩晕""头痛""肝风""肝阳"等辨治。《证治汇补》指出："以肝上连目系而应于风，故眩为肝风。"周老认为，肝肾阴虚，阴不涵阳，阴阳失调是高血压的基本病机。阴虚于下，水不制火则肝阳化风，夹痰夹瘀上扰清空则致头晕头痛。

验之临床，高血压患者除兼见风、火、痰、瘀、虚等多重病理因素外，每有气血失调表现，有时气血失调甚至成为主要病理因素。脏腑阴阳的正常功能活动，是生化气血并主宰其运行的基础，脏腑阴阳失调必然引起气血运行反常，而气血运行紊乱又加重脏腑阴阳失调，故《管见大全良方》在论述中风病时指出："皆因阴阳失调，脏腑气偏，荣卫失度，气血错乱。"因此，阴阳失调虽是高血压病之根本，而其表现形式则是脏腑气血失调。正如唐容川所言："人之一身，不外阴阳，而阴阳二字即是水火，水火二字即是气血。"现代研究证实，小动脉的痉挛、微循环的障碍、心脑肾等重要脏器的供血不足是高血压患者的主要病理改变。因此，治疗高血压在应用育阴潜阳法基础上，配合运用一些调气行血药物，则每能出奇制胜，事半功倍。

本案患者有肝肾阴虚之本虚表现，而肝风、痰火标证不著，但血压较高，提示患者有小动脉痉挛之基本病理改变，如不加以治疗，势必出现心脑肾供血不足表现。治疗除用生地黄、杜仲、桑寄生滋水以涵木，白蒺藜、天麻、钩藤、珍珠母息风，野菊花、夏枯草清肝火外，还以丹参、牡丹皮、川芎、玄参、大蓟凉血活血，以青木香辛苦寒而调气，怀牛膝补肝肾并引血下行。诸药合用，共奏育阴潜阳、调气行血之功。

另外，本案中反佐淫羊藿一药也是匠心独运之笔。在诸多育阴潜阳药中，反佐一味温补肾阳之品，意在"阳中求阴"，使阴得阳助而生化运行不息。"欲夺之，先予之"，周身气血"升已而降，降已而升"，有规律地运行不息，以达到"阴平阳秘"的动态平衡。同时，此搭配也是叶桂温养肝肾法之巧妙应用。

——陈四清.育阴潜阳、调气行血法治疗高血压病［J］.江苏中医药，2004（12）：41.

4. 脑供血不足眩晕案

李某，男，52岁。初诊日期：2001年8月14日。

自诉七八年来头昏头痛，行路时两目发黑，心前区隐痛，时有刺痛，面色不华，疲劳乏力，尿黄有气味。舌苔黄腻，质紫，脉细。脑血流图示供血不足，左心室舒张功能减退。既往有高血压、甲亢、胆囊炎、胆石症等多种病史。证属气不运血，湿热内蕴，痰瘀上蒙，清阳不展。

处方：党参10g，生黄芪15g，当归10g，柴胡5g，葛根15g，丹参15g，石菖蒲10g，炒苍术10g，黄柏10g，佩兰、泽兰各10g，陈皮10g，法半夏10g，蔓荆子10g，合欢皮15g。7剂。

二诊（8月21日）：药后排出大量宿粪，头昏减轻，头痛未作，欲寐，活动量增加，肛门潮湿发痒，心前区隐痛好转；舌苔黄腻，质暗，脉细。治守原义。原方去蔓荆子、合欢皮，加川芎10g，桑寄生15g。14剂。

按：此患者以头昏痛而眩为主症，病史七八年，伴见疲劳乏力，面色不华，舌苔黄腻，脉细。这是知病由气不运血，气血亏虚，清阳不升，脑失所养所致。而心胸疼痛、尿黄有气味、苔黄腻、舌质紫，又提示湿热内蕴，痰瘀上蒸，清阳不展之病机，故治疗以益气养血升清法为主，方以益气聪明汤加减，兼以清化湿热，化痰祛瘀。方中重用参、芪甘温益气，加当归、丹参养血活血；以葛根、升麻、蔓荆子升展清阳；二陈汤合佩兰清化湿热，合石菖蒲、泽兰、丹参、川芎化痰活血。

益气聪明汤出自东垣，原治"内障目昏，耳鸣耳聋"。李东垣曰："医不理脾胃及养血安神，治标不治本，是不明理也。"意即五脏皆禀气于脾胃，通过脾胃的升清功能以达于九窍；烦劳伤中，使冲和之气不能上升，故目昏耳聋。益气聪明汤原方：黄芪、人参五钱，葛根、蔓荆子三钱，白芍、黄柏二钱。参、芪甘温以实脾胃；甘草甘缓以和脾胃；葛根、升麻、蔓荆子轻扬升发，能入阳明，鼓舞胃气，上行头目，中气既足，清阳可升，则九窍通利，耳聪而目明；白芍敛阴和血柔肝，黄柏补肾生水，盖目为肝窍，耳为肾窍，所以又用二者以平肝滋肾。

《经》云"诸风掉眩，当属于肝"，虽然眩晕多因肝木旺、风气甚所致，但临床切不可拘泥。

——顾勤，王志英.跟周仲瑛抄方［M］.北京：中国中医药出版社，2008.

第三章　头痛

【概说】

头痛是以自觉头部疼痛为特征的一种常见病证，以症状命名，既可单独出现，亦可伴见于多种急慢性疾病。依据其致病原因，可分为外感头痛、内伤头痛和外伤头痛。脑病头痛多属内伤头痛，外伤头痛虽具有头部外伤史，但令脑脉瘀阻而反复头痛，也可归属"内伤头痛"范畴。

西医学将头痛大致分为原发性头痛和继发性头痛两大类。其中原发性头痛最为常见，如偏头痛、紧张型头痛、丛集性头痛、三叉神经痛等；继发性头痛由颅内感染、脑血管疾病、脑肿瘤、五官疾病、物质戒断及精神性疾病而引起。本章重点讨论原发性头痛和外伤头痛。

【头痛常见疾病概述】

原发性头痛的病因及发病机制非常复杂，目前认为与脑组织细胞内介导疼痛传递的神经递质及痛性相关神经肽水平异常和功能紊乱有关。头痛的治疗包括病因治疗、对症治疗和预防性治疗。病因明确的头痛宜尽早去除病因，病因不能立即去除的继发性头痛及各种原发性头痛的急性发作期，给予止痛等对症治疗，同时针对眩晕、呕吐等伴随症状予以对症处理；慢性头痛呈反复发作者应给予预防性治疗。

1. 偏头痛

病因可能与遗传、内分泌、代谢、饮食、精神因素等有关，发病机制尚未完全明确，目前较为认可的主要有三叉神经血管反射学说，将神经、血管及递质等结合起来，可较好地解释偏头痛发作时的生理及病理改变。

偏头痛多起病于青春期，青中年女性居多，多有家族史。疾病呈反复发作，间歇期如常人，病程较长，多因饮食、月经周期、情绪因素、劳累等诱发，休息、睡眠可减轻。发作时以一侧或双侧头部搏动性疼痛为主，或为胀痛，畏光畏声，多伴有恶心、呕吐等植物神经功能紊乱症状，单次发作持续时间为 4～72 小时（未经治疗或治疗无效）。其中先兆型偏头痛发作前可有 5～60 分钟的视觉、感觉、语言、脑干、视网膜等先兆症状。

偏头痛发作期治疗目的是快速镇痛，减少头痛再发生，恢复患者正常生活状态。轻中度偏头痛及既往治疗有效的重度偏头痛，非甾体抗炎药（对乙酰氨基酚、布洛芬等）可作为一线药物。难治性病例和偏头痛持续状态（单次发作＞72 小时），应用皮质类固醇治疗。曲普坦类为高选择性 5-HT1B/1D 受体激动剂，在偏头痛任何时期均有效，且越早应用，效果越好；但出于安全考虑，不主张在先兆期使用。预防性治疗的目的是降低发作频率，减轻发作程度，减少失能，增加急性发作期治疗的疗效。常选择使用 β- 受体阻滞剂、抗抑郁药、抗癫痫药、钙通道拮抗剂（氟桂利嗪）。偏头痛有效的预防性治疗需持续 6 个月，之后可缓慢减量或停药。大多数偏头痛患者预后良好，且偏头痛症状可随年龄增长而逐渐缓解，部分患者可在 60 ～ 70 岁时不再发作。

2. 紧张型头痛

紧张型头痛发病机制与多种因素有关，涉及中枢神经系统、周围神经系统和环境因素，如心理因素、痛觉超敏、颅周肌肉收缩及肌筋膜炎等。

男女患病率比约为 4∶5，发病年龄高峰多在青中年。疼痛以双侧顶枕、额颞部等肌肉丰厚部位为主，呈紧缩性、压迫性、持续性钝痛，常伴头部束带感，颅周紧箍感、沉重感，不伴恶心呕吐、畏光畏声、视力障碍等，可有疼痛部位肌肉触痛或压痛点，肩颈背部肌肉僵硬感，捏拿肌肉时体感舒适等特征。头痛持续时间 30 分钟至 7 天不等，发作期及发作间歇常伴精力减退、头昏、失眠、焦虑抑郁等症状，而神经系统检查无阳性体征。

本病可采用非药物和药物治疗方法。非药物治疗包括心理疏导、松弛训练、认知行为治疗、物理治疗、生物反馈和针灸疗法等。药物治疗包括对症治疗和预防治疗，发作期使用止痛药或非甾体类抗炎药，但需注意切勿滥用。一般单种镇痛药，每月使用不超过 14 天。肌肉松弛剂（乙哌立松、巴氯芬）适用于伴有颅周肌肉压痛、痉挛的紧张型头痛。对于口服药无效或不能耐受的顽固性紧张型头痛，可使用 A 型肉毒素治疗。频发性和慢性紧张型头痛可采用预防治疗，常用药物有阿米替林或新型抗抑郁药，如文拉法新等，可降低头痛发作频率，减轻头痛程度。预防性用药每 6 ～ 12 个月尝试减少用量至停药。影响紧张型头痛预后的因素，主要有合并偏头痛、未婚、睡眠障碍和固定的生活方式等，而高龄和非慢性紧张型头痛则是预后较好的影响因素。

3. 丛集性头痛

丛集性头痛病因及发病机制尚不明确，根据其发作具有昼夜节律性和同侧颜面部的自主神经症状，结合功能神经影像研究结果，推测可能与下丘脑神经功能紊乱有关。本病临床较少见，多发于 20 ～ 50 岁的年轻人，男性居多。以一侧眼眶周围发作性剧烈疼痛，反复密集发作为临床特征。春秋季易发，常发生在每天同一时间，多为晚上，无先兆，不伴恶心呕吐，持续 15 ～ 180 分钟。头痛来势迅猛，20 分钟内达高峰，通常在一段时间（3 ～ 16 周）丛集期内出现一次接一次成串的发作，疼痛固定于一侧眼眶部，呈眼内、眼周深处及眼眶周围剧烈钻痛，无搏动性，向前额、颞部、颊部放射，剧烈难忍。部分患者伴疼痛侧眼睑下垂，颞动脉粗大、触痛，头面部皮肤痛觉过敏，结膜充血，鼻塞流涕流泪，面颊发红，面部出汗异常，眼睑水肿等。

发作期疼痛剧烈，最有效的治疗是纯氧吸入及皮下使用舒马普坦，也可使用麦角胺和利多卡因。预防性治疗使用糖皮质激素、麦角胺、维拉帕米、碳酸锂、丙戊酸、托吡酯等药物，也可以尝试神经阻滞与封闭、经皮射频三叉神经根切断术、下丘脑深部脑刺激等外科治疗。本病预后较好，多数经治疗或可自行缓解。

4. 三叉神经痛

三叉神经痛发病机制可能是在多种致病因素作用下，使三叉神经半月神经节的感觉根和运动支发生脱髓鞘改变，脱失髓鞘的轴突与相邻纤维之间发生短路所引起的疼痛发作。本病多见于 40 岁以上的青中年女性，好发于一侧面部的上颌支或下颌支，眼支极少累及，极个别患者可先后或同时发生在两侧。表现为局限于颜面部三叉神经分布区内的阵发性、短暂、剧烈疼痛，呈电击样、刀割样、撕裂样，每次疼痛仅数秒钟或 1～2 分钟即骤然停止，间歇期正常，不伴有三叉神经功能破坏症状。发作呈周期性，1 日数次或 1 分钟多次，持续数周、数月，甚则更长，可自行缓解。病程初期发作较少，间歇期较长，随病程进展，间歇期逐渐缩短。患者面部某个区域可能特别敏感（扳机点），极易触发疼痛，如上下唇、鼻翼外侧、舌侧缘等，常因面部机械刺激如说话、进食、洗脸、剃须、刷牙、打呵欠，甚至微风吹拂面庞诱发疼痛。

原发性三叉神经痛缺乏绝对有效的治疗方法，以止痛为目的，以药物治疗为主，卡马西平为首选药物，苯妥英钠、加巴喷丁、巴氯芬及氯硝西泮等亦可酌情选用。药物治疗无效时，可选用神经阻滞疗法或外科手术治疗（如微血管减压术、颅内外三叉神经周围支切断术、三叉神经感觉根部切断术及三叉神经脊髓束切断术）。本病预后较好。

5. 外伤头痛

外伤头痛是由头脑外伤引起的慢性持续性或间歇性头痛，可由多种原因所致。

慢性硬膜下血肿头痛，位置深，呈持续性单侧或全头痛，可伴困倦、偏瘫；严重时意识模糊、昏迷，头部影像学可显示相应病灶。外伤后情绪不稳综合征常以头痛为突出临床表现，伴有头晕、疲劳、失眠、注意力不集中、紧张、颤抖、易激惹、激动等，类似紧张型头痛，通常采用支持及心理治疗，必要时应用抗抑郁药缓解焦虑抑郁情绪，并逐步增加体力活动。颈部挥鞭样损伤后头痛，通常发生在躯干突然受到向前、后冲击时，惯性作用使头部落于躯干运动之后，寰枕关节及颈椎发生甩鞭样过伸、过屈或旋转所致，可予手法、物理治疗，严重时手术治疗。外伤后自主神经功能障碍性头痛，多于头部外伤后出现一侧剧烈发作性搏动性头痛，可伴同侧瞳孔扩大及面部出汗过多，并可引发偏头痛或丛集样头痛，麦角胺治疗无效，β- 受体阻滞剂普萘洛尔可迅速缓解症状。

【病因病机】

本病多因情志失调、久病体虚、饮食不节、摄生不当、脑部外伤等导致气血精髓不足，头窍失荣；或内生痰湿、风火、风阳、瘀血等病理因素，上逆犯头，清窍被扰所致。

1. 病因

（1）情志失调

郁怒伤肝，肝气郁结，肝失疏泄，经气被阻，气滞血瘀于脑络；气郁化火，肝阳偏亢，肝风内生，风火上扰头目。平素肝肾亏虚，气血不足之体，稍遇情志刺激，更易导致肝阳上亢而发病。情志失调常是偏头痛、紧张型头痛、丛集性头痛的主要发病因素。

（2）久病体虚

久患慢性疾病，体质虚弱，外科术后，妇人经产后，气血耗伤，不能上荣脑髓，或素体阴血亏虚，肝体失养，肝气有余，稍遇情志刺激，易致阳亢于上，扰及头目，发为头痛。久病体虚常是偏头痛、紧张型头痛的主要发病因素。

（3）饮食不节

嗜食肥甘、辛辣炙煿、饮酒太过，致脾失健运，痰湿内生，久蕴化热，阻遏清阳，如进食咖啡、奶酪、茶饮、烟酒等常是诱发偏头痛的原因；也可因饥饱失常、药石所伤，损及脾胃，运化不健，气血生化乏源，清窍失养，或痰湿内生，上蒙清阳导致头痛。饮食不节常为偏头痛、紧张型头痛等反复发作的因素。

（4）摄生不当

生活起居不节，吹风受凉或冒雨涉水，外风夹寒湿热邪引动内风而致肝风上扰；或风湿困遏，或风热上攻引起头痛。这些常是偏头痛、三叉神经痛、紧张型头痛的发病因素。

烦劳、思虑过度、熬夜失眠，伤肝损脾，暗耗阴血，肝体失养，肝阳上亢，清窍失利，不通则痛。此多是偏头痛、紧张型头痛、丛集性头痛的发病因素。

劳逸失度，久坐久卧，耗气伤脾，痰湿内盛，困遏清阳，清阳不展；或房劳不节，损伤精气，髓海空虚；或阳气不振，清阳不升，头窍失养，不荣则痛。这常是慢性紧张型头痛的发病因素。

（5）外伤久病

头部仆跌闪挫，损伤脑脉，气血运行受阻，瘀血停滞；或久病入络，气血凝滞，脑络瘀阻，不通则痛。外伤久病常是外伤头痛和顽固性偏头痛的发病因素。

2. 病机

（1）病位主要在肝，涉及脾、肾

① 病位主要在肝：肝为风木之脏，以血为本，以气为用，内伤头痛以肝病为多。头痛或系情志不遂，肝失疏泄，郁而化火，上扰清空；或系肝肾阴虚，水不涵木，肝阳上亢所致。

② 病位涉及脾：头痛多系饮食不节，嗜食肥甘，脾失健运，痰湿内生，阻遏清阳所致；或因饥饱失节、劳倦、产后体虚、大病久病，脾胃虚弱，气血生化不足，清阳不升，清空失养所致。

③ 病位涉及肾：头痛多系禀赋不足，或房劳伤肾，以致肾精亏虚，髓海渐空失养所致；或因肾虚而肝阳上亢所致。

（2）病理因素有风、火、痰、瘀、虚，而以肝风为主，可兼夹外风

风为阳邪，清扬开泄，易袭阳位。头为诸阳之会，居人体高位，《素问·太阴阳明论》云："伤于风者，上先受之。"《兰室秘藏》则说："高颠之上，惟风可到。"风有内风、外风之异，内伤头痛多属内生肝风为患。肝风常夹痰、火，上犯头窍，发为头痛。

外伤头痛及慢性头痛久病入络者，多属瘀血；属虚者，以肝肾阴血亏虚多见，也往往兼有肝风。

风木之气，同类相求，内风极易招致外风侵袭，诱发或加剧头痛，且外风往往与寒、湿之邪相合，上犯清窍，寒郁日久，常从热化，进而形成寒凝热郁的复杂病机。

（3）病理性质属本虚标实，发作期以标实为主，缓解期虚实夹杂为多

头痛发作期突出表现为肝阳上亢、肝火上扰、痰湿蒙窍、瘀血阻窍，多属实证；缓解期存在气血亏虚、肝肾不足的病理基础。然因病程较长，反复发作，既有痰、火、瘀等实邪存在，又有阴血亏虚、精气不足等正虚表现，故以虚实相兼为多。虚实之间可转化兼夹，如肝阳头痛、化火伤阴，可出现肝肾阴虚或阴虚阳亢。

（4）基本病机为风阳上亢，有不通则痛、不荣则痛之别

肝、脾、肾功能失调导致头痛。属实者，由肝阳、肝风、肝火、痰浊、瘀血等上扰头窍，阻滞经络，不通则痛；属虚者，由气血阴精不足，清窍失养，不荣则痛。但头痛病位在头窍，"高颠之上，惟风可到"，故无论虚实，均以风阳上亢为病机关键。

【辨证辨病治疗】

1. 辨证思路

（1）辨本虚标实

新发头痛，病程短，痛势剧烈，头痛发作期以标实为主；反复头痛，病程久，头痛缓解期或劳累诱发者，多属虚实夹杂证。

（2）辨头痛性质

头痛重坠，如蒙如裹者，多因于痰湿；跳痛、胀痛、掣痛者，多因于肝阳、肝风；灼痛者，多属肝火或兼风热；冷痛畏风者，多因于寒厥或兼风寒；隐痛或空痛者，多因于气虚、血虚或肝肾阴精亏虚；刺痛不移者，可因于瘀血。

（3）辨部位、经络

痛在枕部，连及颈肌，因外感诱发或加剧，病在太阳经；痛在颠顶，连及眼目，为邪犯厥阴经；痛在两颞，连及耳部，病在少阳经；痛在前额连及眉棱者，为邪犯阳明经；全头作痛者，多因气血亏虚或肝肾阴虚所致，可见于太阴、少阴经头痛。

2. 治疗原则

（1）基本治则为平肝息风

本病基本病机为风阳上亢，临证治疗当以平肝息风为原则。实证肝风上扰、肝阳上亢、肝火上炎，治以平肝息风、镇肝潜阳、清肝泻火；虚证肝风者，治以养阴息风。兼有痰浊、瘀血者，配合化痰、活血化瘀通络。

（2）根据头痛部位加用引经药物

川芎、白芷辛香走窜入脑，为止头痛要药，无论虚实寒热均为必用。同时根据头痛部位和经络循行，使用引经药物。太阳头痛，后枕连及项痛者，选用葛根、片姜黄、羌活；

阳明头痛，痛在前额及眉棱骨者，选用白芷、蔓荆子；少阳头痛，痛在两颞，连及耳部者，选用柴胡、黄芩；厥阴头痛，颠顶痛连及眼目者，选用吴茱萸、藁本。

（3）病证结合辨治

① 偏头痛从血虚肝旺论治：偏头痛病程较长，迁延难愈，周期性反复发作，难以根治。发时痛势剧烈，偏侧胀痛、跳痛，病机重点在风阳上扰，治疗重在平肝潜阳息风。头痛间歇期如常人，往往在诱发因素作用下导致风阳上扰而头痛发作。这一周期性发作的特点，正是血虚与肝旺之间此消彼长、动态转化的结果。由于血虚肝旺病理状态始终存在，构成了偏头痛患者特定的体质因素，成为反复发作的"宿根"，一遇诱发因素，即令肝气偏旺，血不涵阳，风阳上扰而致头痛复发。为此，我们提出血虚肝旺为偏头痛的基本病机特征，以养血平肝为治疗大法。

血虚头痛以痛势绵绵、隐痛昏痛为特征，并可见面色萎黄无华、头昏目花、疲劳乏力等血虚证候。然验之临床，偏头痛患者痛势剧烈，纯属血虚者实属少见。之所以从血虚肝旺治疗，并非以血虚证候为依据，而是基于本病反复发作的临床特点和血虚与肝旺之间此消彼长的病理转化关系。诚如叶天士《临证指南医案》所说："肝为风脏，因精血衰耗，水不涵木，木少滋荣，故肝阳偏亢。"

② 紧张型头痛从"内外合邪"论治：本病表现为双颞、后枕、头顶或全头部的钝痛、压迫感、麻木或束带样紧箍感，可伴有疼痛部位肌肉的触痛或压痛、颈肩僵硬疼痛等，每因吹风受凉诱发或加重。紧张型头痛具有"内伤头痛"的一般病机证候规律，以肝风上扰为基本病机，但尚有风湿困遏之病机特征。《内经》中有"因与湿，首如裹""诸痉项强，皆属于湿"之说，《景岳全书·湿证》认为"湿之为病……在经络则为痹，为重"。湿为阴邪，其性重浊黏腻，凝滞沉重，最易阻碍气机，痹阻经脉，困遏清阳，故见头痛如裹、重痛、紧痛如箍伴有僵硬，阴雨天或吹风受凉而诱发或加重。因此，本病应从"内外合邪"论治，平肝息风治其本，祛风除湿治其标。

③ 丛集性头痛从风火上扰论治：丛集性头痛的典型表现为单侧眼眶周围、球后尖锐爆炸样、非搏动性剧烈疼痛，伴有球结膜充血水肿、头面潮热、情绪急躁易怒。肝为风木之脏，开窍于目；病由肝郁化火生风，风火相搏，上扰头目所致，诚如《柳宝诒医论医话》所言："木郁化火而火郁成风。"治疗以清肝泻火息风为大法。

④ 三叉神经痛从寒凝热郁、风火痰瘀论治：三叉神经痛表现为面部三叉神经分布区内反复发作的电击样、刀割样、撕裂样短暂而剧烈疼痛，痛势剧烈，突发突止，缠绵难愈。头为三阳之会，风为百病之长，怪病多痰，久病多瘀。本病以风为主因，并与火热、痰瘀兼夹合邪，以致风热郁滞，或风火上炎，或风痰壅阻头面三阳经络而发病，以寒凝热郁、风火痰瘀阻滞为病机特征，正如《张氏医通》所言："面痛皆因于火。"治疗以祛风清火、化痰祛瘀、温经通络为治疗大法。

⑤ 外伤性头痛从瘀血阻窍论治：外伤性头痛多有明确外伤史，可表现为头痛部位固定不移，呈锥痛、刺痛，夜间痛甚；多伴肢体疼痛麻木，或有爪甲青紫，面唇紫暗；舌暗有瘀点、瘀斑，舌下脉络青紫，脉涩结代。治宜活血化瘀，通窍止痛。

3. 分型治疗

（1）肝阳头痛（见于各种头痛）

证候：头胀痛、跳痛或掣痛，两侧为主，可波及颠顶；心烦易怒，睡眠不宁，面红，口干或苦。苔薄黄，舌质红，脉弦有力。

治法：平肝潜阳。

代表方：天麻钩藤饮加减。主治肝阳上亢所致的头痛、眩晕、震颤等。

常用药物：天麻、钩藤、白蒺藜平肝息风；生石决明、生珍珠母、生龙骨、生牡蛎平肝潜阳，镇心安神；川芎、白芷通窍止痛；山栀、黄芩、牡丹皮、菊花清泄肝热；桑寄生、杜仲、牛膝补益肝肾，引血下行；益母草、白芍活血调血，养阴柔肝。

临证加减：素体肝肾阴虚，两目干涩，腰膝酸软，阴虚而阳亢者，加生地黄、制何首乌、枸杞子、女贞子、旱莲草、石斛等。

（2）肝火头痛（多见于丛集性头痛、三叉神经痛）

证候：头痛剧烈，灼热而痛，连及眶周、目珠胀痛；面部潮红甚至面目红赤，急躁易怒，夜寐不宁，口干苦，尿黄，便秘。舌红，苔黄，脉弦数有力。

治法：清肝泻火。

代表方：龙胆泻肝汤加减。用于肝火上炎所致的头痛。

常用药物：龙胆草、栀子、黄芩、牡丹皮、夏枯草清肝泻火；川芎、白芷通窍止痛；通草、泽泻、车前子、川牛膝、制大黄清热降火，引火下行，从二便导出；生地黄滋阴生津，养血柔肝。

临证加减：肝火伤阴或阴虚火扰者，加玄参、知母；夜寐不宁者，加酸枣仁、茯神、生龙骨、生牡蛎宁心安神；便秘干结者，加决明子、枳实、芒硝等增强泻下之力。

（3）风痰（湿）头痛（见于紧张型头痛、三叉神经痛）

证候：头痛昏蒙，重痛如物裹首；时有目眩，胸脘痞闷，恶心泛泛，甚则呕吐痰涎，纳呆。舌苔腻，脉滑或弦滑。

治法：健脾化湿，息风祛痰。

代表方：半夏白术天麻汤加减。主治风痰所致的头痛、眩晕等病证。

常用药物：半夏、陈皮、枳壳燥湿化痰理气；白术、茯苓健脾化湿；天麻、白蒺藜、蔓荆子平肝息风，川芎、白芷通窍止痛。

临证加减：风湿困阻，头紧如捆，畏风冷，阴雨天加重，加羌活、葛根、片姜黄、防风；风痰入络，顽痛不已，加全蝎、僵蚕、南星搜风化痰剔络；痰湿蕴久化热，口苦口黏，舌苔黄，去白术，加黄连、竹茹、枳实、胆星清热化痰；若肝胃虚寒，干呕吐涎沫，头痛者，加吴茱萸、生姜温肝和胃而降逆。

（4）瘀血头痛（多见于外伤性头痛，亦见于偏头痛、三叉神经痛等久病反复发作）

证候：头痛屡发，经久不愈，痛有定处，固定不移，痛如锥刺，或有头部外伤史。舌质紫或有瘀斑，脉细或细涩。

治法：活血化瘀通络。

代表方：通窍活血汤加减。本方重在活血通窍，适用于瘀血停滞、脑脉不通所致的头痛。

常用药物：当归、川芎、赤芍、桃仁、益母草养血活血，化瘀止痛；白芷、细辛、郁金温通走窜，通窍止痛。

临证加减：痛甚，加全蝎、蜈蚣祛风搜剔止痛，并可加延胡索、地龙、五灵脂、乳香、没药等行瘀通络定痛；若因受寒诱发或加重，酌加细辛、桂枝等温经通络，散寒止痛。

（5）虚证头痛（多为原发性头痛反复发作的病理基础，亦多见于头痛缓解期）

证候：头部隐痛、空痛、昏痛，或遇劳易发；头昏耳鸣，神疲乏力，面色少华或萎黄，心悸怔忡，腰膝酸软。舌淡红，少苔，脉沉细无力。

治法：偏于血虚者，治以滋阴养血；偏于精亏者，治以补肾填精。

代表方：偏于血虚者，用加味四物汤加减，本方养血祛风、清肝明目，用于营血内亏，肝风上扰的头痛、头晕等；偏于精亏者，用左归丸加减，本方滋补肾阴，用于肾精亏虚，肾阴不足，脑髓失养诸症。

常用药物：当归、熟地黄、白芍、山药、枸杞、阿胶、山萸肉、女贞子养血滋肾填精；杜仲、川断、龟甲补益肝肾；川芎、菊花、白蒺藜、蔓荆子清利头目，平肝止痛。

临证加减：头痛伴面红、头面烘热汗出，证属肾阴亏虚、虚火上炎，去党参，加知母、黄柏滋阴泻火；血不养心，心悸不寐者，配柏子仁、龙眼肉养血宁心安神；若体倦无力，少气懒言，气虚明显者，可加人参、黄芪、白术、升麻、柴胡等补中益气升清；头痛畏寒，面色㿠白，四肢不温，腰膝无力，舌淡，脉细无力，用右归丸或金匮肾气丸温补肾阳。

4. 常用中成药

（1）全天麻胶囊

功能与主治：平肝，息风。用于肝风上扰所致头痛、眩晕、肢体麻木。

用法与用量：口服。每次2～6粒，每日3次。

（2）正天丸

功能与主治：疏风活血，养血平肝，通络止痛。用于外感风邪，瘀血阻络，血虚失养，肝阳上亢引起的偏头痛、紧张型头痛、颈椎病性头痛、经前头痛。

用法与用量：口服。每次6g，每日2～3次。

（3）二十五味珊瑚胶囊

功能与主治：开窍，通络，止痛。用于"白脉病"，神志不清，身体麻木，头晕目眩，脑部疼痛，血压不调，头痛，癫痫及各种神经性疼痛。

用法与用量：口服。每次2粒，每日1次。

（4）养血清脑颗粒、天舒胶囊

功能与主治：养血清脑颗粒养血平肝，活血通络；用于血虚肝亢所致的头痛，眩晕眼花，心烦易怒，失眠多梦。天舒胶囊活血平肝，通络止痛；用于瘀血阻络或肝阳上亢所致的头痛日久、痛有定处，或头晕胁痛、失眠烦躁、舌质暗或有瘀斑及血管神经性头痛见上述证候者。

用法与用量：养血清脑颗粒，口服，每次1袋，每日3次；天舒胶囊，口服，每次4粒，每日3次。

【预后转归】

总体而言，原发性头痛的预后较好。偏头痛作为一种周期发作性头痛，多因劳累、体虚、情绪波动、精神紧张等诱发，发作期重在缓解疼痛，间歇期重在预防复发。经积极治疗，多数可获得长时间的缓解，甚至不再发作；亦有极少数顽固性偏头痛及慢性偏头痛治疗较为棘手，必要时可采用综合治疗手段。紧张型头痛发病与焦虑、忧郁、紧张、疲劳等因素有关，慢性紧张型头痛治疗周期通常较长，大部分患者可显著改善，必要时需配合肌肉松弛剂、心理疏导、缓解抑郁焦虑等综合处置。丛集性头痛多因外感、情绪激动等因素诱发，发作期中医药治疗症状缓解不显者，常需借助高流量吸氧、曲普坦类药物、利多卡因滴鼻、针刺放血等方法缓解疼痛。而在缓解期，可预防性使用激素等协同增效。三叉神经痛以清肝泻火、息风止痉、化痰通瘀等治疗，通常有较好疗效，效果不显者，需加用抑制神经病理性疼痛药物或外科微创手术干预。外伤性头痛主要病机是脑髓损伤，气滞血瘀，清窍闭阻，不通则痛，给予行气活血、通窍止痛多可收效。

【预防调护】

头痛的发生多与情志失调、体虚劳倦、饮食不节、摄生不当等因素有关。因此预防头痛发作，需注意避免和消除导致或诱发头痛的各种内外致病因素。原发性头痛作为一种发作性疾病，易于反复发作，故宜尽早明确诊断，积极进行预防性治疗，避免稽留不愈。头痛剧烈者，宜卧床休息，保持环境安静，避免精神紧张及噪音、强光等刺激。加强饮食调理，禁食巧克力、奶酪、柑橘等酪胺含量高的食物，以免诱发头痛。

三叉神经痛、丛集性头痛发作期多属肝火内炽，可用冷毛巾敷头部。紧张型头痛宜配合心理疏导及音乐疗法，调整心态。平时避免过劳，合理安排作息时间，保证充足睡眠，酌选太极拳、游泳、慢跑等项目进行锻炼，以增强体质。肝阳头痛者，禁食辛辣发物，以免生热升阳动风；痰浊、湿邪所致头痛者，饮食宜清淡，禁食肥甘厚腻，以免助湿生痰；精血亏虚者，多食猪脊髓、牛乳、蜂王浆等血肉有情之品。

【临证体会】

1. 头痛治疗要在平肝息风

内伤头痛的基本病机为风阳上亢，且"高颠之上，惟风可到"，故无论何种头痛，临证治疗均以平肝息风为原则。头痛发作期，重用平肝潜阳息风药及川芎、白芷等通窍止痛药以快速缓解头痛；头痛间歇期，往往采用养血平肝、滋阴柔肝合法，以预防头痛复发，即使是虚证头痛也应在补益基础上适当配合平肝息风法。如气虚头痛，表现为头痛绵绵，头昏沉不清，遇劳则甚，体倦无力，畏寒，脉细等，由气虚清阳不升所致，方用补中益气汤益气升清。同时，加蔓荆子、白蒺藜等平肝祛风药以清利头目。

2. 头痛治疗兼顾外风

风有内风、外风之异，内、外之邪存在"同气相求"的特性。内风之体，每因肝之疏泄不达，或阴血亏虚，腠理不密，卫外不固，易招致外风侵袭；而感受外风，亦易引动内风。如偏头痛、紧张型头痛常因吹风受凉、淋雨涉水等感受外风引动内风而诱发头痛，因而临证治疗多在使用天麻、钩藤、白蒺藜等平肝息风药基础上，酌加防风、细辛、白芷等辛温疏散外风之品，引药上达头面，加强祛风之力。

3. 头痛的虫类药治疗

部分顽固性偏头痛、三叉神经痛、外伤性头痛等久发不愈，痛势较剧，根据"久病入络"，临证不必拘泥于"刺痛锥痛，部位固定，面色暗滞，舌暗脉涩等"瘀血征象，可在辨证论治基础上，加用虫类药通络止痛。常用全蝎、蜈蚣、僵蚕、地龙、地鳖虫等虫类药祛瘀通络，解痉定痛，平肝息风，可获良效。虫类药可入汤剂煎服，亦可研细末冲服，因其多有小毒，故应合理掌握用量，不可过用。

4. 女性偏头痛的调经治疗

女性偏头痛常与月经周期有关，好发于经期前后，多伴有经水不调、痛经等，当结合月经周期进行治疗。女子以血为用，以肝为先天。肝藏血，体阴而用阳，司血海而主疏泄。肝性喜升散，若无阴血涵养，易致升散太过，变生风阳；反之，肝血亏虚日久，无以养肝，则出现疏泄不及，肝气郁滞，甚则化热化风。风阳、郁热潜藏于肝，遇诱因而循肝胆二经上窜至头，发为头痛。经前肝气有余，易令肝郁阳亢而诱发头痛。经期阴血下注血海，经后血虚肝失所养，清窍失荣，不荣则痛。因而女性偏头痛总属气血郁滞、血虚肝旺为患。治疗除按常法使用养血平肝方药外，还应结合调理冲任治疗。经前多郁多瘀，配伍行气活血调经药；经期适当应用活血化瘀调经药，以顺应生理，使气血调和、血海调畅；经后血脉空虚，注重养血柔肝、滋水涵木。

5. 辛开苦降、温清并用法治疗顽固性剧烈头痛

三叉神经痛、某些顽固性偏头痛及丛集性头痛疼痛剧烈，常法辨证治疗往往疗效欠佳，可从风痰瘀阻、寒凝热郁论治。药用制川乌、制草乌、制白附子、炙僵蚕、炙全蝎、制南星温经通络，祛风化痰，解痉止痛；生石膏、龙胆草、知母清热泻火；川芎、延胡索、白芷、细辛行气活血，通窍止痛。

因此类头痛病久入络，痼疾不去，清阳不展，不予温通则痛势难止，故即使未见明显寒象，也当配伍细辛、川乌、草乌宣通经脉。细辛辛温，芳香燥烈，清而不浊，"善降浊气而升清气，所以治头痛如神也"（《本草新编》）。川乌、草乌大辛大热，散寒止痛，与生石膏、龙胆草、知母等苦寒药合用，苦辛通降，散郁通络，止痛如神。

【验案介绍】

1. 偏头痛案

方某，女，30岁。初诊日期：2015年3月27日。

患者发作性前额胀痛10余年，疼痛剧烈，每周2～3次，持续1天，曾服布洛芬等西药控制不理想，卧床休息可缓解，经前及吹风受凉后易发；伴目胀，畏光，恶心，头部怕风冷，头面烘热，烦躁，口干，舌红绛中裂，脉细弦。诊断为偏头痛。中医辨证为热郁寒凝，阴虚风火上炎。治以平肝祛风，滋阴清热，温经通络。

处方：天麻10g，钩藤15g，石决明30g（先煎），白蒺藜10g，川芎10g，白芷10g，黄柏10g，淫羊藿10g，当归10g，白芍10g，牡丹皮10g，生地黄10g。常法煎服，每日1剂。

二诊（4月2日）：1周来头痛发作1次，程度较前减轻，持续半日，目胀、恶心、畏光有所缓解，仍有口干、头面烘热，舌脉如前。上方加麦冬15g，知母10g滋阴清热。

三诊（4月9日）：患者4月7日月经来潮，量可，色暗有血块；头痛未发，自觉经前心烦，口干及头面烘热减轻，舌脉如前。4月2日方去石决明，加益母草15g，丹参10g活血调经。经治疗后及随诊2个月，头痛未再发作。

按：顽固性偏头痛具有"疼痛暴作，痛势剧烈""反复发作，止如常人"等特点，古代文献谓之"头风"。王肯堂《证治准绳》云："医书多分头痛、头风为二门，然一病也。但有新久去留之分耳。浅而近者名头痛，其痛卒然而至，易于解散速安也。深而远者为头风，其痛作止不常，愈后遇触复发也。"可见，顽固性偏头痛属"头风"范畴。西医治疗缺乏有效方法，本案服布洛芬等西药控制不理想。分析患者病情，年轻女性，频发前额胀痛，头面烘热，烦躁，舌红，为风火上扰之象；同时又有头部怕风冷，吹风受凉易发的特点，为风寒凝滞之证；口干，舌红绛中裂，提示兼有火热伤阴之象。故辨证为热郁寒凝，阴虚风火上炎。药用天麻、钩藤、石决明、白蒺藜平肝息风潜阳；知母、黄柏滋阴清火；白芷、川芎、细辛辛温燥烈，温经通络，开郁散结，其中白芷又能引药入阳明经，为前额头痛之引经药；牡丹皮、白芍、当归、生地黄凉血养血柔肝。诸药合用，共奏平肝祛风、滋阴清热、温经通络之效。

——李佩珊，过伟峰. 温经散寒、祛风清火法治疗顽固性偏头痛体会［J］. 中医杂志，2016，57（12）：1071-1072.

2. 紧张型头痛案

汪某，女，38岁，教师。初诊日期：2011年5月21日。

头痛多年，发作时左侧头胀痛，每月发作3～4次，时间不定，与劳累、睡眠、情绪相关，持续数小时，睡眠休息或服布洛芬头痛可缓解。就诊当日，患者与人争吵而头痛复发；伴有头昏，面色无华，口干，大便偏干，入睡困难，多梦。舌红，苔薄白，脉弦。辨证属血虚肝旺，治以养血平肝。

处方：天麻10g，钩藤30g，石决明30g（先煎），白蒺藜10g，川芎10g，当归10g，白芷10g，白芍15g，生地黄10g，熟地黄10g，龙胆草6g，柴胡10g，香附10g，梅花

6g, 珍珠母 30g（先煎）。每日 1 剂，常法煎服，早晚服用。

二诊（5 月 27 日）：服药 4 剂后，头痛、头昏均缓解，颈肩酸胀。原方加葛根 30g，姜黄 10g。再服 14 剂，症状消失。随诊 3 个月，未见复发。

按： 本案患者为中年女性，平素性情急躁，肝气有余，气有余便是火，肝火上逆，肝阳偏亢，风阳上扰；阳亢风动，耗津伤阴，灼津为痰，风火相煽，夹痰上乘脑络，则发为头痛。故治宜平肝潜阳、息风止痛，方选天麻钩藤饮、柴胡疏肝散加减。全方为养血平肝降逆之剂，以天麻、钩藤、石决明平肝祛风降逆为主，同时加柴胡、龙胆草、香附、梅花疏肝行气，以使肝气条达，血脉通畅；川芎活血行气，祛风止痛；当归、生地黄、熟地黄滋阴养血，辅以珍珠母重镇安神。组方严谨，结构合理，紧扣血虚阳亢之病机，体现了从肝论治的特点。患者头痛以左侧偏头胀痛为主，病在阳明经，故用白芷、川芎作为引经药。复诊时，患者出现肩颈酸痛，调整方药，加用葛根、姜黄，此为治疗肩颈酸胀的经验药对。患者继续服 14 剂后头痛发作次数明显减少。

——俞悦，过伟峰.从肝论治紧张型头痛［J］.吉林中医药，2015，35（4）：337-339.

3. 三叉神经痛案

患者，女，67 岁。初诊日期：2012 年 4 月 28 日。

左侧面颊疼痛 5 年。5 年前拔牙后，发作性左侧面颊疼痛，以左侧口角、鼻旁、耳根明显，剧烈抽痛，时作时止，咀嚼诱发；伴有面部烘热汗出、抽搐、流涎。神经系统检查未见明显异常，确诊为三叉神经痛，用卡马西平等西药控制不理想。近 1 个月来，疼痛频率及程度加剧，伴有烦躁，口干。舌红，苔薄少，中部裂纹，脉弦。辨证为风火上炎，寒凝热郁，痰瘀阻络。治以祛风化痰，清热泻火，温经通络。

处方：白附子 6g，胆南星 10g，全蝎 6g，僵蚕 10g，生石膏 30g，龙胆草 6g，牡丹皮 12g，夏枯草 10g，川芎 12g，白芷 10g，细辛 5g，延胡索 10g，生地黄 10g，麦冬 10g。每日 1 剂，常法煎服。

二诊（5 月 5 日）：左侧面颊疼痛缓解，发作次数减少，灼热感及口干消除，仍有面部抽搐、流涎、心烦易躁，舌脉如前。上方去细辛，加蜈蚣 2 条。上方随症加减调治 2 个多月，颜面抽痛减少，三叉神经痛基本控制。

按： 患者为老年女性，因拔牙后气血壅阻，化热生风，风火上炎，风痰瘀阻而发生三叉神经痛。药用白附子、全蝎、南星、僵蚕祛风化痰，通络止痛。生石膏辛寒善治郁火，泄热开郁；合龙胆草、夏枯草、牡丹皮苦寒泻肝清热。细辛、白芷、川芎辛温燥烈，上行头面，温经通络，开郁散结；与苦寒清热药配伍，相反相成，以防苦寒凉遏冰伏，郁结难开，火热难泄。延胡索合川芎行气活血，通络止痛。口干，舌红，苔少裂纹为郁火伤阴之象，加生地黄、麦冬养阴生津，助降火势。诸药合用，共奏祛风化痰、清热泻火、温经通络之效。二诊再加蜈蚣，搜风剔邪，走窜入络，息风止痉。

——李婷婷，过伟峰，孙蓉蓉，等.从风痰瘀阻、寒凝热郁论治三叉神经痛体会［J］.中医杂志，2013，54（11）：970-971.

第四章 不寐

【概说】

不寐是指由于入睡困难或睡眠维持障碍，导致睡眠时间不足或睡眠质量差，不能满足个体生理需要，而明显影响患者白天活动的一种睡眠障碍综合征。轻者入睡困难，寐浅多梦易醒，醒后难寐；重者彻夜不寐，严重影响工作、学习及健康。古代文献亦称之为"卧不安""不得睡""目不瞑""不得卧""不得眠"等。

不寐相当于西医学睡眠障碍的失眠症。神经症（抑郁症、焦虑症等）、更年期综合征、慢性消化不良、贫血、动脉粥样硬化等以不寐为主要临床表现时，可参考本章论治。

【不寐常见疾病概述】

失眠指患者对睡眠时间和（或）质量不满足，并影响日间社会功能的一种主观体验。主要表现为入睡困难（入睡潜伏期超过 30 分钟）、睡眠维持障碍（整夜觉醒次数≥2 次）、早醒、睡眠质量下降和总睡眠时间减少（通常少于 6.5 小时），同时伴有日间功能障碍。日间功能障碍主要包括疲劳、情绪低落或易激惹、躯体不适、认知障碍等。失眠的临床评估常用匹兹堡睡眠质量指数量表（PSQI）及多导睡眠图（PSG）监测。

失眠的发病机制复杂。西医学认为，睡眠是独立于自然界的昼夜交替而自我维持的，中枢神经系统内主动的、节律性的过程。参与睡眠机制的特殊神经结构包括视交叉上核、丘脑、下丘脑、脑干中缝核、孤束核、网状结构、大脑皮质等，通过生物钟（位于视交叉上核）周期性地开启通向睡眠诱导区（中缝核、孤束核）和觉醒诱导区（如蓝斑头部），使上行抑制系统（由中缝核头部、孤束核及其邻近的网状神经元组成）或激活系统利用特殊的神经递质对大脑皮层产生抑制或兴奋，从而产生睡眠或觉醒。如果参与其中的某些解剖结构及其功能发生改变，就会导致失眠。

失眠的药物治疗，以作用于单一靶点的镇静催眠药为主。临床常用药物主要有以下两类：苯二氮䓬类药物（BZDs），如艾司唑仑、阿普唑仑、地西泮、劳拉西泮、氯硝西泮等；非苯二氮䓬类药物（non-BZDs），如唑吡坦、佐匹克隆、右佐匹克隆、扎来普隆。伴有抑郁或焦虑的失眠，常用抗抑郁或焦虑药物，如曲唑酮、文拉法辛、度洛西汀、西酞普兰、米氮平等。多数患者使用镇静催眠药治疗效果较好，但因其宿醉反应、耐药性、依赖性、停药反跳等不良反应而受到限制。苯二氮䓬类药物对焦虑性失眠疗效较好，可增加总睡眠时间，缩短入睡潜伏期，减少夜间觉醒次数，但可显著减少慢波睡眠，导致睡后恢复感下降，常见不良反应包括头晕、口干、食欲不振、便秘、谵妄、遗忘、跌倒、潜在依赖性、次日残留的镇静作用等。非苯二氮䓬类药物的半衰期短，催眠效应类似苯二氮䓬类药物，对正常睡眠结构破坏较少，比苯二氮䓬类药物更安全，日间镇静较轻微，可以缩短睡眠潜伏期，但常有口苦、味觉异常、眩晕、剂量相关的记忆障碍等不良反应。妊娠期妇女需避免使用选择性 5- 羟色胺再摄取抑制剂，以防增加低体重和早产风险；老年人慎用苯二氮䓬类药物，以免增加跌倒和痴呆的风险。

失眠的心理治疗普遍被认可，包括睡眠卫生教育和针对失眠的认知行为治疗，但因我国传统文化习俗的影响、具有相关资质的技术人员不足、治疗周期长、治疗过程复杂等而未被重视，临床推广受到限制。

【病因病机】

本病因情志失常、饮食不节、劳倦思虑过度，以及病后、年迈体虚、体质等因素，导致脏腑功能失调，阴阳营卫失和，阳盛阴衰，阴阳失交，或为阴虚不能纳阳，或为阳盛不得入阴，心神失调而导致。

1. 病因

（1）情志不遂

如郁怒伤肝，肝郁化火扰神；或五志过极，化火内炽扰神；或由暴受惊恐，导致心胆气虚，神魂不安。《医学正传》云："因怒气伤肝，或因惊气入胆，母能令子虚……则心君亦为之不宁，故神明不安而怔忡惊悸之证作矣。"宋代邵康《能寐吟》云："大惊不寐，大忧不寐……大喜不寐。"情志不遂为情志相关性失眠、抑郁焦虑症失眠的主要发病因素。

（2）饮食不节

偏嗜辛辣肥甘厚味，滋腻碍胃，酿湿生痰化热，痰热内扰心神而不得安寐。正如《素问·逆调论》谓："胃不和则卧不安。"此外，浓茶、咖啡、酒类饮料也是造成痰热不寐的因素。"酒为湿热之最""过饮……耗血损精，生痰动火"（《顾松园医镜》），过量或长期饮酒，损伤脾胃，积湿生痰，内扰心神。

（3）劳逸不当、思虑过度

《类证治裁》云："思虑伤脾，脾血亏损，经年不寐。"《景岳全书》云："劳倦思虑太过者，必致血液耗亡，神魂无主，所以不寐。"劳倦思虑过度，伤及心脾，心伤则阴血暗耗，神不守舍；脾伤则生化之源不足，气血衰少，心神失养，而致不寐。《素问·宣明五气》云："久卧伤气，久坐伤肉。"久坐伏案，缺乏运动，形体肥胖，气血运行不畅，影响津液代谢，令津停液聚而酿生痰浊，气郁、痰浊内扰心神而不寐。

（4）年迈、病后体虚

《灵枢·营卫生会》云："老者之气血衰，其肌肉枯，气道涩……故昼不精，夜不瞑。"隋代巢元方《诸病源候论》云："大病之后，脏腑尚虚，荣卫不和……阴气虚，卫气独行于阳，不入于阴，故不得眠。"久病体虚，年迈衰老，精伤血少，心血不足，心神所养；或肝肾精血不足，阴不涵阳，虚火内生，心神被扰而发为不寐。

（5）体质因素

明代张景岳《景岳全书》云："有体气素盛，偶为痰火所致不得眠者，宜先用滚痰丸，次用安神丸、清心凉膈之类。有体素弱，或因过劳，或因病后，此为不足，宜用养血安神之类。"指出不寐与体质密切相关。如胆虚是不寐患者的常见体质，身体羸弱，骨骼单薄，易受惊吓，正如《华佗神方》所云："虚则伤寒，寒则恐畏，头眩不能独卧。"

2. 病机

（1）病位主要在心，涉及脾胃、肝、胆、肾

① 病位主要在心：心藏神，为君主之官，五脏六腑之大主，统帅其他脏腑的功能活动。若因气血不足，或心脏本虚；或受邪（痰火）干扰，可使心不藏神而不寐。如《景岳全书》云："神安则寐，神不安则不寐。其所以不安者，一由邪气之扰，一由营气之不足耳。有邪者多实证，无邪者皆虚证。"

② 病位涉及脾胃：脾胃为气血生化之源，脾胃气虚，生化乏源，气血不足，心失所养；或脾运失健，聚湿生痰，郁而化热，痰热扰神。胃主受纳，其气下行为顺，饮食不节，宿食停滞，胃气不和，令"胃不和则卧不安"。

③ 病位涉及肝：肝主疏泄，调畅全身气机。若肝失疏泄，气机失调，则肝郁神伤而不寐；或郁久化火化阳，火盛阳亢扰神而不寐。如《医宗金鉴》说："心静则神藏。若为七情所伤，则心不得静，而神躁扰不宁也"。

④ 病位涉及胆：《素问·灵兰秘典论》云"胆者，中正之官，决断出焉"。胆具有判断、决断作用，这一功能的正常发挥对防御和消除精神刺激的不良影响具有重要意义。胆气豪壮之人，勇于决断，受不良精神刺激的影响较小，恢复也较快；胆气虚怯之人，决断无权，优柔寡断，遇事善惊，受到不良精神刺激时，易出现不寐不安、惊惕恐惧、心慌等症。

⑤ 病位涉及肾：心属火，肾属水，生理状态下心阳下交于肾，资助肾阳使肾水不寒；肾水上济于心，抑制心火，使心火不亢。心肾相互协助制约则水火互济，心肾相交而能寐。病理状态下，肾水不能上济于心而制约心阳，心肾不交，心火独亢，神不守舍，发为不寐。

（2）病理性质有虚有实，虚实之间互有转化与夹杂

病由心脾两虚、气血不足、心胆气虚、心肾阴虚致心神失养者为虚，属"阴虚不能纳阳"；病由肝郁、郁火、阳亢、痰热、瘀血扰神致心神不宁者为实，属"阳盛不得入阴"。不寐病程长，反复发作，虚实常常互相兼夹转化，如血虚肝旺、肝郁脾虚、阴虚痰热、阴虚火扰等。

（3）基本病机为脏腑失调，阴阳失交

病机总属营卫失和，脏腑失调，阴阳失交。或为邪气内盛，阳盛不得入阴，扰乱心神，心神不宁而致不寐；或为阴精不足，气血亏虚，阴虚不能纳阳，心神失养而致不寐。

【辨证辨病治疗】

1. 辨证思路

（1）辨证候虚实

① 病程短，体质壮实，心烦易怒，口苦咽干，便秘溲赤，脉实有力。因肝郁化火，食滞痰热，胃腑不和，邪气扰心所致，属于实证。

② 病程长，反复发作，体质瘦弱，面色无华，神疲懒言，心悸健忘，脉细。因脾虚失运，肝失藏血，肾失藏精，阴血不足，心失所养而致，属于虚证。

（2）辨病变脏腑及病理因素

不寐伴抑郁悲伤，胸闷叹息，多属肝郁神伤；伴急躁易怒，面红目赤，头胀而痛，口干苦，多属肝火或阳亢扰神；伴心烦焦虑，胸闷脘痞，面泛油光，苔黄腻，病在中焦脾胃，属痰热扰神；伴心悸，健忘，头晕目花，少气乏力，面黄无华，属心脾两虚，气血不足；伴触事易惊，紧张不安，多属胆虚；伴健忘，心悸，口干、盗汗、耳鸣、腰酸腿软，属心肾阴虚。

2. 治疗原则

（1）补虚泻实，调整脏腑阴阳

不寐的病机为脏腑阴阳失调，治疗当"补其不足，泻其有余，调其虚实"，以调整脏腑阴阳，补虚泻实为原则。实证则泻其有余，虚证则补其不足，使气血调和，脏腑阴阳平衡，阴平阳秘。

（2）安神镇静贯穿治疗始终

在泻实补虚基础上安神镇静。本病主要症状为失眠，心神失调为直接原因，故无论何种证型的不寐，均应在辨证基础上配合安神镇静之品。心神失养诸虚证，宜养血安神、育阴安神、益气安神；心神不宁诸实证，宜解郁安神、镇惊安神、清心安神、潜阳安神，化痰安神。

（3）配合心理精神治疗

精神心理治疗具有重要的地位，尤其是因情绪因素导致的不寐，应消除引起抑郁紧张焦虑等情绪的不良事件，保持心情舒畅愉悦，增加对疾病的认识。

（4）病证结合辨治

① 抑郁症不寐从肝郁神伤治疗：抑郁症以持续的情绪低落、兴趣减退、思维迟缓为临床特征，常伴有不寐，以肝郁神伤为主要病机，故常用疏肝解郁法治疗。日久肝郁化火，或肝旺克脾、肝郁脾虚者，分别采用清肝泻火法、疏肝健脾法配合宁心安神治疗。

② 焦虑症不寐从胆虚或痰热扰神治疗：焦虑症不寐常伴有胆怯易惊、紧张心慌、神萎不振、疲劳乏力、懒言等心胆气虚证候，或伴有焦虑不宁、噩梦、困倦嗜睡等痰热扰神证候。故常用益气镇惊，安神定志法；或清热化痰，宁心安神法治疗。

③ 更年期不寐从心肾阴虚火扰治疗：更年期不寐多发生在绝经前后，以不寐伴心慌健忘、心烦易怒、盗汗、口干、焦虑抑郁及月经紊乱或闭经等为特征，以心肾阴虚火扰为基本病机，常用补益心肾、滋阴降火法治疗。

④ 高血压脑动脉硬化不寐从阴虚阳亢扰神治疗：高血压患者不寐比一般人群多见，不寐亦可导致血压升高，临床常见不寐伴头晕胀痛、急躁、面红、耳鸣等。以肝肾阴虚，阳亢扰神为基本病机，治以滋补肝肾，潜阳育阴。

⑤ 慢性消耗性疾病、贫血不寐从气血不足治疗：慢性消耗性疾病、贫血等导致营养

不良，血压下降，循环血量减少，重要脏器组织灌注不足，以不寐伴乏力、消瘦、心悸、气短、四肢不温、唇甲淡白等为临床特征。以气血不足，心神失养为主要病机，治拟补益气血，养心安神法。

⑥ 慢性消化不良不寐从脾胃失和治疗："胃不和则卧不安"，慢性消化不良所致不寐，多与饮食不节相关。临床常见不寐伴有脘腹痞闷，食滞不化，嗳腐酸臭，大便臭秽，纳呆食少，舌苔厚腻，脉弦或滑数。以脾胃不和或食积气滞为主要病机，治宜调和脾胃，消导和中安神法。

3. 分型治疗

（1）肝郁神伤证（多见于情绪因素相关的不寐）

证候：不寐早醒，伴有心情抑郁，情绪低落，兴趣减退，胸闷，喜太息，胁肋胀满；女性经前乳胀，症状随情绪波动；脘闷，嗳气，纳差。舌苔薄，脉弦。

治法：疏肝解郁安神。

代表方：柴胡疏肝散合酸枣仁汤加减。柴胡疏肝散重在疏肝理气解郁，酸枣仁汤养血安神。二者合用治疗肝气郁结，心神不宁所致不寐。

常用药物：醋柴胡、制香附、合欢花、绿萼梅疏肝解郁；茯神、酸枣仁、炙远志安神；枳壳、佛手、陈皮理气行滞；当归、白芍、甘草养血柔肝。

临证加减：精神恍惚，悲忧善哭，喜怒无常为脏躁心神浮越证，合用甘麦大枣汤；伴腹痛肠鸣，稍遇情志怫郁或饮食不慎即便溏腹泻者，属肝郁脾虚证，可用逍遥散疏肝健脾养血，加党参、炒白术、茯苓、薏苡仁、山药、砂仁等益气健脾，防风祛风燥湿。

（2）肝火扰心证（多见于不寐伴有抑郁躁狂者）

证候：不寐多梦，甚则彻夜不眠；伴有急躁易怒；口干而苦，面红目赤，耳鸣，便秘溲赤。舌红，苔黄，脉弦而数。

治法：疏肝泻热，宁心安神。

代表方：龙胆泻肝汤加减。适用于肝气郁结，郁而化火，上扰心神所致的不寐。

常用药物：龙胆草、黄芩、栀子、夏枯草、牡丹皮清肝泻火；泽泻、车前子清利湿热，导热下行；当归、生地黄滋阴养血；醋柴胡疏畅肝胆之气；夜交藤、生龙骨、生牡蛎宁心安神。

临证加减：心火旺，心烦不安，舌痛生疮，加黄连、莲子心清心泻火，实则泻其子；胸闷胁胀，善太息，加玫瑰花、香附、郁金、绿萼梅疏肝解郁；头痛欲裂，不寐欲狂，大便秘结，加大黄通腑泻热。

（3）阳亢扰神证（多见于不寐伴有高血压、脑动脉硬化、头痛等）

证候：不寐多梦，伴有头目胀痛，头昏，急躁易怒，口干苦。舌红，苔薄黄，脉弦。

治法：平肝潜阳，重镇安神。

代表方：天麻钩藤饮合酸枣仁汤加减。前方重在平肝潜阳，后方重在安神除烦。二者合用治疗肝肾阴虚，肝阳上亢扰神所致不寐。

常用药物：天麻、白蒺藜、菊花祛风平肝；生龙骨、生石决明、生珍珠母重镇潜阳安神；黄芩、知母清热除烦；生地黄、熟地黄、白芍、制首乌滋阴涵阳；夜交藤、茯神安神宁心。

临证加减：口干渴，加玄参、麦冬养阴润燥；腰膝酸软，加桑寄生、怀牛膝、杜仲补肾壮腰。

（4）痰热扰心证（多见于不寐伴有焦虑及胃肠病者）

证候：不寐伴有心烦不安，焦虑不宁，胸闷脘痞，泛恶嗳气；口苦而腻，头面油多，大便秘结或不畅。舌红，苔黄腻，脉滑数。

治法：清化痰热，和中安神。

代表方：黄连温胆汤加减。适用于积湿生痰，郁痰生热，痰热扰神所致的不寐。

常用药物：半夏、陈皮、茯苓运脾化痰，理气和胃；黄连、竹茹、枳实、胆南星清热化痰安神；炙远志、石菖蒲、夜交藤安神定志；生龙骨、生牡蛎、珍珠母镇惊安神。

临证加减：痰重热轻，治以温胆汤加减；痰火扰神，合用礞石滚痰丸；食滞不化，加神曲、鸡内金、谷芽、麦芽；噩梦纷纭，加天竺黄、青礞石化痰开窍。

（5）心脾两虚证（多见于慢性消耗性疾病、体虚、贫血患者的不寐）

证候：不易入睡，多梦寐浅易醒；伴心悸健忘，神疲食少，头晕目花，四肢倦怠，腹胀便溏，面色少华。舌淡，苔薄，脉细无力。

治法：补益心脾，养血安神。

代表方：归脾汤加减。适用于心脾两虚，气血亏损，心神失养所致的不寐。

常用药物：党参、白术、甘草益气健脾；当归、黄芪补气生血；酸枣仁、茯神、远志、龙眼肉、灵芝补心益脾安神；木香行气舒脾。

临证加减：心血不足较甚者，加熟地黄、芍药、阿胶养心血；心慌加五味子、柏子仁养心安神；兼脘闷纳呆、苔腻，重用白术，加苍术、半夏、陈皮、茯苓、厚朴健脾燥湿，理气化痰。

（6）心肾阴虚证（多见于更年期、甲亢患者的不寐）

证候：入睡困难，多梦易醒；伴有五心烦热，烘热汗出，心悸，健忘；头晕耳鸣，腰膝酸软，咽干少津，月经不调。舌红，少苔，脉细数。

治法：滋阴清热，养血安神。

代表方：天王补心丹加减。适用于阴虚血少，心神失养所致的不寐。

常用药物：生地黄、玄参、天冬、麦冬、当归滋阴养血；五味子、柏子仁、酸枣仁养心安神；太子参益气养阴生津；丹参活血宁心。

临证加减：潮热盗汗，口干咽痛，加用知母、黄柏滋阴降火；足冷，加黄连、肉桂清心降火，引火归原；腰膝酸软，加桑寄生、怀牛膝、杜仲补肾壮腰。

（7）心胆气虚证（多见于胆虚体质及焦虑症、恐惧症患者的不寐）

证候：虚烦不寐，触事易惊，终日惕惕，紧张不安，胆怯心悸；气短自汗，倦怠乏力。舌淡，脉弦细。

治法：益气镇惊，安神定志。

代表方：安神定志丸加减。本方益气镇惊安神，用于胆怯心悸之心胆气虚证。

常用药物：党参、茯苓、甘草益心气以壮胆气；生龙齿镇惊安神；茯神、远志、石菖蒲化痰宁心；酸枣仁养心安神。

临证加减：素体胆小，体质虚弱，形体羸瘦，神疲乏力，少气懒言等气虚征象明显者，加人参、黄芪补气；恐惧紧张不安，加生龙骨、生牡蛎、琥珀粉镇惊安神。

4. 常用中成药

（1）乌灵胶囊

功能与主治：养心安神，补肾健脑。适用于心肾不交所致的不寐多梦，健忘神疲，腰膝酸软，头晕目眩，心悸气短，舌苔薄白，脉象细弱无力等症。

用法与用量：口服。每次 3 粒，每日 3 次。

（2）振源胶囊

功能与主治：益气通脉，宁心安神，生津止渴。适用于心胆气虚，心神失养所致的不寐健忘，心悸不安，胆小，惊剔，气短乏力等。

用法与用量：口服。每次 1 ～ 2 粒，每日 3 次。

（3）舒眠胶囊

功能与主治：疏肝解郁，养血柔肝，宁心安神。适用于肝郁之情志不舒，善太息，胁肋胀满，胸闷嗳气，心烦易怒等。

用法与用量：口服。每次 3 粒，每日 2 次，晚饭后临睡前服用。

（4）归脾丸

功能与主治：益气健脾，养血安神。适用于心脾两虚所致的不寐多梦，气短心悸，头昏头晕，肢倦乏力，食欲不振等。

用法与用量：口服。每次 8 ～ 10 丸，每日 3 次。

（5）天王补心丹

功能与主治：养心安神。适用于心肾阴虚所致的虚烦不寐，神疲健忘，心悸心烦，或梦遗，手足心热，口舌生疮，大便干结，舌红少苔，脉细数等。

用法与用量：口服。每次 8 丸，每日 3 次；或遵医嘱。

（6）百乐眠胶囊

功能与主治：滋阴清热，清心安神。适用于阴虚火旺所致的入睡困难，多梦易醒，醒后不眠，头晕乏力，烦躁易怒，心悸不安等。

用法与用量：口服。每次 4 粒，每日 2 次。

【预后转归】

不寐预后一般良好，但因病情不一，预后亦各异。短期不寐症，有明确的诱发因素，病机单一，证候典型，通过去除诱因，治疗起效较快，较少复发，但仍有一部分患者会转为慢性不寐。慢性不寐症患者，长期严重不寐，病情复杂，病机错综，或长期服用安眠药，证候不典型，辨证困难，治疗难取速效，且停药后易反复发作，不易根治。一些顽固性不寐患者或因治疗不当，病因不除，易产生情志病变，严重影响患者学习生活、工作及健康。

【预防调护】

不寐属心神失调病变，重视精神调摄和讲究睡眠卫生具有重要预防价值。《素问·上古天真论》说："恬惔虚无，真气从之，精神内守，病安从来。"喜怒有节，保持精神舒畅，尽量以放松、顺其自然的心态对待睡眠。讲究睡眠卫生，首先是建立有规律的作息制度，从事适当的体力或健身活动，增强体质，持之以恒。改变不良生活习惯，如长时间用脑过度、夜间学习、工作时间过长等，以切断不寐的恶性循环。其次是养成良好的睡眠习惯，晚餐清淡，不宜过饱，睡前洗脚，能起交通心肾的作用；睡前避免进行紧张和兴奋的活动，如吸烟、喝浓茶、打牌等。另外，注意睡眠环境的安宁，床铺要舒适，卧室光线要柔和，并努力减少噪音，去除各种可能影响睡眠的外在因素。

焦虑、抑郁所致的不寐，患者应积极进行心理调整，克服过度紧张、兴奋、焦虑、抑郁、惊恐、愤怒等不良情绪，避免过于恐惧、担心不寐。高血压、脑动脉硬化所致的不寐，患者饮食应注意少盐少油，适当锻炼，规律服用降压药，避免情绪波动。慢性消耗性疾病、贫血所致的不寐，患者应注意合理补充营养，对症治疗和原发病治疗。慢性消化不良所致的不寐，饮食宜清淡、三餐定时，切勿暴饮暴食，避免生冷、辛辣刺激。更年期不寐患者，应积极治疗更年期综合征，调畅情志，保持心情舒畅。

【临证体会】

1. 非典型痰热失眠的辨析

痰热导致失眠，必须具备两个条件：一是体内存在痰热病理因素，二是痰热必须扰乱心神。因而其辨证依据包括心神被扰主症和痰热征象两大类，以失眠多梦、心烦急躁、心悸不宁、胸闷脘痞、痰多、口苦或黏、舌苔黄腻、脉滑数等为典型证候，采用清化痰热法治疗往往立竿见影。然而，某些非典型痰热失眠患者四诊信息匮乏，痰热征象隐匿，辨证依据不足，甚至无证可辨，易导致辨证错漏。我们根据痰热致病特点，拓宽辨证思路，临证细心揣摩，捕捉隐性症状，深入理论推导，结合疗效反证，从病程、体质、心神不宁主症，以及呼吸、肠胃、头面肢体等证候表现辨析痰热隐性证候，为痰热失眠的辨证提供依据。

一是病程和体质：病程相对较短，体质较为壮实，形体较为肥胖，面色红润，声音洪亮。尽管主诉乏力懒动，但并无明显虚象，且体力活动后反而得适。

二是心神失宁主症：表现为失眠伴焦虑、噩梦、梦惊、怪梦等。焦虑是一种以持续性紧张、担心恐惧为特征的情绪障碍，由痰与热结，心神被扰所致，如唐容川《血证论》云："心中有痰者，痰入心中，阻其心气，是以心跳不安。"噩梦，亦称"梦魇"，是指睡眠中出现恐怖或焦虑的梦境体验，与梦惊、怪梦属同类，系痰热蒙蔽神机，神魂不安所致，如《本草经解·诸症》云"梦寤魇寐"乃"火起于下而痰闭于上"。

三是呼吸症状：痰热阻肺，壅滞肺气，肃降失司，可见呼吸不畅，寐中打鼾，呼吸暂停，或有咳喘，咯痰色黄而黏。

四是肠胃症状：痰热阻滞中焦，脾胃不和，症见纳差脘痞、嗳气、恶心；阻遏肠腑，腑气不通，症见腹胀矢气、大便黏腻臭秽、排便不爽；痰热腑实，可见大便干结。

五是头面体征：痰浊泛溢可见头面浮肿；痰为阴质，其性黏腻，热为阳邪，其性炎上，燔灼迫急，逼有形之痰趋于体表，欲透不透则头面油垢、面泛红光；"发为血之余"，痰热熏蒸于发，脉络瘀阻，精血生化不利，发根失荣而致头发油腻，多屑瘙痒，甚至脂溢脱发。

六是肢体症状：痰滞经络、肌肉、筋骨，气血运行不畅，可见身重乏力、肢倦懒动，但运动反适；痰湿内盛，水气不利，泛溢于外，可见肢体肿胀；痰困清阳，清阳失展，可见头沉而紧甚则如裹，阴雨天加重。

2. 从心胆气虚论治失眠

（1）"心胆神合"是从心胆气虚论治失眠的理论依据：清代李梴在《医学入门》中提出"心胆相通"理论，认为胆主决断有赖心主神明的统领，而心主神明有赖胆的决断。若心气虚弱，必然影响胆主决断功能，令胆失中正，而见失眠焦虑、紧张恐惧、胆小害怕；而胆气虚怯，则心气不足，无法行使"藏神"功能，令心神失养，则虚烦难寐、多梦易醒、终日惕惕而心悸。

（2）胆虚体质是心胆气虚型失眠的病理基础：《素问·灵兰秘典论》认为"胆者，中正之官，决断出焉"。胆在精神思维活动中，具有判断事物，做出决定的作用，这一功能的正常发挥对防御和消除精神刺激的不良影响具有重要意义。胆气豪壮之人，勇于决断，受不良精神刺激的影响较小，恢复也较快。胆气虚怯之人，则决断无权，优柔寡断，遇事善惊，受到不良精神刺激时，易出现惊惕恐惧、心慌不宁、不寐等症。

（3）益气镇惊、安神定志是失眠心胆气虚证的治疗大法：《辨证录·怔忡门》认为"心与胆为子母，补胆而兼补心者，子强而母自不弱也"。由于心胆神合，胆虚者实为心气虚而胆怯，故胆虚之治，必从心胆同治，益心气而壮胆气。常用方剂如安神定志丸、宁志丸、启阳娱心丹等，尤以安神定志丸最具代表性。安神定志丸用人参补五脏，益心气，安精神，临床常用党参代替。茯苓入心脾，补中益气，宁心安神，茯神加强宁心安神之力；石菖蒲、远志涤痰开窍，安神定志；龙齿镇心神，安魂魄。原方用朱砂清心镇惊，因其有毒而不再使用。

3. 辨证施用安神药物

心主神明，心神失调为不寐的病机关键，故在辨证基础上合理使用安神药物，有助于调和心神。但应注意：虚证不寐，慎用生龙骨、生牡蛎、龙齿、灵磁石等重镇安神药，以防损伤正气，应根据气血阴阳之虚，分别采用当归、阿胶、红枣等养血安神药，天冬、麦冬、百合等养阴安神药，党参、茯苓等益气安神药。实证不寐，慎用五味子、乌梅肉、龙眼肉等滋养安神药；痰热不寐，慎用或禁用酸枣仁，以防酸收敛邪。应根据不同病证，使用黄连、莲子心等清心安神药，珍珠母、石决明等潜阳安神药，石菖蒲、远志、胆南星等化痰安神药。

【验案介绍】

1. 痰热胆虚不寐案

刘某，男，42岁。初诊日期：2017年11月28日。

失眠10余年，加重1年。入睡困难，寐浅易醒，醒后难寐，早醒，1个月来通宵不寐，服阿普唑仑、盐酸帕罗西汀、酒石酸唑吡坦片等疗效不显。伴有胸闷，烦躁焦虑，紧张害怕，口黏，恶心，面色暗红，舌红，苔薄黄腻，脉滑。匹兹堡睡眠质量指数量表得分20分。中医诊断：不寐（痰热胆虚证）。治以益气镇惊，化痰清热，安神定志。

处方：炒酸枣仁20g，茯神15g，知母10g，夜交藤15g，黄连6g，远志10g，炙甘草6g，合欢皮15g，生龙骨30g（先煎），胆南星10g，党参10g，法半夏10g，姜竹茹10g，炒枳实6g。14剂，水煎，每日1剂。

二诊（12月12日）：失眠明显好转，30分钟内入睡，夜寐5~6小时，但寐浅易醒，紧张害怕、烦躁、胸闷显减，口黏、恶心消失，舌脉如前。匹兹堡睡眠质量指数量表得分10分。初诊方减法半夏，竹茹减量为6g，加生牡蛎30g（先煎），醋柴胡6g。

三诊（12月26日）：入睡易，夜睡6~8小时，诸症基本消失，服药期间因劳累失眠1天。匹兹堡睡眠质量指数量表得分6分。以二诊方为基础方，随症加减，续服2个月，巩固疗效。随访至2018年2月，失眠未作。

按： 患者失眠多年，甚则通宵不寐，胸闷，烦躁焦虑，口黏，恶心，舌红苔薄黄腻，脉滑，均为痰热证候，而紧张害怕则为心胆气虚证临床特征性表现，故辨证属痰热胆虚证，治宜采用复法，用黄连温胆汤合安神定志丸加减，清热化痰，益气镇惊安神，疗效显著。患者痰热胆虚并见，虚实夹杂，临床治疗之时切忌补益太过而闭门留寇，亦不能过度祛邪而伤正气，当攻补兼施，使补而不滞。

——杜琳琳，过伟峰，张兰坤，等.清热化痰法治疗痰热型失眠［J］.中医杂志，2018，59（22）：1965-1967.

2. 血瘀扰神不寐证

患者，女，56岁。初诊时间：2014年5月10日。

失眠10余年。患者10余年前因工作被同事误解并发生争执，后虽经核实与己无关，但患者仍不能释怀，并出现失眠，初期为入睡困难，后期发展致彻夜不眠，勉强入睡即梦境纷纭，多噩梦，经常半夜惊醒，且渐渐出现脾性急躁、月经紊乱等。因患者自觉身心俱累，于5年前办理了退休手续。其间曾至当地医院求治，断续服用艾司唑仑、氯硝西泮、百乐眠、舒眠胶囊等药物，终未获满意效果。症见：入寐困难，合目即梦，梦境纷纭，且易惊醒，神情紧张、痛苦，头昏头痛，烦扰不安，健忘，舌暗边有瘀斑，舌下脉络紫暗增粗，脉弦涩。西医诊断：失眠。中医诊断：不寐；辨证为肝郁血瘀。治以活血祛瘀，通窍安神。方选血府逐瘀汤加减。

处方：桃仁 10g，红花 10g，生地黄 15g，赤芍 15g，川芎 15g，当归 20g，柴胡 10g，枳壳 12g，怀牛膝 15g，桔梗 9g，炒酸枣仁 30g，夜交藤 30g，生龙骨 30g（先煎），生牡蛎 30g（先煎），炙甘草 6g。14 剂，每日 1 剂，午后及睡前分服。

二诊（5 月 24 日）：服药 2 周后，入睡困难明显改善，夜寐较深，梦境减少，头昏头痛减轻。在原方基础上调治 2 个多月，诸症近乎全消。嘱注意调节情绪，拓展兴趣范围，丰富精神生活，以"逍遥丸"常服巩固疗效。

按： 肝主疏泄调畅气机，喜条达而恶抑郁。失眠者每多因精神抑郁、生活紧张或所愿不遂等致肝气郁结，疏泄失司，气机郁滞不畅，甚则郁久化火；魂受邪扰而居不安稳，惹及心神，出现入寐困难，甚则彻夜难眠，多梦，善太息，郁郁寡欢，心烦急躁，胁肋胀痛，咽部异物感，口干口苦等症，且每因情志不畅而加重。此类情形，治疗当以疏肝理气解郁为主，酌加清肝之品。气为血之帅，气机郁结日久不得调畅，气病及血，气滞血瘀，肝之经络阴血内阻而不能卧归于肝，肝藏血受阻，血不归肝而魂居不安，扰及心神，神魂游荡飞扬而出现不寐、多梦甚则梦游和梦语等症。清代王清任在《医林改错》中明确提出"夜寐梦多，是血瘀"。临证可见入寐困难，或合目即梦，容易惊醒；肝经络脉瘀血停滞，气血循行不畅致胁肋胀痛、刺痛、痛处固定、肢体麻木，妇女则可见乳房胀痛、月经不调或经闭等；瘀血阻滞脑窍，神明失用致狂躁、善忘。治疗该类失眠当首选备受王清任推崇的血府逐瘀汤，其在《医林改错》中创立此方时指出："夜不能睡，用安神养血药治之不效者，此方若神。"方药由桃仁、红花、当归、赤芍、川芎、柴胡、枳壳、桔梗、生地黄、牛膝、甘草组成，具有疏肝理气、活血祛瘀之功，不仅行血分瘀滞，也可解气分郁结，以化瘀为主，理气为辅，寓行气于活血之中。用之治疗失眠可调节气血平衡，使阴阳协调，活血而不耗血，祛瘀又能生新，使肝经络脉停滞之瘀血逐去而气机畅通，进而恢复肝藏血舍魂助眠的功用。

——张兰坤，过伟峰，盛蕾，等．基于肝藏血舍魂理论探讨从肝论治失眠［J］．中华中医药杂志，2017，32（10）：4519-4521．

3. 肝血亏虚不寐案

患者，女，32 岁。初诊时间：2012 年 6 月 10 日。

失眠病史 5 年余，加重 2 周。既往每于疲劳状态时易发，入睡困难，寐浅易醒，平素靠服用艾司唑仑辅助睡眠。近 2 周，因临近学校期末考试，经常熬夜备课、辅导学生作业，导致失眠症状加重，经口服艾司唑仑 2 片后勉强入睡，但次日仍觉疲劳，影响正常工作，遂来诊。刻下症见：神清，精神萎靡，形体偏瘦，面白无华，唇甲色淡，疲劳乏力，头晕头昏，入睡困难，寐浅易醒，记忆力减退，月经来潮第 3 天、量少、色淡，胃纳欠佳，舌体瘦小色淡，苔薄，脉细弦。西医诊断：失眠。中医诊断：不寐；中医辨证属肝血亏虚，心神失荣。治以补养肝血，宁心安神。

处方：炒酸枣仁 30g，川芎 10g，当归 10g，炒白芍 15g，茯神 20g，蜜炙远志 6g，夜交藤 30g，柏子仁 15g，制黄精 15g，炒白术 15g，炙甘草 10g。7 剂，每日 1 剂，午后及睡前分服。

二诊（6月17日）：服药1周，入睡困难明显改善，前后调治3周，其余诸症明显改善。因脾胃为气血生化之源，告知平素忌疲劳，适当服用具有健脾益气、养血安神的药膳，常服归脾丸以巩固及预防。

按： 肝藏血而舍魂，肝血充盈，则阴阳协调，神魂安宁而夜寐安和。若肝之阴血亏虚，藏血失司，阴不敛阳，阳不入阴，虚阳外浮，神魂不能内舍心肝，心神失荣而致不寐的发生。临床中引起肝血不足的原因主要有思虑过度，暗耗阴血，或肝火旺盛，伤灼阴血，久而失治，出现虚烦不得入眠、寐浅易醒等。此外，尚可兼见面白无华，爪甲不荣，视力减退或雀目，眩晕耳鸣，神疲乏力，关节、筋脉拘急不利，手足震颤，肌肉跳动，心悸，潮热盗汗，口咽干燥，妇女月经量少、色淡，甚则闭经等血失濡养证候。治疗当遵《金匮要略》"虚劳虚烦不得眠，酸枣仁汤主之"之宗旨，采用具有养血柔肝、清热除烦、宁心安神的酸枣仁汤为主方治疗，临床若阴伤明显者，可酌加生地黄、石斛、白芍等滋阴清热之品。

——张兰坤，过伟峰，盛蕾，等. 基于肝藏血舍魂理论探讨从肝论治失眠［J］. 中华中医药杂志，2017，32（10）：4519-4521.

第五章 多寐

【概说】

多寐是指不分昼夜，时时欲睡，呼之即醒，醒后复睡的病证，亦称"嗜睡""嗜眠""多眠"等。《内经》《伤寒论》等中医经典医籍虽无多寐病名，但有类似的记载，如"多卧""嗜卧"等。多寐病名首见于清代沈金鳌《杂病源流犀烛·不寐多寐源流》。

根据多寐的临床表现，其类似于西医学的发作性睡病、特发性过度睡眠等，亦见于低血压、脑供血不足、阻塞性睡眠呼吸暂停低通气综合征等疾病引起者。某些心理精神疾病、脑损伤性疾病等以多寐为主症者，亦可参考本章论治。

【多寐常见疾病概述】

1. 发作性睡病

发作性睡病（NT）为原因不明的慢性中枢神经系统功能障碍性疾病，主要表现为突然发生、为时短暂、反复发作、不可抗拒的睡眠发作；可发生于各种活动中，如阅读、骑车、驾车、会议、交谈、吃饭、行走时，伴有一种或数种症状，包括猝倒发作、睡瘫症和入睡前幻觉（四种症状同时存在时，称为发作性睡病四联症）。儿童或青年期起病，一旦发病多持续终生。NT 分为 1 型发作性睡病（NT1）和 2 型发作性睡病（NT2）。NT1 又称为猝倒型发作性睡病，占 75% ～ 80%，通常伴有脑脊液下丘脑分泌素水平下降；临床表现为日间过度思睡、猝倒发作、夜间睡眠症状（如睡眠瘫痪、睡眠幻觉、睡眠中断、睡眠运动障碍等），可合并肥胖、运动、认知、精神、自主神经功能紊乱等症状。NT2 不伴有猝倒发作及脑脊液下丘脑分泌素水平降低，临床表现主要为日间过度思睡、夜间睡眠不安等症状，较 NT1 为轻。

非药物治疗作为发作性睡病的首选治疗方法，包括自我护理、行为治疗（如合理安排白天短时睡眠、规律夜间睡眠）、团体治疗及心理治疗等。药物治疗包括中枢神经兴奋剂（如莫达非尼）、抗抑郁剂、镇静催眠药（如氯硝西泮）、γ－羟丁酸钠等，此类药物的副作用较大，且有不同程度的依赖性、耐药性。相对于药物治疗，睡眠宣教、心理治疗等非药物治疗更为重要。

2. 特发性过度睡眠

本病亦称原发性睡眠增多症，应激或压力过大可诱发。临床症状与发作性睡病相似，但白天过度睡眠常持续 1 小时以上，觉醒能力正常。入睡后延续时间较长，24 小时内总睡眠时间显著增加，常伴头痛、晕厥、直立性低血压、手足发凉等自主神经功能障碍。

发作期的主要治疗药物是中枢兴奋剂，以改善白天过度睡眠状态，如莫达非尼等。

3. 低血压

成年人上肢动脉血压低于 90/60mmHg 即为低血压，与遗传和体质有关，也可由某些疾病或药物引起。由于循环动脉压力低于正常，导致血液循环缓慢，微循环缺血，组织细胞供养不足。临床表现为疲乏虚弱、困倦欲寐、头晕头痛及失眠心悸等，部分患者还可出现抑郁、昏厥和慢性疲劳综合征。

药物治疗使用米多君和屈昔多巴。其他措施包括高钠饮食、佩戴腹带、穿戴弹力袜等。

4. 脑供血不足

脑供血不足是指各种原因导致大脑供血不足，引起脑缺血缺氧而出现一系列脑功能障碍临床表现的疾病。慢性脑供血不足是由于大脑慢性、长期、均匀的血液供应减少，从而引起以头晕、头痛、睡眠障碍、记忆力减退为主要症状的疾病。脑供血不足初期症状不是特别明显，嗜睡常常是其初始表现，很容易被忽视。

5. 阻塞性睡眠呼吸暂停低通气综合征

阻塞性睡眠呼吸暂停低通气综合征（OSAHS），也称呼吸暂停综合征（SAS），主要表现为睡眠时打鼾并伴有呼吸暂停和呼吸表浅，夜间反复发生低氧血症、高碳酸血症和睡眠结构紊乱，导致白天嗜睡、心脑肺血管并发症乃至多脏器损害，严重影响患者的生活质量和寿命。其危险因素有肥胖、年龄、男性、上气道解剖异常、家族史、长期大量饮酒和（或）服用镇静催眠药物、长期重度吸烟等。本病患病率为 2%～4%，是多种全身疾患的独立危险因素。

持续气道正压（CPAP）治疗，应作为初始治疗手段；超重和肥胖患者，应积极减肥。口腔矫治器可作为 CPAP 的替代治疗，手术不作为初始治疗，药物不作为治疗方法。

【病因病机】

情志失调、起居不当、饮食失节、年老体衰、外伤久病等，导致湿、浊、痰、瘀困滞阳气，心神不振而发生多寐；或阳虚气弱，心神失荣，发为多寐。

1. 病因

（1）情志因素

忧思过度，损伤心脾，心气不足，鼓动无力，神明不清，则昏睡不能自主；惊恐致气血逆乱，气血运行不畅而成瘀，阳气闭塞不得伸张，神机不活而怠惰嗜卧。情志因素常是发作性睡病、特发性过度睡眠，以及精神分裂症、抑郁焦虑等心理精神疾病多寐的发病因素。

（2）起居不当、饮食不节

久居湿地或涉水冒雨，感受湿邪；过食生冷肥甘，饮酒无度，湿从内生。痰湿为阴邪，其性重着黏滞，令阳气不得宣发则嗜卧。也可因起居饮食失节，损及脾胃，运化不健，气血生化乏源，清窍失养而昏睡。起居不当、饮食不节常是肥胖人群、阻塞性睡眠呼吸暂停低通气综合征多寐的发病因素。

（3）病后年迈体虚

《灵枢·天年》曰："六十岁，心气始衰，苦忧悲，血气懈惰，故好卧。"病后体虚，气血不足，气虚失其温煦，血虚失其濡养，故倦怠嗜卧，沉困欲寐。年老体衰，肾精不足，髓海空虚，脑神失养，出现头昏欲寐。病后年迈体虚常是低血压、脑供血不足多寐的主要发病因素。

（4）外伤久病

头部仆跌闪挫，损伤脑脉，气血运行受阻，瘀血停滞；或久病入络，气血凝滞，脑络瘀阻，阳气闭塞不得伸张，神机不活而怠惰嗜卧。外伤久病常是脑外伤、脑卒中多寐的发病因素。

2. 病机

（1）病位在心、脾，与肾关系密切

《杂病源流犀烛》云："多寐，心脾病也。一由心神昏浊，不能自主；一由心火虚衰，不能生土而健运。"心气不足，鼓动无力，神明不清，则昏睡不能自主；脾气不足，胃气亦虚，升降失常，清浊不分，蒙蔽心神而致多寐。正如李东垣所云："脾胃之虚，怠惰嗜卧。"

肾为水火之宅，内寄元阴元阳，肾亏阳衰，鼓动乏力，脾阳因之益衰，则健运无权，血海为之不充，生精填髓无源，终致清阳难举，髓海空虚，神明失奉。正如《灵枢·海论》所云："髓海有余则轻劲多力，自过其度。髓海不足则脑转耳鸣，胫酸眩冒，目无所见，懈怠安卧。"

（2）病理因素以痰湿、瘀血为常见

《血证论》云："倦怠嗜卧者，乃脾经有湿。"痰湿为阴邪，若困阻中焦，令浊气不降，清气不升，清阳被阻，阳气不得宣发，脑神不展，故而昏昏欲眠、嗜睡难抑。正如《灵枢·口问》所云："卫气昼日行于阳，夜半则行于阴……阳气尽，阴气盛，则目瞑。"

外伤或内伤杂病失治、误治或惊恐致气血运行不畅而成瘀血。瘀血内生，气血运行失调，阳气不能畅达全身，而致神机不活而怠惰嗜卧；或瘀血阻滞心窍，心神被蒙，而致昏蒙、神倦嗜睡。

（3）病理性质多属本虚标实

本病多见虚实夹杂，本虚标实。本虚主要为卫阳虚，心脾肾阳气虚弱，心神失荣；标实主要为营阴盛，湿邪、痰浊、瘀血等阻遏卫阳，蒙塞心神。本虚与标实之间可互相影响。如脾气虚弱，运化失司，水津停聚成痰浊；痰浊、瘀血内阻，又可进一步耗伤气血，损伤阳气，以致心阳不足，脾气虚弱，虚实夹杂。

（4）基本病机为阴盛阳虚，阴阳失调，营卫运行失常

多寐病机一为湿浊、痰瘀困滞阳气，卫阳被遏，循行失常，而留于阴分；一为阳气虚弱，阳不制阴，卫阳不能按时出于阴分。其病机总属阴盛阳虚，阴阳失调，营卫运行失常。

【辨证辨病治疗】

1. 辨证思路

（1）辨证候虚实

病程短，形体肥胖，身重嗜卧，胸闷脘胀，多属实证；病程长，精神委顿，腰膝酸软，四肢倦怠，属虚证。

（2）辨病位及病理因素

多寐伴身重嗜卧，精神委顿，形体肥胖，胸闷脘胀，纳少，舌苔白腻，脉濡缓或滑，多属痰湿内盛；嗜睡多卧，倦怠乏力，伴纳少便溏，面色萎黄无华，多属脾气虚弱；伴怠惰嗜卧，腰膝酸软，头昏脑鸣，耳鸣耳聋，神情呆滞，思维迟钝，记忆力减退等，多属肾气亏虚；伴头昏头痛，多梦，舌质暗红，脉涩，多属瘀血阻滞。

2. 治疗原则

（1）基本治则为扶阳抑阴

本病基本病机为阴盛阳虚，临证治疗当以扶阳抑阴为原则。扶阳主要指温补阳气，抑阴则为通过利湿、化痰、通瘀祛除阴邪。

（2）重视调和营卫之法

《内经》论述睡眠的生理机制与卫气循行有密切关系。营卫二气是人体生命活动的物质基础，其正常运行与人体的寤寐节律密切相关，任何导致营卫运行失和的因素都会引起人体寤寐的变化。阴盛阳衰，阴阳失交，则营卫运行失常，故多寐的论治应在扶阳抑阴基础上注重调和营卫，使卫阳和营阴各司其职，各在其位，顺时而动，则寤寐相合矣。

（3）病证结合辨治

① 发作性睡病、特发性过度睡眠、阻塞性睡眠呼吸暂停低通气综合征多寐，从痰湿内盛论治。发作性睡病、特发性过度睡眠的病因不明，表现为日间过度思睡，可有睡眠瘫痪、睡眠幻觉、睡眠运动障碍等，可合并肥胖、运动、认知、精神等症状，病由痰湿内盛，蒙蔽心神所致。阻塞性睡眠呼吸暂停低通气综合征的危险因素有肥胖、长期大量饮酒、重度吸烟等。因饮食失节，损及脾胃，运化不健，痰湿内生，困遏阳气，心神蒙蔽而致昏昏欲睡。故此类疾病所致多寐治疗重在运脾化湿、泄浊开窍醒神。

② 低血压、慢性脑供血不足，以及高年、久病体虚者多寐，多从中气不足、气血两虚论治。此类患者除见嗜睡多卧外，尚见倦怠乏力，精神疲乏，头昏晕，少气懒言，健忘，心慌，面色萎黄或㿠白。以中气不足或气血两虚为主要病机，治拟益气升清或气血双补法；阳气虚衰者，治拟益气温阳。

3. 分型治疗

（1）痰湿困阻证（多见于发作性睡病、特发性过度睡眠、阻塞性睡眠呼吸暂停低通气综合征所致的多寐）

证候：头蒙如裹，昏昏嗜睡，肢体沉重；伴浮肿，胸脘痞满，纳少、泛恶。舌苔腻，脉濡滑。

治法：燥湿健脾，醒神开窍。

代表方：平胃散合涤痰汤加减。适用于湿盛困脾，湿痰蒙窍所致的多寐。

常用药物：苍术燥湿运脾；藿香芳香化浊醒脾；半夏、茯苓燥湿祛痰；橘皮、枳实、厚朴宽中理气祛湿；石菖蒲、远志、制南星醒脾化湿，提神开窍；党参、甘草补脾益气。

临证加减：寐中打鼾，呼吸暂停或憋醒，加枳壳、郁金、桔梗行气宽胸；湿邪久郁，酿生湿热，去制南星，加胆南星、黄连、黄芩、竹茹等。

（2）瘀阻脑窍证（多见于脑外伤、脑卒中患者之多寐）

证候：神倦嗜睡，伴头痛头晕，病程较久，或有外伤史。舌质紫暗或有瘀斑，脉涩。

治法：活血化瘀通窍。

代表方：通窍活血汤加减。适用于瘀血阻滞，清窍不利所致的多寐。

常用药物：赤芍、川芎、桃仁、红花活血化瘀；生姜、黄酒温通以助行血；老葱、麝香、石菖蒲、远志开窍醒脑；红枣顾护正气。

临证加减：兼有胁肋疼痛等肝气不舒者，加醋柴胡、青皮疏肝理气；兼见手足清冷、小便清长，可配伍干姜、附子、肉桂温阳；中风后遗偏瘫失语，加白附子、僵蚕、全蝎等祛风化痰通络。

（3）脾气虚弱证（多见于低血压、慢性脑供血不足者之多寐）

证候：嗜睡多卧，倦怠乏力，餐后尤甚，伴纳少便溏，面色萎黄。苔薄白，脉细弱。

治法：健脾益气升清。

代表方：香砂六君子汤合补中益气汤加减。适用于脾气虚弱，中气不足所致的多寐。

常用药物：党参、炙黄芪、茯苓、白术、甘草健脾益气；当归养血和营；半夏、陈皮化湿和中；木香、砂仁理气醒脾；升麻、柴胡益气升清。

临证加减：乏力，少气懒言，加人参益气升阳，振奋精神；形寒畏冷，加制附子、干姜温阳祛寒；大便溏烂，加山药、炒薏苡仁健脾渗湿。

（4）阳气虚衰证（多见于年迈体虚、慢性久病引起的多寐）

证候：头昏浊不清，倦怠嗜卧，精神疲乏，懒言，畏寒肢冷，面色㿠白，健忘。舌淡苔薄，脉沉细无力。

治法：补肾温阳益气。

代表方：肾气丸合人参益气汤加减。前方补肾温阳，后方益气助阳，适用于阳气虚衰所致的多寐。

常用药物：附子、干姜温补脾肾之阳；炙黄芪、人参、白术、炙甘草大补元气；熟地黄、山茱萸滋补阴液，阴中求阳；升麻升阳，以助清气上升。

临证加减：手足清冷，加桂枝、肉桂；胃中寒冷，加吴茱萸温中理气开郁；腰膝酸冷、耳鸣，加肉苁蓉、巴戟天、鹿角胶温补肾阳。

【预后转归】

原发病因是决定多寐预后的重要因素，阻塞性睡眠呼吸暂停低通气综合征、中枢病变而致的发作性睡病、创伤后过度睡眠等，常可因器质性病变的预后而影响本病的预后。发作性睡病多于儿童或青年期起病，一旦发病多持续终生，对患者身心造成严重影响。低血压、慢性脑供血不足通过中西医结合治疗，可获得较好疗效。如不及时治疗易发展为中风、痴呆等疾病。

【预防调护】

首先是合理安排作息时间，做到有规律的作息，保证夜间获得充足的睡眠，白天有计划地安排小睡。避免情绪激动和过度紧张。调整饮食习惯，减少糖类摄取量，夜间睡眠前禁用含有咖啡因的饮料。茶虽有醒神消食泻热之功，但有寒胃助湿生痰之弊，脾虚湿盛之多寐患者忌饮浓茶。如李时珍言："茶苦而寒，阴中之阴……若虚寒及血弱之人，饮之既久，则脾胃恶寒，元气暗耗，土不制水，成痰饮……此茶之害也。"

发作性睡病患者，应尽量避免服用镇静类药物。禁忌长时间连续工作，避免从事高精度、具有危险性的职业，如高空、水下作业、驾驶车辆、管理信号及其他责任重大的工作，尽量避免倒班工作及独自远行，以免发生意外事故。

【临证体会】

重视醒神开窍药的应用

多寐属实者主要为湿邪、痰浊、瘀血等邪气阻遏，蒙塞心神所致，属虚主要为心脾肾阳气虚弱，心神失荣所致。无论虚实，本病均存在神机失用，故可在辨证治疗基础上，加用开窍醒神药，如石菖蒲、炙远志、郁金、天竺黄等。

【验案介绍】

1. 痰热蒙神多寐案

唐某，女，38岁。初诊日期：2017年2月21日。

嗜睡3年余，夜睡10小时以上仍觉困乏，头昏沉，心情急躁，口干，舌体左侧及咽喉干燥疼痛。舌苔淡黄腻，脉滑。查心理量表，提示"可能有焦虑、抑郁"。中医诊断：多寐；辨证属痰热蒙神。治以清热化痰，启神宁心。

处方：黄连6g，知母10g，焦山栀10g，莲子心5g，远志6g，石菖蒲6g，胆南星6g，茯神10g，生龙骨30g，合欢皮15g，炙甘草6g。颗粒剂，14剂，每日1剂，分2次开水冲服。

二诊（3月7日）：服药2周，心情急躁明显好转，头昏沉已不明显，仍嗜睡多寐，余症如前。原方有效，并加法半夏6g，炒枳实12g，制大黄6g，青礞石10g，沉香2g，麦冬10g，芦根20g。

三诊（5月6日）：服药2个月，嗜睡多寐好转，舌咽干燥疼痛、口干苦减轻。以此为基本方，随症加减调治2个月，睡眠日趋复常，夜寐7～8小时，心情平稳，舌咽干燥疼痛、口干苦消失。近日来自觉困倦身重，精神萎靡，伴有头胀，头面油多，汗出而身畅，面黄无华。舌体胖，边有齿痕，苔薄黄腻，脉濡。转从痰湿困遏论治。

处方：黄连 3g，远志 6g，石菖蒲 6g，胆南星 6g，天竺黄 10g，姜竹茹 6g，法半夏 6g，陈皮 6g，炒枳实 6g，白术 10g，苍术 10g，茯苓 10g，桑叶 10g，片姜黄 6g，羌活 6g，白蒺藜 10g，炙甘草 6g。

四诊（7月4日）：5月6日方间断服用2个月，睡眠如常，困倦身重、头胀、头面油多若失。

按：《灵枢·口问》论述睡眠的生理为"阳气尽，阴气盛，则目瞑"，认为邪气久留于阴，阴气受阻，"其气不清，则欲瞑，故多卧矣"。《丹溪心法》则谓："脾胃受湿，沉困无力，怠惰好卧。"

本案患者以嗜睡为主症，伴有头昏沉，是为痰湿困遏，阴气内盛，心神被蒙，清窍被困，清阳不展所致。又有急躁、舌咽干燥疼痛、口干，提示痰郁化热，耗伤阴津。舌苔淡黄腻，脉滑，为典型的痰热之象。证属痰热蒙神，治以清热化痰、启神宁心，方用黄连温胆汤加减。药用黄连、知母、焦山栀清热泻火除烦，莲子心清心安神；远志、石菖蒲、胆南星化痰开窍醒神；茯神、生龙骨宁心安神；合欢皮解郁安神。

服药2周后，心烦急躁、头昏沉不清显减，提示郁火渐平，清阳得展，但主症嗜睡多寐未解，提示痰热胶结难化，合用礞石滚痰丸加减。加法半夏燥湿化痰；枳实清热化痰，除烦下气；制大黄荡涤实热，开痰火下行之路；礞石坠痰下气，攻逐陈积伏匿之老痰；沉香沉降下行，加强坠痰之力，且能调中悦脾；白蒺藜风药上行，平肝息风；麦冬、芦根甘寒生津，养阴清热。药后嗜睡多寐日减，2个月后睡眠复常，舌咽干燥疼痛、口干苦消失。但又添新恙，困倦身重，精神萎靡，头胀，头面油多，汗出身畅，面黄，结合舌脉，辨为痰湿困遏，转为化痰除湿、泄浊开窍法治疗。黄连用量减半，去礞石，加天竺黄、竹茹化痰开窍，苍术、白术、茯苓运脾燥湿，片姜黄、桑叶、羌活祛风胜湿通痹。

本案多寐先由痰热蒙神所致，治用黄连温胆汤合礞石痰丸加减，先后间断用药达4个月而获痊愈。但因过服久服黄连、大黄、礞石等苦寒之品，中阳受伤，令热从寒化，变生痰湿，蒙蔽清阳，困遏肢体，经转从化痰泄浊通闭法治疗而瘥。

（过伟峰案）

2. 水湿困脾多寐案

杜某，男，70岁。初诊日期：2013年8月19日。

嗜睡3个多月，手脚肿胀1个多月。症见嗜睡，饭后即睡，消化不良，平时不渴，不喜欢饮水，大便不干，日1次。舌淡胖，苔薄黄，脉沉弦。曾在西宁居住1个多月，其间发现手脚肿胀，下肢按之凹陷。中风后遗症病史6年，右侧肢体运动不利并肿胀，生活可自理，血压高，常服降压药，本次血压 130/80mmHg。2013年7月16日检查：偶发性早搏，脑动脉硬化，谷草转氨酶、谷丙转氨酶、总胆红素、直接胆红素升高，血糖正常。

处方：清半夏 10g，陈皮 10g，茯苓 30g，炒苍术 12g，厚朴 10g，荷叶 30g，川芎 12g，泽泻 15g，生薏苡仁 30g，干姜 6g，茵陈 30g，郁金 10g。15剂，水煎服，日1剂。另：活血通脉胶囊3盒。

2013 年 9 月 13 日抄方：服上方流涎，加益智仁 12g。

二诊（10 月 18 日）：服上方 30 剂，精神好转。现症见：嗜睡减轻，手脚肿胀缓解，口流涎，有异味，不干不苦，双下肢肿，按之凹陷不起。舌淡胖，苔稍黄厚腻，脉沉滞。

处方：炒苍术 12g，黄柏 10g，生薏苡仁 30g，茯苓 15g，赤小豆 30g，滑石 30g（包煎），益智仁 10g，荷叶 15g，苏叶 6g（后下），木瓜 30g，生甘草 3g。15 剂，水煎服，日 1 剂。

按： 嗜睡多见阳虚和湿气困脾两种情况。阳虚，即伤寒少阴病之但欲寐；湿气困脾，脾气失伸。该患者虽有嗜睡、郁胀两种疾病，但病机统一。此系水湿困脾，脾阳失伸所致。《素问·至真要大论》曰："诸湿肿满，皆属于脾。"《素问·生气通天论》曰："阳气者，精则养神，柔则养筋。"以二陈汤合平胃散佐以利湿之品，以达燥湿健脾之旨，使脾阳得伸则郁胀自除，神自清明。

——张磊. 国医大师张磊疑难病治验辑录［M］. 郑州：河南科学技术出版社，2018.

第六章　郁证

【概说】

郁证是由于情志不舒，气机郁滞，脏腑功能失调所引起的一类病证，以心情抑郁、情绪不宁，或易怒易哭，或咽中如有异物梗塞等为主要临床表现。郁的概念有广义与狭义之分：广义之郁是指一切外邪、内伤等引起脏腑失和，气血失畅所致的郁；狭义之郁单指情志之郁，以情志不舒为病因、以气郁证机为先导。本章论述的郁证为情志之郁，明代医家虞抟《医学正传》首先采用"郁证"这一病证名称。"脏躁""百合病""梅核气"等属本病证范畴。

根据郁证的临床表现及其以情志内伤为致病原因的特点，本病主要见于西医学的抑郁症。此外，焦虑症、强迫症、恐惧症、更年期综合征、脑卒中、帕金森病等继发性抑郁，以及反应性精神病等以抑郁为主要表现者，亦可参考本章论治。

【郁证常见疾病概述】

1. 抑郁症

抑郁症（MDD）是由各种原因引起的、以心境低落为主要症状的一种疾病，是与遗传、神经生物学及心理社会因素等有关，多重机制参与形成的复杂病症。较为公认而经典的单胺类递质学说认为，本病是由于中枢神经系统突触间 5- 羟色胺、去甲肾上腺素等单胺类递质异常减少所引起。抑郁症临床表现极为复杂，包括核心症状和周边症状两大类。核心症状具有特征性，以心境低落为主，并有以下相关症状：兴趣快感丧失；精力减退或疲乏感；精神运动性迟滞或激越；自我评价过低，自责，或有内疚感；联想困难或自觉思考能力下降；反复出现轻生的念头或有自杀行为；睡眠障碍；食欲降低或体重明显减轻；性欲减退。症状至少持续 2 周，同时排除器质性精神障碍、精神分裂症和双相障碍、精神活性物质和非成瘾物质所致抑郁障碍。汉密尔顿抑郁量表（HAMD）评分可评定其严重程度。凡具有抑郁症状，但达不到抑郁症诊断标准者，则可诊断为抑郁状态。抑郁症的周边症状，即伴随核心症状出现的躯体症状，涉及消化、心血管、泌尿生殖、神经、呼吸等多个系统的功能紊乱，常见食欲下降、便秘腹泻、心慌胸闷气短、头痛头晕等。

抑郁症的治疗包括抗抑郁药物治疗、心理治疗、物理治疗等。抗抑郁药是抑郁症治疗的主要方法，常用氟西汀、帕罗西汀、舍曲林、西酞普兰等 5- 羟色胺再摄取抑制剂（SSRIs），文拉法辛、度洛西汀等 5- 羟色胺和去甲肾上腺素再摄取双重抑制剂（SNRIs），米氮平等去甲肾上腺素能与特异性 5- 羟色胺能抗抑郁药（NaSSA）等安全性高、疗效好的第二代抗抑郁药物。一般用药 2 ～ 4 周开始起效，坚持使用 8 ～ 12 周。抑郁症是高复发疾病，以全病程治疗为原则，即急性期控制症状，巩固期预防复燃，维持期预防复发。各种心理认知支持治疗可以改善抑郁症状，改善患者的心理状态及生活质量，增加对疾病的认识，对患者的康复具有积极意义。物理治疗，如改良电抽搐治疗，对于伴有精神病性症状、紧张综合征、有严重消极自杀企图的患者及药物治疗无效的患者可考虑使用；重复经颅磁刺激可促进抑郁症状缓解，缩短疗程。

2. 焦虑症

本病又称"焦虑性神经症"，发病机制主要与遗传、神经递质紊乱、内分泌紊乱等有关。其分为广泛性焦虑（慢性焦虑，GAD）和惊恐发作（急性焦虑，PD）两种表现形式，常伴有植物神经系统症状和运动性不安等行为特征。广泛性焦虑最为常见，缓慢起病，长期感到紧张和不安，提心吊胆，但无特定的情境，并非由实际威胁所引起。惊恐发作是反复发作的急性焦虑障碍，是突如其来的惊恐体验，其特点是发作的不可预测性和突然性，反应程度强烈，常体会到濒死、恐惧或失控感，终止亦迅速。躯体疾病和药物可引起继发性焦虑，其他精神疾病可伴发焦虑。汉密尔顿焦虑量表（HAMA）评分可评定其严重程度。

抗抑郁药 SSRI 或 SNRI 类被用作治疗若干焦虑障碍的一线药物，如帕罗西汀、艾司西酞普兰、舍曲林或文拉法辛。苯二氮䓬类药物是临床上最常用的抗焦虑二线药物，其药理作用是缓解焦虑、松弛肌肉、镇静、镇痛及催眠，如阿普唑仑、安定。三线药物包括米氮平、曲唑酮、非典型抗精神病药等，适用于一线和二线药物治疗无效的患者。

3. 强迫症

强迫症（OCD）是一种发病机制尚不明确的精神障碍，发病与心理社会、个性、遗传及神经－内分泌等因素有关。主要表现为强迫观念和强迫行为，即某种联想、观念、回忆或疑虑等顽固地反复出现，难以控制。以有意识的自我强迫与反强迫同时存在为特征，患者明知强迫症状毫无意义且不合理，却不能克制，愈是努力抵制，反而愈感到紧张和痛苦。

治疗主要以药物为主，SSRI 最为常用，如舍曲林。但长期用药可引起脑内某些细胞因子和内分泌激素平衡紊乱，且根治困难；可配合认知行为疗法等心理治疗。

4. 更年期抑郁

本病又称"围绝经期抑郁症"，是更年期综合征的并发症状，通常发生在绝经前后妇女。发病机制复杂，主要由于女性卵巢功能减退，雌激素水平下降，下丘脑－垂体－肾上腺（HPA）轴平衡失调，单胺类神经递质失衡等引起。当压力超出自身所能适应和调节的范畴，则引起心理、情绪上的障碍。临床表现主要为失眠多梦、急躁易怒、烦热汗出、盗汗、心慌、乏力、月经不调等一系列植物神经功能紊乱症状，以及抑郁不欢、悲伤欲哭等情绪症状，严重者可有妄想、自杀等表现。

本病主要采用激素替代疗法联合抗抑郁药物治疗。雌激素通过增加色氨酸羟化酶-2基因和蛋白表达升高 5-HT 含量，并通过调节血管舒缩功能以缓解潮热汗出等症状。抗抑郁药物以选择性 5-HT 再摄取抑制剂最为常用。

5. 继发性抑郁

继发性抑郁中，脑卒中后抑郁、帕金森病抑郁最为常见，表现为一系列抑郁症状和相应躯体症状的综合征。抑郁是脑卒中、帕金森病患者最常见的情绪改变，如未及时发现和治疗，将影响原发病的治疗、神经功能的恢复和回归社会的能力。其抑郁表现，既与原发病及后遗的认知损害、躯体残疾、生活质量严重下降有关，又与性格特征、家庭支持等社会心理因素有关。通常依靠症状学和抑郁评估量表相结合的诊断模式，采用心理治疗、药物治疗和康复训练等多种手段综合治疗。

【病因病机】

郁证的病因比较明确，即情志所伤和体质因素。其发病与肝的关系最为密切，病机主要为肝郁气滞。郁证初起，以气滞为主，常兼郁火、痰结、瘀血等，多属实证；病久则易由实转虚，或虚实夹杂。

1. 病因

（1）情志失调

《古今医统大全·郁证门》云："郁为七情不舒，遂成郁结，既郁之久，变病多端。"七情过极，或刺激过于持久，超过机体调节能力，尤以悲忧恼怒最易致病。恼怒伤肝，肝失条达，气失疏泄，而致肝气郁结，气郁日久化火或血行不畅成瘀；谋虑不遂或忧思过度伤脾，脾虚失运，积湿、生痰、化热。

（2）体质因素

情志失调是郁证的主要致病之因，但是否引发郁证，还与机体自身对情志的调节能力密切相关。如禀赋薄弱，遇事多虑善忧；或素体抑郁寡欢，肝郁不畅；或心胆素虚，触事易惊；或妇女更年期，肝体不足，肝用有余，易于郁结发病。正如《杂病源流犀烛·诸郁源流》云："诸郁，脏气病也。其原本由思虑过深，更兼脏气弱，故六郁之病生焉。"体质因素是发病的内在关键因素，在易感素质基础上，复加诱发因素是发病的主要原因。《类经·藏象类》云："禀赋不同，情志亦异。"不同体质可产生特定的病理因素并发生相应的病理变化。

2. 病机

（1）病位主要在肝，涉及心、脾、肾

① 病位主要在肝：肝主疏泄，喜条达而恶抑郁，郁证成因主要为情志所伤。各种情志刺激可致肝气郁结，不能疏泄条达，肝郁气滞成为郁证发生的始动因素和重要环节，故病位主要在肝。

② 病位涉及心：《景岳全书·郁证》认为，"情志之郁，则总由乎心，此因郁而病也"。《医宗金鉴》云："心静则神藏，若为七情所伤，则心不得静，而神躁扰不宁也。"心主神明，主宰精神情志活动，故七情之伤，虽五脏各有所属，然无不从心而发。如肝郁化火伤阴，肾阴不足不能上济于心，致心火偏亢，心神不宁。肝郁日久，损伤心气，而致胆气不

足，则焦虑紧张，心悸胆怯；损伤心血，心失所养，心神失守，则致精神惑乱，悲伤哭泣，哭笑无常。

③病位涉及脾：忧愁思虑，久则伤脾；或肝气郁结，横逆乘脾，出现肝脾失和之证。脾失健运，水湿内停，生痰化热，或生化无源，气血不足，形成痰热扰神或心脾两虚之证。

④病位涉及肾：肝郁化火，火郁伤阴，心失所养，肾阴被耗，出现阴虚火旺或心肾阴虚之证。此外，肾藏精，肝藏血，精血同源互化，肝肾阴虚，令肝气失和，气机郁滞。

（2）病理因素以气郁为先，与痰、火、瘀有关，基本病机为气机郁滞

由于本病始于肝失条达，疏泄失常，故以气机郁滞不畅为先。气郁则湿不化，湿郁则生痰，而致痰气郁结；气郁日久，由气及血而致血瘀，又可进而化火等，但以气机郁滞为病理基础和基本病机。

（3）病理性质初起多实，日久转虚或虚实夹杂

《类证治裁·郁证》曰："七情内起之郁，始而伤气，继必及血，终乃成劳。"本病虽以气、火、痰、瘀等邪郁为主，但病延日久则易由实转虚。或因火郁伤阴导致心肾阴虚，阴虚火旺；或因脾伤气血生化不足，心神失养，导致心脾两虚。

【辨证辨病治疗】

1. 辨证思路

（1）辨脏腑病位

郁证虽以肝气郁结为主要病变，但应依据临床症状，辨明其受病脏腑之侧重。一般说来，气火之郁主要关系于肝，痰湿之郁主要关系于脾，而虚证则与心、肾、胆关系最为密切。

（2）辨证候虚实

气郁、郁火、痰热所致之郁多属实证，以抑郁伴有烦躁不安、体质壮实、脉弦或滑为特征。由心（胆）脾、肝肾气血或阴精亏虚所导致的证候属虚，以抑郁伴有心慌健忘、多虑不安、疲劳乏力、体质羸弱、脉细弱为特征。

2. 治疗原则

（1）基本治则为理气开郁、调畅气机

《医方论·越鞠丸》曰："凡郁病必先气病，气得流通，郁于何有？"郁证实证，首当理气开郁，并根据脏腑病位及兼夹病邪采用相应治法，如清肝泻火、清化痰热。虚证则根据损及脏腑和气血阴精亏虚的不同而补之，或养心安神，或补益心脾，或益气壮胆，或滋养肝肾。虚实夹杂者，视虚实的偏重而兼顾。

郁证一般病程较长，用药不宜峻猛。治疗实证应注意理气而不耗气，活血而不破血，清热而不败胃，祛痰而不伤正；治疗虚证应注意补益心脾而不过燥，滋养肝肾而不过腻。

（2）移情易性

除药物治疗外，本病的心理治疗也具有极为重要的作用。解除引起郁证的致病原因，使患者正确认识和对待自己的疾病。现代心理支持治疗，如心理干预教育、认知行为治疗等可以改善抑郁症状及患者的心理状态，增加对疾病的认识，治愈疾病的信心，对康复具有积极意义。正如《临证指南医案·郁》所言："郁证全在病者能移情易性。"

（3）病证结合辨治

① 抑郁症的全病程辨治：抑郁症发病早期或轻度抑郁者，可采用中医药治疗为主，联合心理疏导等。辨证多属肝气郁结证，治疗重在疏肝解郁，调畅情志。中重度抑郁，症见明显的激越或痛苦，且有自杀危险，应积极给予抗抑郁药治疗。此阶段症状充分显露，证型相对典型，以肝郁化火、痰热扰神等邪实证较为多见。恢复阶段症状已不显露，证候隐匿，应结合急性期证型辨证用药。由于气滞、郁火、痰热等邪实证候易发生由实转虚的病机转变，因此治疗重在调养心肾、补益心脾。

② 焦虑症从心胆气虚论治："胆虚"体质是焦虑症发病的病理基础，心与胆为子母关系，心胆经络相联互通，心气虚弱，必然影响胆主决断的功能，令胆失中正，而见焦虑不安、紧张恐惧、胆小害怕。因此，胆虚者实为心气虚而胆怯，故多从心胆气虚论治，采用益气镇惊、安神定志法。

③ 继发性抑郁，积极治疗原发病：继发性抑郁既与原发病相关，又有其独特的、更为错综复杂的病机证候，积极治疗原发病能有效缓解抑郁症状，提高生活质量，预防复发。更年期抑郁伴有五心烦热、健忘、盗汗、咽干口燥、腰膝酸软等心肾阴虚或兼火扰证候，治以补益心肾、养心安神为主。卒中后抑郁、帕金森病抑郁，其原发病均存在风痰瘀阻的病机，宜结合祛风化痰、活血化瘀法治疗。

3. 分型治疗

（1）肝气郁结证（多见于抑郁症早期及轻中度抑郁）

证候：心情抑郁，胸闷，喜太息，胁肋胀满；脘闷，嗳气，纳差，经前乳胀，症状随情绪波动。舌苔薄，脉弦。

治法：疏肝解郁，理气畅中。

代表方：柴胡疏肝散加减。主治肝郁气滞所致的郁证。

常用药物：醋柴胡、香附、川芎、绿萼梅疏肝解郁；枳壳、陈皮理气畅中；白芍、甘草柔肝。

临证加减：胁肋胀满疼痛，加郁金、青皮、佛手疏肝理气；肝气犯胃，胃失和降，嗳气频作，脘闷不舒，加旋覆花、代赭石、苏梗、法半夏；兼有食滞腹胀者，加神曲、麦芽、山楂、鸡内金消食化滞；肝气乘脾而见腹痛肠鸣，遇情志怫郁或饮食不慎即便溏腹泻者，用逍遥散合痛泻要方加减，加白术、茯苓、怀山药、防风健脾除湿；胸胁刺痛，舌有瘀点、瘀斑，加当归、丹参、郁金、红花活血化瘀。

（2）心肝郁火证（多见于中重度抑郁、躁狂等）

证候：心情抑郁，急躁易怒，烦热，面红目赤；头目胀痛，口干苦，口舌生疮，便干，尿黄。舌质红，舌苔薄黄少津，脉弦数。

治法：清心泻肝，宁心安神。

代表方：龙胆泻肝汤加减。主治肝郁化火所致的抑郁烦躁。

常用药物：龙胆草、黄芩、栀子、夏枯草、牡丹皮清肝火；黄连、莲子心泻心火，实则泻其子；醋柴胡疏肝解郁；生地黄滋阴养血柔肝；泽泻、车前子利水泻热。

临证加减：大便干结，加生大黄通腑泻热；肝阳上亢，加生石决明、珍珠母、钩藤、白蒺藜；热盛伤阴，加玄参、麦冬；肝火犯胃而见脘胁疼痛、口苦、嘈杂吞酸、嗳气、呕吐者，加吴茱萸、黄连（即左金丸）；肝火上炎而见头痛、目赤、耳鸣者，加菊花、钩藤、白蒺藜。

（3）痰热扰神证（多见于中重度抑郁焦虑）

证候：心烦焦虑，抑郁不欢，胸闷脘痞，口黏口臭；噩梦，困倦嗜睡，肢体困重酸胀，恶心，便秘，体胖，面红油腻。舌质红，舌苔黄腻，脉弦滑或滑数。

治法：清热化痰，宁心安神。

代表方：黄连温胆汤加减。主治痰热扰神，心神不宁所致的抑郁焦虑。

常用药物：黄连燥湿泻火，清心除烦；法半夏、陈皮、茯苓化痰；胆南星、枳实、竹茹清热开郁除烦；茯神、生龙骨宁心安神。

临证加减：痰重热轻，头昏沉，胸闷脘痞，苔白腻罩黄或淡黄腻，改用温胆汤加减，去黄连，胆南星改为制南星；痰火扰乱心神，失眠，噩梦纷纭，急躁易怒，懊侬不宁，舌苔老黄而腻，合用礞石滚痰丸，加生大黄、黄芩、青礞石。

（4）心气亏虚证（多见于素体虚弱之焦虑抑郁或久病者）

证候：抑郁不欢，心神不宁，多思善虑，气短，面色少华；神萎，疲劳乏力，懒言，畏风，自汗。舌质淡嫩，舌苔白，脉细弱。

治法：益气养心安神。

代表方：养心汤。主治体质素弱，或思虑过度，心虚惊悸不眠为主的郁证。

常用药物：党参、炙黄芪补益心气；酸枣仁、茯神、龙眼肉、五味子、柏子仁、炙远志、大枣、炙甘草养心安神。

临证加减：伴紧张恐惧、惊惕者，加人参、生龙骨、生龙齿、琥珀粉、石菖蒲益气镇惊；伴纳差、便溏者，合归脾汤，加焦白术、茯苓、怀山药益气健脾；精神恍惚，悲忧善哭，喜怒无常为脏躁，心神浮越，合甘麦大枣汤，加淮小麦。

（5）心肾阴虚证（多见于更年期抑郁）

证候：抑郁不欢，心慌，五心烦热，健忘，腰膝酸软；咽干口燥，目花干涩，耳鸣耳聋，盗汗，遗精早泄，月经不调。舌质红，舌体瘦小，舌苔少，脉细数。

治法：补益心肾，养阴安神。

代表方：天王补心丹加减。主治阴虚血少，心神失养的郁证。

常用药物：天冬、麦冬、生地黄、熟地黄滋阴养血；太子参益气安神；柏子仁、茯神、酸枣仁、养心安神；五味子敛心气以安心神。

临证加减：行为怪异，沉默少言，口苦，尿赤，属百合病心阴亏虚，内热扰神，合百合地黄汤，加百合；心肾不交而见心烦失眠，多梦遗精者，合交泰丸（黄连、肉桂）；老年患者抑郁，伴有精神恍惚，腰酸膝软，视糊目花，耳鸣，可用滋水清肝饮加减，加白芍、熟地黄、山茱萸、枸杞子、桑寄生滋阴补肾。

4. 常用中成药

（1）舒肝解郁胶囊

功能与主治：疏肝解郁，健脾安神。适用于轻、中度单相抑郁症属肝郁脾虚证者。

用法与用量：口服。每次2粒，每日2次，疗程为6周。

（2）乌灵胶囊

功能与主治：养心安神，补肾健脑。适用于心肾不交所致的抑郁焦虑、失眠多梦、健忘神疲、腰膝酸软、头晕目眩、心悸气短等症。

用法与用量：口服。每次3粒，每日3次，或遵医嘱。

【预后转归】

郁证的预后一般良好。轻症抑郁，或初发抑郁，病程较短，且情志致病原因能及时解除者，通常可以治愈。中重度抑郁，病程较长，反复发作，情志致病原因未能解除，或继发于中风、帕金森病的抑郁，病情顽固，通常治疗时间较长，效果相对较差。

【预防调护】

郁证是在先天禀赋不足的基础上受到外界环境作用、精神刺激等所致的情志失调。因此，郁证的防治，应内调外养相结合，扶正以祛邪。注意精神调摄，保持乐观情绪，树立战胜疾病的信心，保持心情舒畅。作息规律，参加适度的体育锻炼，劳逸结合，增强体质。

抑郁症为高复发疾病，治疗目标为恢复社会功能，达到稳定和真正意义的痊愈，而不仅是症状的消失。

【临证体会】

1. 疏肝理气法贯穿治疗始终

郁证的病因是情志内伤，以气郁为病变的基础，理气开郁是治疗的基本原则，并贯穿治疗始终，不同病程阶段可根据兼夹的病邪配合相应治法。气郁化火者，配合清肝泻火法；气郁夹痰，痰气交阻者，配合化痰散结法；气病及血，气郁血瘀者，配合活血化瘀法；兼有湿滞者，配合健脾燥湿或芳香化湿法。但应注意理气之品多偏辛燥，郁证久病及阴血不足之体，当谨慎用之。绿萼梅、合欢花、玫瑰花等花类药物气轻味薄，理气解郁而不香燥伤阴，是为常用。

2. 柴胡加龙骨牡蛎汤治疗情志病的应用

本方功擅疏解泄热、重镇安神，临床广泛应用于抑郁、焦虑、失眠、躁狂等情志病的治疗。方中柴胡、黄芩、人参、半夏、生姜、大枣取小柴胡汤之意，功效和解少阳半表半里之邪；合大黄而成大柴胡汤，清解入里化热之邪。人参、茯苓、龙骨、牡蛎、铅丹寓安神定志丸意，益气镇惊。桂枝发表散寒，合茯苓通阳利水。

情志病系指发病与情志刺激有关，且具有抑郁不欢、心烦失眠、急躁易怒、焦虑不安、紧张恐惧等情志异常的病证。心主神明，情志病虽临床表现各异，但均与"心不藏神"有关。心所藏之神，包括精神、情绪、思维、意识等。故情志病病变主脏在心，又因肝主谋虑，胆主决断，辅助心主神明，故与肝、胆密切相关。本方的安神定志功效是其治疗情志病的基础，而其疏肝解郁、泄热通阳等有助于安神定志。

调和阴阳是本方治疗情志病的功效特点。邪入少阳，枢机不利，不能通达，则见形寒怕冷；阳气郁久化热，则见烦热、烘热汗出阵作。阴阳相争，互为进退，则午寒午热，或寒热往来，这一阴阳失和表现正是本方所治病症的证候特征。临证不必拘泥于寒热往来，凡情志病患者既有形寒怕冷，或手足冰冷，或躯体某一局部清冷，又有烘热汗出，烦热不安，正是使用本方治疗的特征性证候。

3. 抑郁症的分期分型中西医结合治疗

中西医治疗抑郁症各有所长。新型抗抑郁药作用机制明确，针对性强，起效快，疗效较为确切，但存在治疗周期长、停药易复发、治愈率较低、部分患者无效等弊端；对疲劳乏力、食欲不振、便秘、口干等抑郁周边症状的效果亦不理想，且不良反应明显。中医药治疗通过辨证论治，整体调节，降低患者对环境应激的敏感性，同步调治抑郁周边症状等发挥积极作用，尤其在轻中度抑郁及巩固维持期治疗中发挥重要作用。根据抑郁症不同病期、病情程度进行中西医结合治疗，实现优势互补是提高疗效的关键。

（1）早期、可能抑郁及轻度抑郁：核心症状并未完全显露，未完全符合抑郁症诊断标准（阈下抑郁），或患者、家属不愿意使用抗抑郁药，或为孕妇等特殊人群，可采用中药治疗为主，联合心理疏导、针灸治疗等，旨在逆转发展。此阶段属发病初期，多表现为轻中度抑郁，辨证多属肝气郁结，治疗重在疏肝解郁，调畅情志，疗程 2～3 个月。若治疗 4～6 周病情进展、症状加重者，可联合应用抗抑郁药。

（2）急性期：抑郁症状急剧发展，明显激越或痛苦，表现为中重度抑郁。应积极使用抗抑郁药治疗，尽量单一用药，逐步递增剂量至足量和足够长的疗程。一般 2～4 周起效，使用 8～12 周。如果足量治疗 4～6 周无效，或不良反应明显，则改用其他药物。联合中药治疗旨在快速缓解症状，协同增效，并减轻不良反应。此阶段症状显露，证型典型，以肝郁化火、痰热扰神等邪实证为多见，或见于因突受惊恐诱发加重的心胆气虚证。

（3）巩固维持期：症状明显缓解，但病情不稳，复燃（症状再现）、复发（新发抑郁）风险较大，继续使用急性期治疗有效抗抑郁药 4～9 个月。病情稳定后缓慢减药，直至终止治疗。联合中医药治疗，旨在稳定核心症状，改善残留症状，预防复燃；通过整体调节，同步调治周边症状，降低患者对环境应激的敏感性以预防复发。此阶段症状已不显露，证候隐匿，由实转虚，治疗重在调养心肾、补益心脾。

【验案介绍】

1. 抑郁症案

李某，女，47岁。初诊日期：2017年11月18日。

患者罹患抑郁症6年，善哭易怒，烦躁焦虑，郁郁寡欢，不喜与人交流，寐差，胸闷心慌，叹气则舒，纳差，背热但四肢清冷。舌暗，苔薄白脉弦紧。西医诊断：抑郁症。中医诊断：郁证；证属肝郁扰神，阴阳失调。治以解郁安神，平调阴阳。

处方：醋柴胡6g，生龙骨30g（先煎），生牡蛎30g（先煎），桂枝10g，党参10g，黄芩10g，法半夏10g，茯苓15g，石菖蒲6g，远志6g，酸枣仁15g，合欢花6g，焦山楂10g，神曲10g。14剂，水煎服，每日2次。

二诊（12月4日）：胸闷心慌、烦躁焦虑明显减轻，身热形寒明显改善，续方巩固治疗1个月，多年抑郁羔疾得以平稳控制。

按：本案患者既有郁郁寡欢、悲伤善哭之抑郁表现，又有烦躁易怒之亢奋症状；既有背部发热之热郁表现，又有四肢清冷之寒凝证候。故辨证阴阳失和，肝郁扰神，方以柴胡加龙骨牡蛎汤加减治疗。方中柴胡加合欢花、川芎疏肝解郁安神；柴胡、党参、黄芩、半夏和解少阳，合辛温通阳之桂枝调和阴阳；党参、生龙骨、生牡蛎、茯苓、石菖蒲、远志、酸枣仁益气镇惊，安神定志。方证相应，终使罹患多年之抑郁，服药1个月而获显效。

——张燕，过伟峰，杜琳琳.柴胡加龙骨牡蛎汤治疗情志病［J］.中医学报，2021，36（8）：1616-1618.

2. 焦虑症案

周某，女，37岁。初诊日期：2016年11月5日。

焦虑病史4年，惊恐发作3次，精神萎靡不振，时有头晕，胸闷心慌，间断用中药治疗有所好转。1周来症状加重，头昏晕，严重时站立不稳，胸闷，心慌不安，心情紧张，胆小害怕，疲劳乏力，情绪急躁。舌尖红，苔薄黄，脉弦滑。证属心胆气虚，拟方安神定志丸加减。

处方：党参10g，石菖蒲6g，远志6g，酸枣仁10g，茯神10g，生龙骨30g，白蒺藜10g，钩藤20g，琥珀粉3g，天麻6g，广郁金10g。14剂，每日1剂，分2次开水冲服。

二诊（11月19日）：服药2周，头晕欲倒未作，头昏、紧张害怕、急躁明显减轻，但心情紧张时仍有胸闷气短，舌脉如前。原方去琥珀粉，加龙齿15g，胆南星6g，娑罗子6g。再进14剂以巩固疗效。

按：患者以头昏晕为主诉就诊，兼见胸闷心慌，心情紧张，胆小害怕，疲劳乏力。综合其既往焦虑、惊恐病史，考虑日久伤及胆气，胆气虚弱，气机疏泄不畅，则心气不足，"气为血之帅"，气虚运血无力，可见神萎头昏晕。故本案例从心胆气虚论治，以安神定志丸为主方，益气镇惊、安神定志，加琥珀入心、肝二经，加强镇静安神之功效；情绪急躁、舌尖红、苔薄黄、脉弦滑乃肝郁气滞化火所致，加用天麻、钩藤、白蒺藜平肝潜阳息风，郁金行气解郁。二诊时患者头昏晕、紧张害怕、急躁明显减轻，心胆之气较前充实，正如清代程杏轩《医述》云"气以胆壮，邪不能干"，改琥珀为龙齿镇静安神；患者由胸闷气短，考虑气机不畅，痰气交阻，胸中宗气运转不利，加胆南星、娑罗子化痰理气。

　　本案虽以头昏晕为主诉，但观其全身症状，心慌，心情紧张，胆小害怕，疲劳乏力，且有焦虑抑郁症多年，从心胆气虚论治，证药契合，效果显著。

——徐前，柯娟，过伟峰．从心胆气虚论治神经症［J］．广州中医药大学学报，2018，35（5）：923-927.

第七章 健忘

【概说】

健忘是指记忆力减退，遇事善忘的一种病证，首见于宋代《圣济总录》，亦称"喜忘""善忘""多忘"。

老年人的生理性健忘，以及西医学中的脑萎缩、脑动脉硬化症、焦虑抑郁症、脑外伤后遗症、各种中毒等疾病临床表现以健忘为主者，可参照本病证论治。痴呆健忘者，见"痴呆"病篇。

【健忘常见疾病概述】

1. 生理性健忘

生理性健忘是一种生理性脑退化，与衰老密切相关，是伴随人体正常老龄化功能生理性衰退的表现之一，多见于老年人。生理性健忘的主诉主要为健忘或记忆力减退，但客观记忆测验在正常范围，并非全部体验的全忘，之后能在某种提示下记起，程度较轻，无记忆以外的脑功能障碍，对生活不构成严重影响，无须特殊治疗。

生理性健忘亦可继发于近期疲劳、用脑过度或紧张焦虑，通过休息及平稳情绪等生活方式干预后，健忘可以逐渐缓解。

2. 脑萎缩

脑萎缩是指由各种原因导致脑组织发生器质性病变而产生萎缩的一种影像学表现。病理表现为脑组织体积缩小，细胞数目减少，脑室和蛛网膜下腔扩大，分为生理性脑萎缩和病理性脑萎缩。生理性脑萎缩多发生于 50 岁以上，病程可达数年至数十年，男性多于女性。内侧颞叶海马萎缩最易导致健忘，主要是近事记忆缺损障碍，如丢三落四、遗忘已应诺的事、叫不出朋友的名字等。治疗无特效药物，重点在于预防和护理。

病理性脑萎缩由阿尔兹海默病、帕金森病、多系统萎缩、脑血管病、脑外伤、缺氧、中毒、脑积水等引起，随着病情发展，渐至痴呆，记忆力明显下降，出现远事遗忘，并有明显的认知功能障碍、精神错乱、感知困难、综合能力下降等。参见"痴呆"辨治。

3. 脑动脉硬化症

脑动脉硬化症是脑动脉的一种非炎性、退行性和增生性病变，导致血管壁增厚、变硬、失去弹性、管腔缩小狭窄及小动脉闭塞，造成弥漫性脑供血不足。常发生于 40 岁以上的中老年人，男性多于女性，有高血压、糖尿病、高脂血症、长期吸烟饮酒及精神紧张的人多见。由于脑部长期慢性供血不足，引起大脑功能减退，临床表现为神经衰弱综合征，如头痛头晕、疲乏、注意力不集中、记忆力减退，尤其表现为对数字的遗忘，以及情绪不稳、思维迟缓、失眠或嗜睡等，病情起伏波动。彩超检查可检出颈内动脉颅外段粥样硬化斑块，MRI 显示皮质下动脉硬化性脑病。

治疗采用钙通道拮抗药、血管扩张药、降脂抗栓药，以及银杏制剂等对症治疗。脑动脉硬化症一般预后良好，但由于其既可单独存在，又有发生脑卒中的可能，故其预后与高血压病、高脂血症或糖尿病等危险因素及继发性脑卒中的预后相关。

4. 脑外伤后综合征

脑外伤后综合征是常见的头部外伤后综合征。常表现为头部受伤 3 个月后，仍然存在或者出现一系列神经精神症状，如记忆力下降、头痛、头昏、疲乏、精力不济等，神经系统检查无阳性体征。根据脑外伤病史，只有排除脑器质性病变及全身其他慢性病变，并经系统治疗 3 个月至半年仍有上述症状者，才可诊为脑外伤后综合征。

治疗以对症处理为主，适当给予镇静、安神、止痛类药物。理疗、针灸等综合治疗有助于好转和恢复。

5. 情感性障碍

焦虑抑郁、躁狂、双相情感障碍，以及睡眠障碍等疾病，均可导致脑功能和思维效能抑制及下降。表现为思维迟钝，记忆力下降，注意力涣散，构思困难，无法胜任正常工作。同时，镇静药、抗焦虑抑郁药等亦可引起过度镇静及思维紊乱，从而导致记忆力损伤，引发健忘。

防治重点在于针对原发病治疗，并合理、谨慎使用镇静催眠药、抗焦虑抑郁药。

【病因病机】

本病多因年老体弱、情志所伤、外伤、中毒、慢性久病等导致气血不足，肾精亏虚，脑失所养；或内生气郁、痰浊、瘀血等病理因素，蒙蔽神机，神机失用而致。

1. 病因

（1）年老体弱

年老体衰，肾精日衰；或房事不节，肾精暗损；或久病体弱，气血亏虚，精气不足，脑神失养等。年老体弱常是老年人生理性健忘、脑萎缩健忘的主要原因。

（2）情志所伤

郁怒伤肝，肝气郁结，肝郁神伤；或因肝旺乘脾，脾失健运，聚湿生痰，痰湿蒙闭清窍。思虑伤脾，脾虚生化无源，气血不足，脑失所养；或脾虚失运，痰湿内生，清窍受蒙。惊恐伤肾，肾虚精亏，脑失所养等。情志所伤常是神经症患者健忘的主要原因。

（3）外伤中毒

头脑外伤或慢性久病入络，瘀血痹阻脑脉，神机失用而健忘；中毒性脑病，毒邪直中，损伤脑髓，脑神失灵而健忘。外伤中毒常是脑外伤后综合征、中毒性脑病健忘的主要原因。

（4）久病继发

在原有头昏、眩晕、中风等疾病基础上继发健忘。如脑动脉硬化、腔隙性脑梗死、脑卒中后，痰瘀胶结于脑，令元神失聪，灵机失用，所谓"痰迷心窍，则遇事多忘""凡心有瘀血，亦令健忘"。

2. 病机

（1）病位主要在脑（心），涉及肾和脾

① 病位主要在脑（心）：脑（心）为精神意识、思维情志活动的主宰，健忘属大脑记忆功能障碍，故病位主要在脑（心）。《类证治裁·健忘》明确指出记忆与脑的关系："人之神宅于心，心之精根于肾，而脑为元神之府，精髓之海，实记性所凭也。"

② 病位涉及肾：脑神的物质基础为脑髓，髓由肾精所生。肾藏精，肝藏血，精血同源。若肝肾不足，精血亏虚，脑神失其奉养，而精血亏虚之本在于肾。

③ 病位涉及脾：脾主健运，脾虚失运则水谷不化精微气血，反生痰浊，蒙蔽清窍而致健忘。

（2）病理因素以痰、瘀为多见

《丹溪心法》云："健忘精神短少者多，亦有痰者。"《伤寒论》曰："阳明证，其人喜忘者，必有蓄血。所以然者，本有久瘀血。"痰浊蒙蔽，瘀血闭阻，清阳失展，脑神失用而致健忘。

（3）病理性质为本虚标实，虚多实少，而以虚实兼杂者多见

健忘以虚证居多，如心脾气血两虚或肾虚精亏，脑失濡养。属实者，多为瘀血内阻，痰浊上蒙，清窍不利。虚实往往错杂并见，表现为本虚标实，如气虚血瘀、肾虚痰阻等。

（4）脑之神机不利是健忘发生的关键

无论是脑失濡养之本虚，还是痰瘀蒙窍之标实，终因脑之灵机记性障碍，神机不利而发生健忘。

【辨证辨病治疗】

1. 辨证思路

（1）辨证候辨虚实

健忘伴疲惫神倦、心悸气短、头晕耳鸣、腰酸腿软、面黄无华者，多属虚证。健忘伴嗜卧困顿、胸闷呕恶、形体壮实者，多属实证。虚证多见于心脾两虚、肾精亏虚；实证多见于痰浊蒙窍、瘀阻清窍。

（2）辨病情轻重

知事善忘，未达到完全遗忘的程度，病情轻者，为健忘；日久不愈，前事遗忘，不知不晓，伴随沉默少语、语无伦次、精神呆滞等认知障碍与人格改变，为痴呆。

2. 治疗原则

（1）基本治则为补虚泻实

健忘证候有虚有实，治疗以"虚则补之，实则泻之"为原则。气血亏虚者，补益心脾，益气养血；肾精亏虚者，滋阴补肾，填精益髓；痰浊蒙心者，化痰开窍；瘀阻脑窍这，活

血化瘀通窍。

（2）益智醒脑开窍贯穿治疗始终

脑之神机不利是健忘发生的关键，因此，益智开窍法应贯穿治疗始终。虚者益智养心，实者开窍醒神。

（3）病证结合辨治

① 老年人生理性健忘及脑萎缩健忘从肾精亏虚论治：此类健忘病机重点在于脑髓不足，脑神失养。而肾藏精，生髓，肾精亏虚，不能生髓，则髓海不足，脑之神机不利而健忘，故治疗重在补肾填精益髓。

② 失眠所致健忘从心脾两虚论治：失眠所致健忘多见于长期慢性失眠患者，病程长，久病多虚，气血生化乏源，令心不藏神，心神失养而致失眠健忘。治宜健脾益气，养心安神。

③ 神经症健忘从肝郁神伤、痰浊蒙窍论治：焦虑症、抑郁症等所致的健忘，以及镇静药、抗焦虑抑郁药引起的健忘，除记忆力下降外，还可表现为抑郁不欢、心烦意乱、思维迟钝、注意力涣散等。病由郁怒伤肝、思虑伤脾、惊恐伤肾等不良情绪所致。病机一是肝气郁结，肝郁而心神耗伤；二是肝郁气滞，水湿失运，加之肝旺克脾，脾失健运，聚湿生痰，痰蒙清窍。治拟解郁安神，化痰泄浊开窍法。

④ 脑外伤、脑血管病所致的健忘从瘀血或痰瘀阻窍论治：头脑外伤，瘀血不去，或慢性久病入络，瘀血痹阻脑窍，神机失用之健忘，治以活血化瘀通窍。脑动脉硬化、腔隙性脑梗死、脑卒中后遗症等脑血管病所致的健忘，多因痰瘀胶结于脑，令元神失聪所致，治拟化痰祛瘀开窍法。

3.分型治疗

（1）心脾两虚证（多见于老年健忘及失眠、神经症健忘）

证候：健忘伴有失眠、心悸；神倦气短，纳呆，脘腹胀满，面黄无华。舌淡，脉细弱。

治法：补益心脾。

代表方：归脾汤加减。本方健脾益气，养心安神。

常用药物：党参、炙黄芪、白术、炙甘草益气补脾；当归、龙眼肉养血和营；茯神、远志、酸枣仁养心安神；木香调气，使补而不滞。

临证加减：便溏，加山药、薏苡仁健脾助运；纳差，加炒谷芽、炒麦芽、神曲消食开胃。

（2）肾精亏耗证（多见于老年健忘及脑萎缩健忘）

证候：健忘，形体疲惫，腰酸腿软，头晕耳鸣，头摇肢颤；遗精早泄，五心烦热。舌红，脉细数。

治法：填精益髓。

代表方：河车大造丸加减。本方滋阴，填精，益髓。

常用药物：紫河车大补精血；龟甲、熟地黄、山萸肉填精补髓；人参益气生津；天冬、麦冬养阴；黄柏清相火；酸枣仁、五味子养心安神；石菖蒲开窍醒脑。

临证加减：可加茯苓，健脾助运以防滋腻；腰膝酸软，加怀牛膝、杜仲、桑寄生补肾壮腰；头晕目花、耳鸣，加枸杞子、菊花、白蒺藜。

（3）痰浊蒙心证（多见于老年健忘及神经症健忘）

证候：健忘伴嗜卧困倦；头晕，胸闷，呕恶，咳吐痰涎。苔腻，脉濡滑。

治法：化痰开窍。

代表方：温胆汤加减。本方理气化痰，运脾宁心。

常用药物：半夏、苍术、竹茹、枳实、陈皮燥湿化痰，泄浊行气；白术、茯苓、甘草健脾化湿；石菖蒲、郁金开窍解郁。

临证加减：脾虚，加党参、炙黄芪益气健脾；困顿多寐，加南星、远志、天竺黄化痰开窍。

（4）瘀阻脑窍证（多见于外伤中毒及脑血管病所致的健忘）

证候：遇事善忘，心悸，胸闷或痛；表情呆钝，反应迟钝，言语迟缓，神思失聪，面唇暗红，肌肤甲错。舌质紫暗有瘀点，脉细涩或结代。

治法：活血化瘀通窍。

代表方：通窍活血汤加减。本方行气活血化瘀，通窍醒脑。

常用药物：桃仁、红花、赤芍、川芎、川牛膝活血化瘀；柴胡、枳壳、桔梗行气以助血行；郁金行气开窍，冰片、丁香芳香开窍醒神。

临证加减：气虚，加炙黄芪行气活血；瘀血日久，新血不生，加阿胶、白芍、当归、地黄养血。

4. 常用中成药

（1）乌灵胶囊

功能与主治：养心安神，补肾健脑。适用于肾精不足所致的健忘；伴见失眠多梦，头晕目眩，腰膝酸软，小便清长，倦怠思卧，听力减退。舌质淡，脉细弱。

用法与用量：口服。每次3粒，每日3次，或遵医嘱。

（2）脑心通胶囊

功能与主治：益气活血，化瘀通络。适用于气滞血瘀，脉络瘀阻所致记忆力下降，反应迟钝，寡言少语，唇暗，肌肤甲错，口干不欲饮。舌质淡，脉弦涩。

用法与用量：口服。每次2～4粒，每日3次。

【预后转归】

老年人生理性健忘程度较轻，进展缓慢，一般无记忆以外的脑功能障碍。继发于疲劳、用脑过度或紧张焦虑所致的健忘，通过生活方式的干预，健忘可以逐渐缓解。脑萎缩健忘随着病情发展，渐至痴呆，出现记忆力明显下降，并有认知功能障碍，严重影响患者生活质量。脑动脉硬化所致的健忘一般预后良好，但若发生脑卒中则预后较差。脑外伤后综合征所致的健忘，通过药物和非药物等综合治疗措施，每可获得好转和恢复。焦虑抑郁、睡眠障碍等疾病引起的健忘，通过原发病的治疗及心理干预等措施，每能取得较好疗效。

【预防调护】

调畅情绪，保持心情舒畅。保证充足的睡眠，养成良好的起居习惯。指导患者适度增加有规律的用脑，通过练习记忆，保持大脑活力。适当参与集体活动和户外活动，进行适度的体育锻炼。注意营养均衡，避免过饥、过饱，增加核桃、黑芝麻等对脑有益食品的摄入，多吃营养价值较高，富含维生素、矿物质、纤维素的食品，如蔬菜、水果等。监督患者按时服药，及时治疗与健忘有关的病证。

脑动脉硬化等慢性脑血管病引起的健忘，积极降压、降糖、降脂治疗可起到重要作用，饮食宜清淡，戒烟戒酒。焦虑抑郁等神经症所致的健忘，调节情绪尤为重要，宜配合心理治疗。

【临证体会】

1. 重视调补脾肾

肾为先天之本、真阴真阳之根，主藏精，为五脏气血之源。肾精不足，脑失所养，则健忘不聪，故治疗重在补肾益精。而脾为后天之本，消化吸收营养物质，运化水谷精微以营养周身，是人体气血化生之源，也是"生痰"之源，故治疗还应重视补脾，令脾气健运，气血充足，肾精充旺而脑神得养，痰蒙得开。此乃补益后天以养先天之治。

2. 辨证使用醒脑开窍药

脑为髓海，元神之府，脑之神机不利是健忘发生的关键。因此，在辨证基础上适当选用益智药和开窍药，有助于提高疗效。虚证宜用益智药，如益智仁、人参、五味子、刺五加、灵芝、酸枣仁、核桃仁等。现代药理研究证实，上述药物能改善大脑功能，增强智力，对智能减退起到防治作用。实证窍闭宜用开窍醒神药，如石菖蒲、炙远志、郁金、天竺黄等。

【验案介绍】

王某，男，44岁。初诊日期：2003年7月1日。

1年前患病毒性脑炎，经当地医院治疗，高热、痉挛期间曾服用妥泰预防癫痫，之后对往事部分失去记忆，外出不能自行回家，对老同学、老朋友已不能相识。时有烦躁，纳差，大便略溏、日解2次左右，舌质紫，边有齿印，苔淡黄薄，脉细滑。B超示右肾轻度积水。病由气阴两虚，痰瘀内生，清窍失养所致，治以益气养阴、化痰祛瘀。

处方：太子参10g，麦冬10g，炒玉竹10g，丹参15g，郁金10g，石菖蒲10g，炙远志5g，葛根15g，莲子心30g，炙龟甲12g（先煎），知母10g。水煎服，日1剂。口干加生地黄、石斛，烦躁加百合、龙齿，寐差加合欢皮、炒酸枣仁。

二诊（9月28日）：服药2个月，记忆力有明显改善，已能认识旧友，外出亦能自行返家，但尚未完全恢复。近事善忘，情绪稳定，食纳良好，寐安，二便调，苔薄黄，质暗红，脉细弦。仍以此方出入加减，调理 2 个多月，基本恢复正常。

按： 本案患者病由外感温热之邪，而致高热痉厥；邪热内盛，耗气伤阴，热炽又可灼津炼液成痰，痰留日久，血行不畅，停而为瘀。故本病既有气阴不足，脑髓失养之本虚证，又有痰瘀阻窍之标实证。治疗当以益气养阴，化痰祛瘀通窍为法。

脑为髓之海，王清任《医林改错》指出："灵机记性在脑者，因饮食生气血，长肌肉，精汁之清者，化而为髓，由脊髓上行入脑，名曰脑髓。"若脑髓失养，或邪阻脑窍，则脑神失灵，发为健忘、失聪、痴呆等症。本案原发病为病毒性脑炎，急性期热毒炽盛，伤气耗阴，气阴不足而致脑髓失养，成为本虚的一面，另外又有痰瘀闭塞脑窍标实的一面，故为本虚标实证。治当益气养阴，化痰祛瘀。周师以太子参、麦冬、百合地黄汤、百合知母汤益气养阴，补肾填髓，宁心安神；远志、半夏、石菖蒲化痰通窍；丹参、郁金活血化瘀；炒酸枣仁、莲子心等养心安神。

——顾勤，王志英．跟周仲瑛抄方［M］．北京：中国中医药出版社，2008．

第八章 痴呆

【概说】

痴呆是由髓减脑消，神机失用所导致的一种神志异常的疾病。以智能低下、善忘等为主要临床表现。轻者可见神情淡漠，寡言少语，反应迟钝，善忘；重则表现为终日不语，或闭门独居，或口中喃喃，言辞颠倒，或行为失常，忽笑忽哭，或不欲食，数日不知饥饿等。本病属中医"呆证""文痴""健忘""痴呆""癫证"等病证范畴。

痴呆以缓慢出现的智能减退为主要特征，伴有不同程度的人格改变，是一组临床综合征，而非一种独立的疾病。阿尔茨海默病、血管性痴呆、混合性痴呆，以及其他原因导致的痴呆如脑外伤、帕金森病、中毒及中枢神经系统感染等以痴呆为主要临床表现者，均可参考本章论治。

【痴呆常见疾病概述】

临床常见痴呆主要包括阿尔茨海默病（AD）、血管性痴呆（VD）、混合性痴呆（MD）。混合性痴呆指同时患有阿尔茨海默病与血管性痴呆。

1. 阿尔茨海默病

阿尔茨海默病又称老年性痴呆，是一种起病隐匿，发病缓慢，与年龄相关的慢性进行性中枢神经系统变性疾病，老年患者最为常见，占全部痴呆患者的 60%～80%。发病机制尚不明确，存在多种假说，较为公认的有 Aβ 毒性学说、Tau 蛋白异常修饰学说、基因假说、胆碱能损伤假说、氧化应激假说等。

本病发病缓慢，以渐进性认知障碍，人格精神异常为特征，早期即有记忆障碍和人格改变，一般不会突然加重或缓解，影像学检查可见脑室扩大和广泛皮质萎缩。认知障碍主要有以下 5 个方面的表现：①记忆障碍：最早出现的主要症状，早期以近事记忆受限为主。②视空间障碍：如找不到家门，甚至在家中找不到自己的房间。因不能判断衣服的上下前后而穿衣困难。③执行功能障碍：思维迟缓，抽象逻辑思维困难，判断力差，不能进行分析和总结，不能完成已熟悉的工作。④失认和失用：面容失认和自我认识不能，失用多出现于中期，表现为丧失已熟练掌握的技能，严重者不会使用任何工具。⑤运动障碍：晚期逐渐出现锥体系和锥体外系症状体征，最后四肢瘫痪，智能全面衰退，对外界刺激无任何有意识的反应，表现为无动性缄默。人格改变主要有孤僻，对周围环境兴趣减少，难以适应新环境；冷淡、自私狭隘。精神症状包括情绪不稳、打人骂人、幻觉妄想、谵妄、缺乏耻辱及伦理感、行为不顾社会规范等。

西医治疗本病的药物有胆碱酯酶抑制剂（安理申、卡巴拉汀、加兰他敏）、谷氨酸抑制剂（美金刚）、抗氧化剂和神经营养因子等，但这些药物只能暂时改善症状，不能从根本上阻止、逆转或治愈疾病。本病起病后 2～3 年可发展为严重痴呆，常因骨折、肺炎或脏器衰竭而死亡。

2. 血管性痴呆

血管性痴呆是由多次脑卒中或长期慢性脑缺血所致的大脑皮质获得性高级功能进行性衰退疾病，在痴呆所有类型中发病率仅次于阿尔茨海默病，占 20% ~ 30%。临床症状主要以执行功能及认知功能障碍为主。发病原因包括直接病因（脑血管病变）和相关影响因素（脑血管病变相关危险因素）。脑血管病变作为血管性痴呆临床诊断的重要依据之一，与痴呆的发生、发展及转归密切相关，是公认的导致血管性痴呆直接的原因。但发病机制尚无定论，主要有以下 4 个方面：①胆碱能缺陷；②细胞兴奋性毒性；③自由基损伤；④炎症反应。此外，高血压、糖尿病、高脂血症、高同型半胱氨酸血症、年龄、吸烟等也是重要的危险因素。

血管性痴呆多有高血压、动脉硬化、脑卒中等病史；有脑局灶性损害所致的神经系统阳性体征，如肢体强直、痉挛、腱反射亢进、病理征阳性；以情绪不稳和近事记忆障碍为发病症状；人格和自知力较长期保持完好，智能衰退出现较晚，病程呈跳跃性加剧和不完全缓解相交替的阶梯型发展。一般于起病 5 ~ 6 年内因缺血性心脏病、严重心功能意外、肾功能衰竭、败血症而死亡。Hachinski 缺血量表指数有助于老年性痴呆和血管性痴呆的临床鉴别。

血管性痴呆是目前唯一可防治的痴呆性疾病，尽早干预能延缓病情进展甚至改善症状。西医治疗包括控制危险因素和改善认知功能，如控制血压、血糖、血脂，戒烟限酒，改善睡眠等。但尚无理想药物和方法能有效改善甚至逆转血管性痴呆的认知功能障碍，可参考阿尔茨海默病的对症治疗药物。

【病因病机】

脑位于颅内，由精髓汇集而成，其性纯正无邪。如气血充养，精髓充实，则能发挥"元神之府"的功能。若因增龄性衰老，精血不足，髓海空虚，或痰浊、瘀血阻塞脑窍，则可导致痴呆的发生。

1. 病因

（1）年老体虚

《素问·阴阳应象大论》谓："年四十，而阴气自半也。"人至老年，肾精衰减，脑髓不充，如《医林改错》说："高年无记性者，脑髓渐空。"或久病血气虚弱，精气不足，脑神失养，则灵机记性减退。以上多为老年性痴呆的主要发病原因。此外，老年肾精亏虚，阴虚阳亢，虚火灼津，津液膏脂聚为痰浊，令血行涩滞，风火痰瘀相互为患，闭塞脑窍，亦可导致灵机失用，不慧失聪，渐成愚呆之证。年老体虚可为血管性痴呆、帕金森病痴呆等的发病原因。

（2）情志所伤

郁怒伤肝，肝气郁结，气不布津，聚湿生痰，蒙闭清窍；或肝郁日久化火，扰乱神明。思虑伤脾，脾虚生化无源，气血不足，脑失所养；或脾虚失运，痰湿内生，清窍受蒙。惊恐伤肾，肾虚精亏，髓海失充，脑失所养。情志所伤可为各种痴呆病情波动加重的重要因素。

（3）中风病后

在原有中风、眩晕等疾患基础上继发本病。如中风病后，风火肆虐之势虽减，而痰瘀胶结难除，痰瘀浊气杂于脑髓，令元神失聪，灵机失用，所谓"凡心有瘀血，亦令健忘"（《血证论》）。此外，癫狂、痫证病久，积痰内盛，痰阻机窍，均可导致痴呆，所谓"痰迷心窍，则遇事多忘"（《景岳全书》）。

（4）外伤中毒

头脑外伤，或药物食物中毒，或脑系感染，令脑髓损伤，神机失用而致痴呆。

2.病机

（1）病位在脑（心），其本在肾，与肝、脾相关

① 病位在脑（心），其本在肾：脑（心）为精神、思维活动的主宰，脑神的物质基础为脑髓，脑髓空虚则神无所依而灵机记性减退，如《灵枢·海论》云"髓海不足则脑转耳鸣，胫酸眩冒，目无所视，懈怠安卧"，故痴呆的病位主要在脑。脑髓由肾精所生，肾精亏损，则脑髓失充，故其本在于肾。

② 病位涉及肝、脾：肝主疏泄，畅达气机，肝郁气滞则津停成痰，血滞成瘀；脾主健运，脾虚失运则水谷不化精微气血，反生痰浊，蒙蔽清窍而成呆症。故痴呆发病与肝、脾有关。

（2）髓减脑消，痰瘀阻窍，神机失用为基本病机

髓减脑消可由肾精不足或气血亏虚导致髓海失充，脑失所养，亦可由痰瘀阻窍，脑窍失养，终以神机失用为基本病机。

（3）病理性质属本虚标实，虚实之间可相互转化

本虚主要为肾精不足，亦可为气血亏虚；标实为痰浊、瘀血闭阻脑络。虚实之间可相互转化，如肝肾不足，虚火灼津炼痰，痰滞碍血，终至痰瘀互阻，而成肾虚痰瘀证；痰瘀蕴久化火，心肝火旺上犯清窍而致病情波动加重。

【辨证辨病治疗】

1.辨证思路

（1）辨虚实

本病乃本虚标实之证，应辨明标本虚实。本虚者，以神气不足，面色失荣，形体消瘦，言行迟弱为特征，需进一步辨明精、气、血之虚。标实常有因邪蒙神窍而引起情志、性格方面的异常改变，以及痰浊、瘀血、风火等实邪引起的相应证候。

（2）辨脏腑

年老体衰，头晕目眩，记忆认知能力减退，神情呆滞，齿枯发焦，腰膝酸软，步履艰难，病在肾；兼见食少纳呆，气短懒言，口涎外溢，四肢不温，五更泻泄，病在脾、肾；兼见失眠多梦，五心烦热，病在心、肾。

（3）辨新久轻重

由中风、脑外伤、中毒等引起的痴呆，起病相对较快，病程较短，呈跳跃性加剧和不完全缓解相交替的阶梯型发展，以情绪不稳和近记忆障碍为主症，病情为轻。由老年肾虚髓空所致的痴呆，起病隐匿缓慢，病程日久，症见终日不语，或喃喃自语，言辞倒错，或傻哭傻笑，甚至不知饥饱，病情为重，属难治痼疾。

2. 治疗原则

（1）基本治则为补肾填精、化痰祛瘀

本病以髓海空虚，肾精不足为本，痰瘀闭阻脑络为标，故治以补肾益脑、化痰祛瘀法。由于肾和脑的特殊关系，首重补肾益精，以填补损伤之脑髓，如清代陈士铎《辨证录》说："不去填肾中之精，则血虽骤生，而精仍长涸，但能救一时之善忘，而不能冀长年之不忘也。"

治痰在痴呆治疗中具有重要地位，诚如《石室秘录》所说："治呆无奇法，治痰即治呆也。"根据痰的成因及属性，采用宣郁祛痰、健脾化痰、泻火涤痰等方法。痰瘀交阻者，治以化痰祛瘀法。

（2）益智醒神开窍贯穿治疗始终

痴呆以智能低下为主症，以神机失用为基本病机，因此益智醒神开窍法应贯穿治疗始终。

（3）病证结合辨治

① 老年性痴呆从肾虚精亏论治：老年性痴呆好发于老年患者，人至老年，脏腑功能减退，脾胃运化失常，肝肾精血不足，不能生髓养脑，髓海空虚而神机失用。治疗宜补肾填精，益髓养神。

② 血管性痴呆从风火炽盛或痰瘀阻窍论治：血管性痴呆常继发于脑动脑硬化、中风等脑血管疾病，中风急性期后风火炽盛之势日渐衰弱，但痰瘀胶结之态难除，痰瘀浊气杂于脑髓，令元神失聪，灵机失用，或因风火炽盛加重病情。故治宜息风清火或化痰祛瘀开窍法。

3. 分型治疗

（1）肾虚髓空证（多见于老年性痴呆及血管性痴呆晚期）

证候：表情呆滞，反应迟钝，远近皆忘，独居少言，傻哭傻笑；毛发失荣，怠惰思卧，头摇肢颤，步履蹒跚，二便失禁。舌质淡，脉细弱。

治法：补肾益精养髓。

代表方：七福饮加减。本方补肝肾，益心脾，健脑益智。

常用药物：熟地黄、山萸肉、枸杞子、制首乌滋肾益精；党参、白术、炙甘草益气健脾以助先天；酸枣仁、炙远志、益智仁养心安神；茯苓健脾助运以防滋腻。

临证加减：可加龟甲胶、鹿角胶、紫河车血肉有情之品峻补精髓；肝肾阴虚，加生地黄、黄精、女贞子；肾阳不足，加制附子、巴戟天、淫羊藿、肉苁蓉；腰膝酸软，加怀牛膝、杜仲、桑寄生补肾壮腰。

（2）心肝火旺证（多见于血管性痴呆早期或波动期）

证候：善忘颠倒，急躁易怒，多言善语；声高气粗，坐卧不宁，心烦失眠，头痛目赤；或见肢体麻木，半身不遂，尿黄便干。舌红，苔黄，脉弦数。

本证多见于发病之初，属阳证、热证、实证，病情易于出现变化。若治不及时或失治、误治，使风火内扰，风痰瘀阻脑络，从而使病情波动，智能出现阶梯性滑坡。

治法：清肝泻火宁神。

代表方：龙胆泻肝汤合黄连解毒汤加减。前方泻肝胆实火，主治肝胆实火上扰；后方清热泻火解毒，主治三焦火盛。

常用药物：龙胆草、黄芩、栀子清利肝胆实火；黄连清泻心火；黄柏泻下焦之火；泽泻、木通、车前子渗湿泄热，导热下行；当归、生地黄养血滋阴，邪去而不伤阴血；柴胡舒畅肝经之气，引诸药归肝经；甘草调和诸药。

临证加减：头痛眩晕，加生石决明、天麻、钩藤、白蒺藜平肝息风；抑郁不欢，加醋柴胡、香附、梅花疏肝解郁；胸脘满闷，口吐痰涎，加天竺黄、胆南星、竹沥清化痰热；痰火较盛，加瓜蒌、青礞石、大黄。

（3）痰浊蒙窍证（可见于各类痴呆，尤其是精神疾病引起的痴呆）

证候：表情呆钝，多忘不慧，哭笑无常，喃喃自语；或终日无语，呆若木鸡；倦怠思卧，口角流涎，纳呆呕恶，体胖懒动。舌体胖，舌质淡，苔白腻或浊腻，脉细滑。

治法：健脾益肾，化痰利窍。

代表方：指迷汤、洗心汤加减。前方健脾化痰，适用于脾虚痰蕴所致的痴呆；后方通阳化痰开窍，主治阳气不足，痰浊壅积之呆病。

常用药物：党参、白术、茯苓、陈皮健脾助运；苍术、半夏燥湿化痰；南星、石菖蒲、炙远志化痰开窍；制附片温阳助运。另可水煎送服苏合香丸，每次 1 丸，每日 2 次。

临证加减：纳呆食少，腹胀便溏，四肢欠温，加干姜、砂仁、炒麦芽温中助运；口角流涎，加益智仁、山药、白芥子；痰蕴化热，口苦，心烦急躁，加黄芩、天竺黄、竹沥。

（4）气血不足证（多见于痴呆久病）

证候：神思恍惚，魂梦颠倒，喃喃独语；寐少健忘，心悸易惊，情感脆弱或忧愁悲伤，肢体困乏，面色不华，饮食减少，口淡无味。舌质淡，苔薄，脉细无力。

治法：益气健脾，养心安神。

代表方：归脾汤、天王补心丹加减。前方益气养血，后方养心安神。

常用药物：炙黄芪、党参、白术、茯苓、甘草、大枣补脾益气；当归、白芍滋阴养血；柏子仁、远志、酸枣仁、五味子养心安神。

临证加减：便溏，加山药、薏苡仁健脾助运；纳差，加炒谷芽、炒麦芽、神曲消食开胃；脾肾两虚，倦怠思卧，口角流涎，肠鸣腹胀，形寒四肢欠温，腰酸怕冷，用还少丹加减，加肉苁蓉、巴戟天、菟丝子、楮实子。

（5）瘀阻脑窍证（多见于血管性痴呆、脑外伤所致痴呆）

证候：表情淡漠，反应迟钝，寡言少语；健忘失眠，寐中易惊；或妄思不寐，两目凝视；或肢麻失语、偏瘫，肌肤甲错，口干不欲饮。舌质暗，舌边有瘀斑，舌下脉络青紫，脉沉细涩。

治法：活血化瘀，开窍醒脑。

代表方：通窍活血汤加减。适用于瘀血阻窍所致痴呆。

常用药物：桃仁、红花、赤芍、川芎、当归、丹参活血化瘀；醋柴胡、制香附、枳壳理气解郁；熟地黄滋阴养血；蜈蚣、水蛭通络逐瘀；郁金行气开窍；老葱通阳宣窍等。

临证加减：可加炙黄芪行气活血，全蝎、蜈蚣、水蛭等虫类药通络化瘀；瘀久化热，加牡丹皮、鳖甲凉血化瘀；瘀血日久，新血不生，加阿胶、白芍、制首乌养血。

4. 中成药

（1）乌灵胶囊

功能与主治：养心安神，补肾健脑。适用于肾精不足所致的智能减退，伴见失眠多梦，头晕目眩，腰膝酸软，小便清长，倦怠思卧，听力减退。舌质淡，脉细弱。

用法与用量：口服。每次 3 粒，每日 3 次，或遵医嘱。

（2）脑心通胶囊

功能与主治：益气活血，化瘀通络。适用于气滞血瘀、脉络瘀阻所致记忆力差，反应迟钝，寡言少语，唇暗，肌肤甲错，口干不欲饮。舌质淡，脉弦涩。

用法与用量：口服。每次 2～4 粒，每日 3 次。

（3）天智颗粒

功能与主治：平肝潜阳，补益肝肾，益智安神。适用于中风肝阳上亢引起的智能减退，伴头晕目眩，头痛，烦躁易怒，失眠，口苦咽干，腰膝酸软等。

用法与用量：口服。每次 1 袋，每日 3 次。

【预后转归】

痴呆的病程多较长。老年性痴呆经治疗后，部分患者可延缓病程进展，改善精神症状，部分最终发展为严重痴呆，常因压疮、骨折、肺部感染、泌尿系感染等疾病或衰竭而死亡。血管性痴呆治疗效果相对较好，其预后与引起血管损害的基础疾病和脑血管病变的部位有关，存活期高于老年性痴呆，主要死亡原因为肺部感染和心脑血管疾病。由外伤、中毒、精神疾病等所致的痴呆，结合原发病治疗，亦有一定程度的改善。

【预防调护】

痴呆的发生除年老体衰外，多与情志失调、脑血管病、不良生活习惯等多种因素有关。因此，痴呆的预防调护，要做到以下几点：①调节情志：保持良好的情绪。增强外界环境因素对患者的良性刺激，如居室明亮，摆置书画、花卉等装饰物，饲养鱼鸟，病房布置尽可能家庭化。鼓励患者积极参加社会活动，聊天、谈心、读报、听音乐、看电视等，增加使用大脑的机会，以维持大脑的兴奋状态。②饮食调养：饮食富有营养，易于消化，多吃高蛋白、高维生素食物，如动物脑髓、豆制品、新鲜水果和蔬菜。少吃动物脂肪，如肥肉、猪油、动物内脏、奶油等，以低盐饮食为主。老年性痴呆可配合食疗胡桃肉、动物脑、髓等血肉有情之品。但人到老年，五脏俱虚，切忌壅补，以免损伤脾胃。③生活起居规律：督促患者料理自己的日常生活，养成固定生活习惯，如早睡早起，参加体育锻炼、文艺活动等。④重症患者基本失去生活自理能力，其饮食二便、行动等均须专人护理，以免跌倒或意外伤害。⑤对长期卧床的患者，注意防止褥疮及并发感染。

原因明确的血管性痴呆，应及时消除发病因素，并积极预防和治疗原发病。脑血管病的发生与高血压、糖尿病、高脂血症、吸烟饮酒史等相关，故降压、降糖、降脂、戒烟戒酒对预防脑血管病将起到重要作用。在脑血管病急性期，积极救治原发病，尽量减少神经细胞损伤，对防止血管性痴呆极为重要。除此之外，避免有害因素对脑的损害，如金属离子铝对脑有明显的损害作用，应减少或不用铝制餐具，避免食用高铝食品，如油条等。防止头部跌仆撞击伤及药物、有害气体中毒等。

【临证体会】

1. 根据痴呆病因及病程立法用药

中风所致痴呆发病之初，多表现为阳证、热证、实证，病情易于出现变化，若治不及时或失治、误治，可使病情波动加重。治以平肝息风、清热化痰，取效较为明显。应注意痴呆继发于中风之后，起病虽相对较快，但根源于长期积损，故祛邪不可图一时之快，滥用克伐之品。老年性痴呆，重在补肾益精养髓，可用龟甲胶、鹿角胶、紫河车、胡桃肉，以及动物脑、髓等血肉有情之品，峻补精髓。但应注意，人到老年，五脏俱虚，用药切忌壅补，以免损伤脾胃。老年人痴呆病程日久，多表现为脾肾两虚或气血不足，治疗重在调理，不可急于求成，可用丸药久服缓图。

2. 重视芳香开窍，醒神益智

痴呆以髓减脑消，痰瘀阻窍，神机失用为基本病机。芳香开窍药辛香走窜，醒神益智，无论虚实，均可在辨证论治基础上酌情配合使用。如《金匮翼》所言："盖惟香药，为能达经隧，通神明也。"常用药有石菖蒲、远志、郁金、麝香、丁香等。

【验案介绍】

1. 血管性痴呆案

刁某，男，70 岁，退休教师。初诊日期：1997 年 1 月 24 日。

4 年前突然出现严重近事遗忘，至今反复发作多次，当地医院做 SPECT 检查，提示"两侧额叶及左侧颞叶缺血"，长期服用尼莫地平、阿司匹林，但收效甚微。刻诊：患者难以自诉病情，由家人代说，发作性遗忘频作，近记忆力明显减退，郁郁寡欢，反应迟钝；伴头昏乏力，胸闷易烦，口干。舌苔薄黄，唇舌紫暗，脉细滑。病系血管性痴呆；证属肝肾不足，痰瘀上蒙，心神失用。治当补益肝肾，化痰祛瘀，养心安神。

处方：制首乌 12g，制黄精 12g，枸杞子 10g，麦冬 10g，太子参 10g，天麻 10g，海藻 10g，制僵蚕 10g，炙水蛭 3g，鬼箭羽 10g，石菖蒲 6g，炙远志 5g，丹参 12g。

二诊：上方连进 60 剂，精神转佳，反应对答明显改善，能简单表述病情，头昏不著，但仍有近事善忘，夜卧手麻，晨起口干，尿频，唇舌紫暗消退。肝肾之虚渐复，痰瘀上蒙渐化。原方加火麻仁 15g，改水蛭为 4g。

三诊：服药 2 个月，健忘未再发作，头昏乏力不著。但口干，口角流涎，烦躁，手麻。此为肝肾阴虚，痰瘀阻络，兼有心经郁热。当补肝肾，化痰瘀，佐以清心。

处方：制首乌 12g，生地黄 12g，熟大黄 4g，麦冬 10g，太子参 15g，桃仁 10g，山栀 10g，黄连 3g，炙水蛭 3g，知母 10g，丹参 15g，石斛 15g。14 剂。

药后病情稳定，无明显不适，为巩固疗效，仍以补益肝肾、化痰祛瘀为法，调治善后。

按：该患者表现为近记忆力明显减退，郁郁寡欢，反应迟钝，伴见头昏乏力等虚衰症状。其病理基础在于脏腑虚衰，气血阴阳亏损，根本则在于老年肝肾不足，所谓"年高无记性者，脑髓渐空"。年老体衰，衰则气滞，气滞则血瘀，血瘀则气壅，气壅聚液成痰，壅于五脏，阻于脑络，影响情志，发为痴呆。故论治本病既应注意肝肾不足本虚的一面，又须注意痰瘀阻络蒙窍标实的一面。选择制首乌、制黄精、枸杞子、麦冬平补肝肾，滋而不腻；海藻、炙僵蚕、炙水蛭、鬼箭羽、丹参活血通脉，化痰利窍；石菖蒲、炙远志合麦冬开通心窍；太子参补气养阴，扶助后天；天麻平肝息风。诸药合用，标本兼顾，补虚不壅滞，祛邪不峻烈，平和之药而收桴鼓之效。

——顾勤，王志英. 跟周仲瑛抄方［M］. 北京：中国中医药出版社，2008.

2. 老年性痴呆病案

金某，男，76 岁。初诊日期：2003 年 2 月 21 日。

近 3 年来出现健忘，烦躁，不欲与人交谈，表情呆板，反应迟钝，有时词不达意。右下肢外侧麻木，右手中指僵硬，活动不利，大便质软欠畅、日行 7～8 次。舌质暗红，苔薄黄，脉小弦滑。有高血压、高脂血症、冠心病病史 20 余年。心电图示心肌缺血。病属老年性痴呆。证属肝肾下虚，痰瘀上蒙，心神失养，清阳不用。治以滋肾养肝，化痰消瘀。

处方：何首乌 15g，制黄精 12g，枸杞子 10g，炙女贞子 10g，桑椹 12g，丹参 15g，决明子 15g，生地黄 12g，续断 15g，郁金 10g，桃仁 10g，鬼箭羽 15g，炙水蛭 3g，胆南星 10g，栀子 10g（炒黑）。21 剂，水煎服，日 1 剂。

二诊（3 月 28 日）：腹胀，加炒枳壳 10g，大腹皮 15g，沉香 3g（后下）。烦躁寐差，加莲子心 3g，远志 6g，合欢皮 15g。

此方加减出入服药 6 个月，病情渐趋稳定，精神反应良好，言语应答切题，健忘改善，头稍昏，纳仍差，大便次数减为每日 2 次，排便通畅。舌质紫，舌苔淡黄腻，脉细滑。目前患者仍在服药，未见病情反复。

按：患者年高，肾元渐亏，肾阴不足，虚火内生，灼津炼液而成痰浊；肾气虚弱，气不化津，清从浊化；水不涵木，肝失疏泄，木不疏土，脾运失司，脂浊停聚，痰浊壅塞脉道，滞而为瘀，胶结血脉。痰瘀相兼为患。以肝肾不足为本，痰瘀互结为标。治当标本兼顾，滋肾养肝，化痰消瘀。药用何首乌补益精血，滋肾养肝；黄精养阴益气，滋肾填精，二者合用为君。水蛭逐血破结软坚，小量常服活血化瘀而不伤正，具臣辅之功。佐僵蚕、鬼箭羽增强化痰祛瘀之力。僵蚕辛能散结，咸能软坚，为祛风化痰、软坚散结之要药；鬼箭羽入血，祛瘀活血通脉。方中合并宣郁通经汤，旨在疏郁滞、理血脉、通经络，组方意在虚实合治，消补兼施，标本兼顾，共奏滋肾养肝、化痰消瘀之效。

——霍介格，姜颖．周仲瑛教授疑难病案选析［J］．吉林中医药，2005（1）：11-12.

第九章 痫证

【概说】

痫证是一种发作性神志异常病证。发时精神恍惚，一时失神，或突发口角、肢体抽动，甚则突然意识丧失，昏仆不知，四肢抽搐，口吐涎沫，两目上视，口中怪叫，移时苏醒，醒后如常，常伴疲乏无力等症状。本病又称"癫痫""羊痫风"。

西医学癫痫与痫证临床表现一致。

【痫证常见疾病概述】

癫痫（EP）是多种原因导致的脑部神经元高度同步化异常放电所致的临床综合征，具有发作性、短暂性、重复性和刻板性的临床特点。异常放电神经元的位置不同及放电涉及的范围差异会导致多种发作形式，表现为感觉、运动、意识、精神、行为、自主神经功能障碍等，每次发作或每种发作的过程均称为痫性发作。癫痫电生理基础主要为神经元异常放电的起始、传播及终止。根据病因学不同可分为症状性癫痫（由各种明确的中枢神经系统结构损伤或功能异常所致）、特发性癫痫（病因不明，可能与遗传因素密切相关）、隐源性癫痫（临床表现提示为症状性癫痫，但现有的检查手段不能明确病因）。根据发作时的临床表现和脑电图特征分为部分性发作、全面性发作和不能分类的发作。

1. 部分性发作

这是指源于大脑半球局部神经元的异常放电，又称局灶性发作。根据发作中是否有意识障碍，分为单纯部分性发作和复杂部分性发作。

单纯部分性发作时间短，一般不超过 1 分钟，突发突止，无意识障碍。其中部分运动性发作，表现为身体某一局部发生不自主抽动，多见于一侧眼睑、口角、手指或足趾，也可波及一侧面部或肢体，常见发作形式有 Jackson 发作、旋转性发作、姿势性发作、发音性发作。部分感觉性发作常见躯体感觉性发作，表现为一侧肢体麻木感和针刺感，多发生在口角、舌、手指或足趾；也可见特殊感觉性发作（视觉性、听觉性、味觉性、嗅觉性）等。

复杂部分性发作也称精神运动性发作，以意识障碍和精神症状为突出表现。病灶多在颞叶，临床表现差异大，或仅有意识障碍，或有意识障碍和自动症，或有意识障碍与运动症状。单纯部分性发作、复杂部分性发作均可泛化为全面强直-阵挛发作（GTCS）。

2. 全面性发作

发作初期即有意识障碍，脑电图提示发作起源于双侧脑部。其包括全面强直-阵挛发作、失神发作等。

全面强直-阵挛发作表现为意识丧失，双侧强直后出现阵挛。强直期全身骨骼肌持续性收缩，持续 10 ～ 20 秒钟后进入阵挛期，肌肉交替性收缩与松弛，阵挛频率逐渐变慢，松弛时间逐渐延长，持续 30 ～ 60 秒或更长时间。发作后期尚有短暂阵挛，以面肌、咬肌为主，全身肌肉松弛，可发生尿失禁，意识逐渐恢复。

典型的失神发作，常于儿童期起病，青春期停止。特征性表现是突然短暂的（5 ～ 10 秒）意识丧失和正在进行的动作中断，双眼茫然凝视，呼之不应，可伴简单自动性动作，如擦鼻、咀嚼、吞咽，或伴失张力如手中持物坠落或轻微阵挛，每日发作数次至数百次。发作后立即清醒，醒后不能回忆。

癫痫的诊断有以下三个原则：首先明确发作性症状是否为癫痫；再者判断属于哪种类型的癫痫或癫痫综合征；最后明确病因。完整详细的病史对诊断、分型、鉴别诊断颇具意义。脑电图则是诊断癫痫最为重要的辅助检查方法。神经影像学检查，如 CT、MRI，可确定脑结构的异常或病变。

癫痫的治疗，目前以药物治疗为主，小部分可采取手术治疗。可选药物有卡马西平、奥卡西平、苯妥英钠、丙戊酸钠、加巴喷丁、拉莫三嗪、托吡酯等。一般半年内发作 2 次以上者，一旦诊断明确，即可用药。首次发作或间隔半年以上发作一次，可在告知抗癫痫治疗存在的不良反应及不经治疗的可能后果的情况下，根据患者及家属的意愿，酌情处理。在实际工作中则依据临床经验及对患者个体观察来选择适合的药物，尽可能单药治疗，合理的联合治疗，增药可快，减药需慢，停药则当缓慢、逐渐减量。一般而言，存在多种发作类型或复杂部分性发作的癫痫，比其他类型的发作预后相对要差；具有病因或潜在病因的癫痫预后较差，出现难治性的比例较高。

【病因病机】

本病多因先天禀赋异常、情志不遂、脑部外伤、饮食不节、病后虚损等因素，导致积痰内生，痰随气逆，痰随火炎，痰随风动，上蒙脑窍，元神失控所致。

1. 病因

（1）先天因素

母体受之惊恐，导致气机逆乱，或精伤肾亏，如《素问·举痛论》谓"恐则精却"；或妊娠期间母体多病，劳累过度，药食不当等损及胎气，胎中失养，孕育异常，出生后易发痫证；抑或父母本有痫证，胎儿禀赋异常，后天则易致痫。

（2）情志不遂

情志失调，主要责之于惊恐。如《素问·举痛论》中有"恐则气下""惊则气乱"。因突受惊恐，气机逆乱，心肝气郁，津聚成痰，一遇诱因，痰随气逆，发为痫证。若因五志化火，火邪煎熬津液成痰，或触动内伏痰浊，令痰随火升，蒙蔽脑窍，神机失用，而发痫证。

（3）脑部外伤

跌仆坠损，出生难产，致头脑损伤，瘀血阻络，经脉不畅，神机失用，发为痫证。

（4）饮食不节

暴饮暴食，恣食生冷，肥甘厚腻，酒热辛辣，损伤脾胃，酿湿生痰，蕴伏于内。一遇劳累过度、情志不遂、生活起居失调，而致气机逆乱，触动积痰，或随肝风上窜，随肝火上升，发为痫证。

（5）病后继发

中风、中毒、温疫等大病之后，邪气过盛，脏气损伤，积痰内伏；或久病体虚，气血不足，脑失所养，神机失用，发为痫证。

2. 病机

（1）病位主要在脑（心），涉及肝、脾

①病位主要在脑（心）："心者，五脏六腑之大主也，精神之所舍也""脑者元神之府"。本病多因痰瘀凝滞，郁阻心阳，蒙蔽脑窍，令心脑神机受损，元神失控，而致神昏猝倒，不省人事。

②病位涉及肝：癫痫发作时多表现为口噤牙咬、四肢抽搐等肝风证候，或啼叫、面赤身热、口流血沫等肝火证候。肝经风火是痫证的主要病机特点。

③病位涉及脾：脾为生痰之源，脾失健运，痰湿内生，蕴伏于内，成为癫痫反复发作之源。

（2）病理因素以痰为主，常兼气、风、火、瘀等

《医学正传》说："痫病独主乎痰，因火动之所作也。"上述病因导致积痰内生，伏于体内，一遇触发因素，痰随气逆，或随火炎，或随风动，扰乱神明，走窜经络，而见昏仆抽搐。痫证之痰，胶固难化，困于心胸，令痫证反复发作，痼疾难愈。

（3）病理性质有实有虚，互相转化与夹杂

发病早期，病由风痰闭阻，痰火阻窍，痰瘀胶结，多以实证为主。后期迁延反复，正气受损，除有风、火、痰、瘀等表现外，还有心脾两虚、肝肾阴虚、心肾两虚、脾虚失运等虚证之候。年幼即病，多因禀赋不足，常见虚证或虚实夹杂。发作期多实证，或实中夹虚；休止期多为虚证或虚中夹实。

（4）基本病机为气机逆乱，元神失控

本病因多种因素造成脏腑功能失调，阴阳失衡，终致气机逆乱，风、火、痰、瘀闭阻脑窍，令元神失控，发为本病。

（5）病机转化取决于正气盛衰及痰邪深浅

发病初期，痰瘀胶结，阻滞脑窍，肝郁化火；抑或生风，风痰闭阻；或痰火炽盛，多为实证。此时痰邪尚浅，瘀血尚轻，正气尚足，易于康复。若日久迁延反复，正气损伤，脏腑功能失调加重，或致心脾两虚，或致肝肾阴虚，顽痰难化，深伏沉痼，转为虚实夹杂之证，难以治愈。

【辨证治疗】

1. 辨证思路

（1）辨病情轻重

痫证反复发作，发无定时，止无定数。判断病情轻重尤应注意两个方面：一是发作持续时间之长短，持续时间长则病重、短则病轻；二是发作间隔时间之久暂，间隔短则病重、久则病轻。同时，病情轻重亦与痰浊之浅深、正气之盛衰密不可分。

（2）辨标本虚实及病理因素

发作期属实或实中夹虚，休止期多虚或虚中夹实。

实者应辨风、火、痰、瘀之别。来势急骤，神昏猝倒，不省人事，口噤牙咬，颈项强直，四肢抽搐者，病性属风；发时口吐涎沫，气粗痰鸣，呆木无知，发作后或有情志错乱，幻听错觉，或有梦游，病性属痰；猝倒啼叫，面赤身热，口流血沫，平素或发后有大便秘结，口臭，苔黄者，病性属火；发作时面色潮红、紫红，继则青紫，口唇紫绀，或有颅脑外伤、产伤等病史者，病性属瘀。

虚者应辨心脾两虚、肝肾阴虚、心肾两虚、脾虚失运等不同。

（3）发时辨阴痫、阳痫

发时牙关紧闭，面红身热，气粗痰鸣，舌红，脉数有力，多为阳痫；发时面色晦暗萎黄，肢冷，口无怪叫或叫声低微，多为阴痫。阳痫多属实，阴痫多为虚。

2. 治疗原则

（1）治分标本虚实，轻重缓急

发作期以祛邪治标为主，治宜清肝泻火、豁痰息风、开窍定痫；休止期以补虚治本为主，治宜补益心脾、健脾化痰、滋补肝肾、养心安神。

（2）祛痰开窍贯穿治疗始终

《丹溪心法》认为"无非痰涎壅塞，迷闷孔窍"而发本病。痫证病在脑窍，病机总与顽痰胶固不化有关，故不管虚实，均可在辨证基础上加祛痰开窍药，常用药如胆南星、远志、石菖蒲。久病不愈，缠绵反复，顽痰胶结，非虫类药搜风剔络而难除，可加入僵蚕、全蝎、地龙。

（3）病证结合辨治

① 部分性发作多从风痰阻窍论治：部分性发作表现为身体某一局部不自主抽动，一侧肢体麻木或有针刺感，或记忆情感障碍，部分患者也可表现为反复咂嘴、撅嘴、咀嚼、舔牙、自言自语、叫喊等。突发突止，发作形式多样，持续时间短暂，与"风""痰"致病特点类似，以脏腑功能失调，风痰阻窍为基本病机，故常用祛风化痰法治疗。

② 全面强直－阵挛发作多从风火痰热论治：癫痫大发作即全面强直－阵挛发作，以意识丧失、肢体强直、四肢阵挛为主要临床特征，伴有面红气粗、喉中痰鸣、口中怪叫。以风火夹痰，蒙蔽清窍，气血逆乱为基本病机，故治以开窍醒神、涤痰清热息风法。

③ 失神发作多从痰凝气郁论治：失神发作多以意识丧失，茫然凝视，而无或少有肢体抽搐为主要临床特征。以痰凝气郁，气机逆乱为基本病机，常用疏肝解郁、顺气祛痰法。

3. 分型治疗

（1）风痰闭窍证（多见于癫痫大发作、失神发作、部分性发作）

证候：突然昏仆，不省人事，四肢抽搐，或精神恍惚而无抽搐；口吐涎沫，喉中痰鸣，口中怪叫，二便失禁，茫然若失，谈话中断，持物落地。舌质红，苔白腻，脉多弦滑有力。

治法：涤痰息风，开窍定痫。

代表方：定痫丸加减。适用于肝风夹痰，蒙蔽清窍，气血逆乱之痫证。

常用药物：天麻、僵蚕、全蝎平息风止痉；石菖蒲、远志涤痰开窍；胆南星、竹沥、贝母清热化痰；琥珀、茯神、辰砂重潜安神；半夏、陈皮、茯苓健脾燥湿化痰；丹参活血化瘀通络。

加减：眩晕、目斜视者，加生龙骨、生牡蛎、灵磁石、珍珠母重镇安神；胸闷痰多者，加瓜蒌、枳实化痰宽胸。

（2）痰火扰神证（多见于癫痫大发作）

证候：突然昏仆，不省人事，四肢抽搐，口吐涎沫或口中怪叫；情绪急躁，心烦失眠，口苦咽干，便秘尿黄。舌质红，苔黄腻，脉弦滑而数。

治法：清热泻火，化痰开窍。

代表方：当归龙荟丸合涤痰汤。前方清肝泻火，适用于火热炽盛者；后方涤痰开窍，用于痰浊闭窍者。

常用药物：龙胆草、青黛、芦荟清泻肝火；栀子、黄芩、大黄通泻三焦之火；木香、枳实、胆南星、姜半夏理气涤痰；人参、茯苓、橘红健脾益气化痰；石菖蒲、麝香清心开窍；当归养血柔肝。

加减：热甚者，可用安宫牛黄丸清热化痰、开窍醒神，或紫雪丹清热息风止痉；大便秘结，加芒硝、枳实、厚朴泻下通便；肝火动风之势甚者，加天麻、钩藤、石决明、地龙、全蝎平肝息风。

（3）瘀阻脑络证（多继发于颅脑外伤、产伤、颅内感染性疾患后，或先天脑发育不全）

证候：平素头昏头痛，痛有定处；或伴单侧面部、肢体抽动，面唇紫暗；间或呈痫病大发作。舌质暗红或有瘀斑，舌苔薄白，脉涩或弦。

治法：活血化瘀，息风定痫。

代表方：通窍活血汤加减。本方活血化瘀，醒脑通窍，适用于瘀阻脑窍所致的痫证。

常用药物：赤芍、川芎、桃仁、红花、地龙活血化瘀；石菖蒲、远志芳香开窍；天麻、僵蚕、全蝎息风止痉；龙骨、牡蛎镇心安神；老葱通阳开窍。

加减：肝阳上亢者，加生石决明、珍珠母、钩藤、白芍平肝潜阳；痰涎偏盛者，加半夏、胆南星、竹茹化痰泄浊；神疲乏力，纳差，少气懒言者，加黄芪、白术、党参补中益气。

（4）心脾两虚证（多见失神发作、部分性发作）

证候：反复发痫，发时面色苍白，叫声低怯，蜷卧拘急；平素神疲乏力，少气懒言，心悸气短，失眠多梦，体瘦纳呆，便溏。舌质淡，脉细沉而弱。

治法：补益气血，健脾养心。

代表方：六君子汤合归脾汤加减。前方益气健脾，化痰降逆；后方补益心脾，生化气血。

常用药物：人参、茯苓、白术、炙甘草健脾益气；陈皮、半夏理气化痰降逆；当归、生地黄滋阴养血；酸枣仁养心安神；远志、五味子敛心气，养心神。

加减：痰浊盛伴恶心呕吐痰涎者，加南星、姜竹茹、旋覆花、石菖蒲化痰降浊；便溏，加薏苡仁、炮姜、炒扁豆健脾止泻；精神不振，久而不复，可大补精血，益气养神，常服河车大造丸。

（5）肝肾阴虚证（多见失神发作、部分性发作）

证候：痫证频繁发作，神思恍惚；头晕目眩，面色晦暗，两目干涩，耳轮焦枯不泽，健忘失眠，腰膝酸软，大便干燥。舌质红，苔薄黄少津，脉沉细数。

治法：滋养肝肾，潜阳安神。

代表方：左归丸合天王补心丹加减。前方滋补肝肾，填精益髓，适用于肝肾阴虚证；后方滋阴养血，养心安神，用于心肾阴虚证。

常用药物：熟地黄、山药、山萸肉、枸杞子、菟丝子补益肝肾；天冬、麦冬、柏子仁养心安神；鹿角胶、龟甲胶填精益髓；怀牛膝益肾强腰；生牡蛎、鳖甲潜阳安神。

加减：神思恍惚，持续时间较长者，加阿胶、龙眼肉养心安神；水不制火，心肾不交者，加黄连、山栀、莲子清心除烦；大便干燥，加玄参、肉苁蓉、火麻仁养阴润肠通便。

4. 常用中成药

定痫丸

功能与主治：祛风化痰，定痫止搐。用于痰阻脑络所致的癫痫，症见抽搐昏迷、双目上视、口吐涎沫。

用法与用量：口服，每次 3g，每日 2～3 次。

【预后转归】

痫证的预后与转归取决于患者的体质强弱、正气盛衰及邪气轻重、邪伏深浅。体质强，正气尚足，病程短，且治疗得当及时，一般预后较好，病程长者难以根治；体质弱，正气不足，痰浊沉痼，或痰瘀互结者，往往迁延日久，缠绵难愈，预后较差。若存在多种癫痫发作类型或复杂部分性发作，预后相对要差。对药物治疗反应良好是预后良好的重要指征，早期对抗癫痫药物反应不良者，提示癫痫不容易控制。从病因学角度看，特发性癫痫预后良好，症状性癫痫和隐源性癫痫的整体预后较差。若频繁发作，持续时间长，出现癫痫持续状态，病情较重，易出现痰阻窒息危重证候，需及时抢救。少数幼年患者反复发作，影响智力发育，甚至发展为痴呆。

【预防调护】

预防痫证的发生，需注意避免和消除能导致痫证发生的各种内外因素。痫证发生多数可因母体在孕期内，内外失调，尤其是出生过程中胎儿头部外伤所致。因此，须特别加强孕期卫生保健，避免胎气受损。饮食宜清淡，切忌过冷过热和辛温刺激食物，以防痰、火内生。可选用山药、薏苡仁、赤豆、绿豆、小米煮粥，具有健脾化湿之效。保持精神愉悦，起居有常，劳逸适度，睡眠充足。休止期应耐心坚持长期服药，至癫痫完全控制发作达 3～5 年或更长时间，以巩固疗效；中药治疗应针对患者病后存在不同程度的正虚参以调补。尽量避免近水、近电、近火、高空作业及驾驶车辆，以免突然发病时发生危险。

癫痫发作时，观察神志的改变、抽搐的频率、脉息的快慢与节律、瞳孔大小，以及有无发绀、呕吐、二便失禁等情况，为及时准确地治疗提供可靠临床资料。对昏迷抽搐的患者，注意保持呼吸道通畅，有义齿者应取出，放置牙垫，以防窒息和咬伤；同时加用床栏，以免翻坠下床。

【临证体会】

1. 痫证治疗谨守"间者并行，甚者独行"原则

痫证发作时病情危重复杂，应急则治其标，采用豁痰顺气法，顽痰沉痼需辛温开导，痰热胶着需清化降火。当控制发作的方药取效后，一般不可随意更改，否则痫证易反复。在发作缓解后，应坚持标本并治，守法守方，持之以恒，服用 3～5 年后逐步减量或停用，才能避免或减少发作。

2. 辛热开破法治疗痫证顽痰

痫证之痰，深遏沉伏，胶固难化，并随风气而聚散，一般祛痰、化痰药难以涤除。辛热开破法是针对痫证顽痰难消这一特点而确立的治法，选用大辛大热的川乌、半夏、南星、白附子等，振奋阳气，推动气化，以开气机之闭塞，破痰邪之积聚，捣沉痼之胶结，令顽痰消散，痫证得缓。

3. 芳香开窍及虫类药的应用

芳香开窍类药物辛散走窜，能通善开，不仅开窍醒神，而且气味芳香，有助于宣化痰浊，临证可酌情使用，常用药有人工麝香、冰片、石菖蒲、远志、人工牛黄等。久病入络，非虫类药不能除。虫类药搜风剔络，祛风止痉，其效力非草本药物所能替代，可在辨证基础上酌情使用，常用药有全蝎、僵蚕、地龙、蜈蚣。若另取研粉吞服效果更佳，每服 1～1.5g，每日 2 次，患儿则剂量酌情减少。

【验案介绍】

1. 癫痫大发作病案

贾某，女，30 岁。初诊日期：2009 年 7 月 1 日。

患者 2005 年 10 月出现癫痫样症状，颅脑摄片检查为脑胶质瘤，2005 年 11 月手术治疗，病理示星形 2 级胶质瘤，化疗 1 个月。2008 年 11 月，MRI 检查示病灶复发，用伽马刀治疗，其间因头痛曾用甘露醇。2009 年 6 月癫痫发作频繁，每 1～2 天发作 1 次。发时晕厥神志不清，手足抽搐，牙关咬紧，口吐黏沫，头痛持续不休，恶心欲吐，口干欲饮，有时两目上视，大便干结，2 日一行，纳差。辨证属风痰瘀阻，清阳失用，肝肾阴虚。

处方：制白附子 10g，制南星 15g，炙僵蚕 10g，炙全蝎 6g，炙蜈蚣 3g，制地龙 10g，

法半夏 15g，泽漆 15g，炒牛蒡子 30g，泽兰 15g，泽泻 15g，川芎 15g，制大黄 10g，桃仁 10g，炙水蛭 3g，猪苓 15g，茯苓 15g，川石斛 10g，大生地黄 15g，赤芍 12g，水牛角片 20g（先煎），半枝莲 20g，白薇 15g。7 剂，浓煎少量频服。

二诊（7 月 8 日）：服上药后头痛、呕吐、癫痫发作减轻，两目上视稍有好转，时有手抖，拘急，视糊；右腿时麻，下肢抖动，大便日解 2～3 次、有时偏烂，口干，手心热。舌苔黄薄腻，质红有裂纹，脉细滑。上方加牡丹皮 10g，地骨皮 15g，鬼箭羽 15g。7 剂，水煎服。

三诊（7 月 15 日）：近来癫痫未见大发作，右腿不自主抽动，头痛部位不定，有时视糊；大便日 2～6 次、成形，尿次较频，口干。舌苔薄，质红多裂纹，脉细。初诊方制大黄改为 6g，加牡丹皮 10g，地骨皮 15g，鬼箭羽 15g，天麻 10g，钩藤 15g（后下），白蒺藜 10g，葛根 15g。14 剂，水煎服。以此方长期调治，病情稳定。

按： 患者癫痫频作，发时手足抽搐，两目上视，牙关紧闭，口吐黏沫。辨之属风痰瘀阻，清阳失用，肝肾阴虚。治当祛风化痰散瘀为主，兼顾本虚。方以定痫丸、牵正散、犀角地黄汤为主方化裁。方中僵蚕、白附子、全蝎、蜈蚣、地龙、水蛭入络搜风，息风止痉；后期加用天麻、钩藤、白蒺藜平肝，缓图功效；水牛角、赤芍、牡丹皮凉血散瘀；川芎、桃仁、鬼箭羽活血化瘀；大黄"破痰实"，通脏腑，降湿浊，下瘀血，一药多用；泽兰、泽泻、猪苓、茯苓化痰利水；牛蒡子性善降泄，有类似于甘露醇降低颅内压之作用；石斛、生地黄、白薇、地骨皮养肝肾之阴；制南星、法半夏化痰散结；泽漆、半枝莲有抗癌解毒作用。全方针对风、痰、瘀联合用药，因三诊之后患者癫痫发作频度、强度明显改善，遂继服巩固疗效。

——贾晓玮，李英英，郭立中 . 周仲瑛辨治脑瘤验案 3 则［J］. 江苏中医药，2012，44（3）：44-46.

2. 癫痫部分性发作病案

患者，男，17 岁。初诊日期：2008 年 3 月 26 日。

患者癫痫起于 2006 年 8 月，诉病前曾有高热，开始发作较稀，50 多日发作 1 次；以后逐渐频发，一般 10～20 天发作 1 次，甚或 2～3 天发作 1 次，多发于夜晚睡眠中；发作时语言不利，口角㖞斜，两手抽搐，口角流涎，多持续 2 分钟。其后头昏胸痛，大便经常干结、偶有溏烂，寐差，心烦。苔黄薄腻，舌质暗红隐紫，脉小弦滑。辨证属风痰内闭，瘀热阻窍。

处方：天麻 10g，钩藤 15g（后下），白薇 15g，川芎 10g，熟大黄 5g，桃仁 10g，炙水蛭 3g，鬼箭羽 15g，知母 10g，炙全蝎 5g，炙僵蚕 10g，地龙 10g，胆南星 10g，泽兰 15g，泽泻 15g，石斛 10g，麦冬 10g，珍珠母 30g（先煎）。28 剂，每日 1 剂，水煎服。

二诊（4 月 30 日）：近来癫痫发作 1 次，发作时口角流涎；其后头昏胀不舒，时有心慌，睡眠不沉。舌苔中部黄腻，质暗红，脉细滑。上方加丹参 15g，炒酸枣仁 20g，白蒺藜 10g，夏枯草 10g。21 剂。

三诊（5 月 21 日）：近来曾有凌晨癫痫小发作，抽搐 2 次，不流口水，头额时痛，胸闷疼，心慌，手足不麻。于首诊方加丹参15g，炒酸枣仁20g，白蒺藜10g，龙胆草6g，石菖蒲9g。21剂。

四诊（6月11日）：癫痫未发，有时头痛，耳鸣。首诊方加夏枯草10g，丹参15g，炒酸枣仁20g，石菖蒲9g，白蒺藜10g，苦丁茶10g。21剂。

五诊（7月2日）：已有54天未发癫痫，偶有头昏，夜寐有时惊惕。舌质偏红，苔黄，脉细滑。首诊方加制香附10g，夏枯草10g，丹参15g，炒酸枣仁20g，石菖蒲9g，白蒺藜10g，苦丁茶10g。继服60剂后病愈。

按：本案病程较长，"久病入络"，加之发时语言障碍，胸痛，舌质暗红、隐紫，皆为瘀血之象；热表现为大便干结、寐差心烦、苔黄，系瘀热与风痰相兼为患，堵闭窍机。故治以清热化瘀与息风化痰开窍复法。初诊方用抵当汤合白薇煎加减治疗瘀热，并在以后治疗中不断加强清热活血之力，如活血的丹参、川芎、鬼箭羽，清热更加夏枯草、苦丁茶、龙胆草、知母。另外，以天麻、钩藤、炙全蝎、炙僵蚕、地龙、白蒺藜、胆南星平肝息风、化痰止痉；珍珠母、酸枣仁、石菖蒲宁神定志、开窍醒神；石斛、麦冬养阴生津。

——赵智强.周仲瑛从瘀热论治精神神经疾病经验介绍［J］.中国中医药信息杂志，2011，18（12）：88-89.

第十章　癫狂

【概说】

癫狂是临床常见的一组精神失常疾患。癫证以精神抑郁、表情淡漠、沉默呆钝、语无伦次、静而少动为特征；狂证以精神亢奋、狂躁刚暴、喧扰不宁、毁物打骂、动而多怒为特征。临床上二者多并存，相互转化，不能截然分开，故以癫狂并称。

西医学的精神分裂症、双相情感障碍、抑郁症、中毒性精神障碍等疾病中的某些类型，均可参考本章论治。抑郁症在"郁证"设有专论。

【癫狂常见疾病概述】

1. 精神分裂症

精神分裂症（SP）是一种具有认知、思维、情感、行为等多方面精神活动显著异常的严重精神疾病。病因尚不明确，生物、心理、社会因素起重要作用。其中，遗传因素最具影响力，环境因素、神经发育异常、脑结构异常改变起重要作用，社会、心理因素可能是促发因素。大多数精神分裂症患者初次发病年龄在青春期至30岁，起病多隐匿。临床表现错综复杂，除意识和智能障碍不常见外，可出现各种精神症状，主要为感知觉和思维障碍。如幻听，思维松弛、破裂、贫乏，思维逻辑倒错，思想被插入、撤走、播散，思维中断或强制性思维，妄想，被控制或被洞悉体验，情感倒错或明显的情感淡漠，意志与行为障碍。本病按临床经典分型分为偏执型、青春型、紧张型、单纯型和其他类型（如未分化型、分裂症后抑郁型及残留型等）。按阳性、阴性症状分为Ⅰ型和Ⅱ型。Ⅰ型精神分裂症以阳性症状为主，表现为幻觉、妄想，明显的思维形式障碍、行为紊乱等；Ⅱ型精神分裂症以阴性症状为主，表现为情感平淡、言语贫乏、意志活动减退。

本病的治疗包括药物治疗、物理治疗、社会心理干预等。其中抗精神病药是一线治疗药物，应尽早实施足剂量、足疗程、全病程的药物治疗。根据临床表现，首发患者选择一种第二代或第一代抗精神病药物，如单药疗效不满意，可考虑不同类药物联用，达到预期治疗目标后仍以单药为宜。对于急性复发患者，可根据既往用药情况，继续应用原来有效的药物及剂量，或换用另一类药物，仍以单一用药为原则。

第一代又称传统抗精神病药物，为中枢 D_2 受体阻断剂。用于治疗幻觉、妄想、思维障碍、行为紊乱、兴奋、激越、紧张证候群等阳性症状，而对阴性症状及认知障碍作用甚微，主要不良反应是锥体外系症状。此类药物包括高效价药物如氟哌啶醇、奋乃静、三氟拉嗪等，低效价药物如氯丙嗪、硫利达嗪、氯普噻吨等。第二代又称非典型抗精神病药物，为 DA 受体和 5-HT 受体联合拮抗剂，不仅对阳性症状有效，而且对阴性症状、认知和情感症状均有效，且锥体外系不良反应较少。常用药物有 5-HT 和 DA 受体拮抗剂如利培酮、齐拉西酮等；多受体药物如氯氮平、奥氮平、喹硫平、氨磺必利；D_2、$5\text{-}HA_{1A}$ 受体部分激动剂和 5-HT$_{2A}$ 受体拮抗剂，如阿立哌唑。

物理治疗主要有电休克治疗、重复经颅磁刺激等。心理治疗则针对精神分裂症的不同病期、不同症状选择合适的疗法。

精神分裂症的临床治疗分为三个阶段。急性期治疗目标是尽快缓解主要症状，预防自杀及防止危害自身或他人冲动行为的发生，疗程至少 6 周。巩固期治疗目标是防止已缓解的症状复燃或波动，巩固疗效，控制和预防精神分裂症后抑郁、强迫症状，预防自杀，促进社会功能的恢复，控制和预防药物不良反应，疗程 3～6 个月，维持急性期药物剂量。维持期治疗目的是预防和延缓精神症状复发，改善患者功能状态，在疗效稳定基础上减少药物剂量，疗程不少于 2～5 年。

2. 双相情感障碍

双相情感障碍（BPD）指既有躁狂发作，又有抑郁发作的一类精神异常疾病。病因尚不清楚，与遗传、生物学、社会心理因素相关。临床以情绪异常高涨和低落两种截然相反的症状有或无规律地交替发作为特点，也可以其中一种状态为主反复发作。缓解期如同常人。

本病的治疗包括药物治疗、物理治疗、心理治疗和危机干预等措施的综合运用，其目的在于提高疗效、改善依从性、预防复发和自杀，改善社会功能和提高患者生活质量。药物治疗主要应用心境稳定剂及抗精神病药物。心境稳定剂主要有锂盐和抗癫痫药物。锂盐（碳酸锂）是躁狂发作的一线药物及首选药物，同时也是双相情感障碍的基础治疗药物，既可用于躁狂急性发作，也可用于缓解期维持治疗。由于锂盐的治疗剂量与中毒剂量比较接近，需密切观察病情变化及动态监测血锂浓度。在急性躁狂发作时，锂盐起效前，为了控制患者的高度兴奋症状，需合用对兴奋和躁动效果较好且起效迅速的抗精神病药。抗癫痫药应用最多的是丙戊酸盐（丙戊酸钠、丙戊酸镁），其次是卡马西平、拉莫三嗪。抗精神病药物氯丙嗪、氟哌啶醇、奥氮平、喹硫平、利培酮及氯氮平等能有效控制躁狂发作的兴奋症状，特别是氯氮平和碳酸锂联合可治疗难治性躁狂症。

本病复发率较高。研究发现，40% 的双相情感障碍患者在 1 年内复发，60% 在 2 年内复发，73% 在 5 年内复发，因而主张长期服用心境稳定剂进行预防性治疗。

3. 中毒性精神障碍

这是指某些有害物质进入人体，引起机体中毒导致脑功能失调而产生的一种精神障碍。临床较为常见的有工业中毒、农药中毒、药物中毒、嗜好物中毒，以及食物中毒等。本病根据临床表现分为急性和慢性两类。急性症状是由于短期内较大剂量的毒物进入机体而引起，临床表现较为严重、急剧，轻则表现为脑衰弱综合征，重则表现为各种轻重不等的意识障碍。慢性症状由长期小量毒物进入机体而引起，发病缓慢，症状较轻，但较持久。早期往往表现为脑衰弱综合征，疾病发展则出现多种感知觉和情感障碍，也可出现思维障碍。在疾病充分发展期或后期，智能障碍和人格改变日益明显，出现慢性脑器质性综合征。治疗主要为拮抗中毒药物及对症治疗。

【病因病机】

本病多因情志不遂、饮食不节、禀赋不足、药食中毒等原因，引起脏腑功能失调，气血阴阳失衡，产生气滞、痰结、郁火、瘀血等病理因素。火热扰窍，神明错乱而发狂；痰气瘀结，蒙蔽脑窍，或心肝脾虚，神明失养而发癫。

1. 病因

（1）情志不遂

恼怒郁愤，肝郁气滞，痰结瘀阻，脑气凝滞；或思虑过度，损伤心脾，气血生化乏源，元神失养而发为癫证。猝受惊恐，或暴怒不止，肝胆气逆，郁火上升，冲心犯脑，神明无主而发为狂证，此即《素问·至真要大论》所谓"诸躁狂越，皆属于火"。情志不遂常是精神分裂症、双相情感障碍的主要发病因素。

（2）饮食不节

嗜食肥甘膏粱厚味，脾运失司，聚湿成痰，痰与气结，蒙蔽神明；或痰瘀互结，闭塞心窍，令神机失用，此常是Ⅱ型精神分裂症的发病因素。若痰随火升，上扰心神，心神错乱，则多为Ⅰ型精神分裂症的发病因素。

（3）禀赋不足

禀赋异常，胎儿在母腹中有所大惊，胎气被扰，脏气不平，使元神虚损；出生后一有所触，遭遇情志刺激，易致气机逆乱，神机失常而发为本病。禀赋不足常是精神分裂症、双相情感障碍发病的先天因素。

（4）药食中毒

嗜食补品、烟毒、酒饮等，遇猛峻药物或药物过量，使内热剽悍，化火、炼痰、灼津，形成火热、痰火、痰瘀、瘀热，上扰心神，发为癫狂。药食中毒为中毒性精神障碍的主要发病因素。

2. 病机

（1）病位主要在脑（心）和肝，涉及脾

① 病位在脑（心）和肝：心脑主神明，为情志思维活动之中心。若因痰气郁结，蒙蔽心神，或痰火内扰，均能使其主神明失常，发为癫狂。肝为刚脏，主疏泄，喜条达而恶抑郁，情志刺激使疏泄失常，肝气郁结或肝阳暴张，生痰化火，痰火扰乱心神，令精神错乱，发为癫狂。

② 病位涉及脾：脾主运化，若思虑伤脾，脾虚气结生痰；或肝旺乘脾，脾气不伸，或饮食伤脾，运化无权，化湿生痰。痰浊上犯，神明被蒙，引发癫疾。

（2）病理因素有气、痰、火、瘀，重点在痰

上述诸因导致脏腑功能失调，产生气、痰、火、瘀等病理因素。其中以气郁为先，且贯穿病变始终。痰是癫狂的基本病理因素，因痰致癫者，以痰浊闭塞神窍为主；因痰致狂者，多为痰火扰心，致神机错乱。阳盛则热，火为热之极，火热扰乱神明而发为狂。因瘀所致者，脑气与脏腑之气不相连接，导致神志异常。如《医林改错》言："气血凝滞脑气。"

气、痰、火、瘀之间互相影响兼夹。如肝气郁结，气郁生痰；或心脾气结，郁而生痰，痰气互结；或气郁化火，炼津为痰，或痰火蓄结；病久气滞，又兼瘀血，凝滞脑气。

（3）病理性质初起属实，病久虚实夹杂

疾病初起，患者正气尚盛，邪气亦实，故病属实。癫病初期痰气郁结，日久心脾耗伤，气血不足；狂病初期痰火上扰，继则痰瘀阻窍，日久火邪伤阴，呈现由实转虚、虚实夹杂证候。

（4）基本病机为痰闭心窍，蒙蔽神志

癫与狂的病机各有不同。癫为痰气郁结，蒙闭神机；狂为痰火上扰，神明失主。《难经》谓"重阳者狂，重阴者癫"，但终属痰闭心窍，蒙蔽神志。

（5）癫狂病机可相互转化，甚则癫狂交互

癫证痰气郁而化火，可转化为狂证；狂证日久，郁火宣泄，或痰热伤阴而致气阴两伤，又往往转化为癫证。故癫狂常可相互转化，甚则交互。

【辨证辨病治疗】

1. 辨证思路

（1）辨癫证与狂证

癫为阴盛，以抑郁淡漠、沉默呆钝、语无伦次，或喃喃自语、静而少动等阴性症状为特征；狂为阳盛，以精神亢奋、狂躁刚暴、喧扰不宁、毁物打骂、动而多怒等阳性症状为特征。

（2）辨病性虚实

癫与狂初起属实，病久多虚，或虚实夹杂。癫证初发，多为痰气郁结，属实。若病情迁延，正气渐耗，可为虚实夹杂。狂证初起痰火扰神，属实。病久火灼阴液，渐成阴虚火旺之证。

（3）辨病情轻重

癫证初发，病情较轻，仅表现为抑郁淡漠、呆钝自语，若迁延日久，正气渐耗，痰气郁结日深，则愈发愈频，出现思维障碍、淡漠不知、终日闭户、不知饥饱，病深难复。狂证初起，病情相对较急而尚轻，进一步可发展为登高而歌、弃衣而走、不避亲疏、不避水火等严重症状。

2. 治疗原则

（1）泻实补虚为原则，豁痰开窍醒神为主法

本病以痰闭心窍，蒙蔽神志为主要病机，治当豁痰开窍醒神。初起属实，以祛邪为先，癫证痰气郁结者，治以理气化痰，畅达神机；狂证痰火上扰，痰瘀阻窍者，治以降火豁痰，化瘀开窍。后期以正虚为主，治当补益心脾，滋阴养血。虚实夹杂者标本兼治。

（2）理气开郁、移情易性贯穿治疗始终

情志不遂，气机郁结为本病主因，也是痰、火、瘀等病理因素之始因。故理气开郁贯穿本病治疗始终，兼顾化痰、清火、散瘀。此外，心理治疗及改善社会心理环境、调畅情志具有重要意义，可与药物配合治疗。

（3）病证结合辨治

① 精神分裂症偏执型从痰瘀扰神论治：临床表现以妄想、幻觉为主，重者言行荒谬怪诞。起病多缓慢，早期不易觉察，病情呈渐进性加重。此属癫病范畴，以痰瘀入心阻窍，扰乱心神为主要病机，治以涤痰逐瘀开窍法。

② 精神分裂症紧张型从痰论治：大多起病于青年或中年，起病较急，表现为紧张性兴奋和紧张性木僵交替出现，而以木僵状态为多见，表现为运动抑制，轻者动作缓慢，少语少动，重者终日卧床，缄默不语，不食不动。此属癫病范畴，以痰蒙心窍为主要病机，治以涤痰开窍法。

③ 精神分裂症青春型从痰火扰心论治：青春期发病，起病较急，临床表现为言语增多，内容荒诞离奇，思维松弛甚至破裂，情感喜怒无常，表情做作，行为幼稚、愚蠢，常有兴奋性冲动。此属狂病范畴，以痰火骤起扰心为主要病机，治以清心化痰法。

④ 躁狂症、双相情感障碍躁狂发作、中毒性精神障碍从火热论治：临床以情绪高涨、思维奔逸和意志行为增强"三高"症状为特征，属狂病范畴，以火热内盛，扰及心神为主要病机。实火者，治以清心泻火、祛邪宁神法；阴虚火旺者，治以滋阴降火、宁心安神法。

3.分型治疗

（1）癫病

① 痰气郁结证（多见于紧张型精神分裂症）

证候：精神抑郁，表情淡漠，神志痴呆，语无伦次；或喃喃独语，喜怒无常，多疑多虑，不知秽洁，不思饮食。舌苔白腻，脉弦滑。

治法：理气解郁，化痰开窍。

代表方：逍遥散合涤痰汤加减。前方疏肝理气解郁，后方涤痰开窍醒神。二者合用，治疗气郁痰结所致的癫病。

常用药物：醋柴胡、白芍、香附疏肝理气解郁；半夏、陈皮、茯苓、白术运脾祛湿化痰；郁金、南星、石菖蒲解郁宁心，化痰开窍。

临证加减：痰浊甚者，可加控涎丹，临卧姜汤送下；痰迷心窍，神思迷惘，表情呆钝，言语错乱，目瞪不瞬，治宜理气豁痰、宣窍散结，用苏合香丸芳香开窍；痰郁化热，不寐易惊，烦躁不安，治宜清热化痰，加黄连、黄芩、栀子；病程日久，舌质紫暗或有瘀点、瘀斑，脉弦涩，为兼瘀血，加丹参、红花、桃仁、川芎活血化瘀。若神昏志乱，动手毁物，为火盛欲狂之征，当从狂病论治。

② 心脾两虚证（多见于Ⅱ型精神分裂症病久）

证候：神思恍惚，魂梦颠倒，心悸易惊，善悲欲哭；肢体困乏，言语无序，面色苍白。舌淡，苔薄白，脉细弱无力。

治法：健脾养心，益气安神。

代表方：养心汤合甘麦大枣汤加减。两方均能养心安神，后方尤能和中缓急，合用治疗气血不足、心神失养之惊惕不宁等。

常用药物：党参、炙黄芪、炙甘草补脾气；当归、大枣养心血；茯苓、远志、柏子仁、酸枣仁、五味子、淮小麦宁心神；肉桂引药入心。

临证加减：畏寒蜷缩，小便清长，下利清谷者，属肾阳不足，加补骨脂、巴戟天、肉苁蓉；失眠重者，加夜交藤、合欢皮；神志恍惚，心悸易惊者，加生龙齿、磁石以安神定志。

（2）狂病

① 痰火扰心证（多见于精神分裂症青春型、躁狂症、双相情感障碍躁狂发作、中毒性精神障碍）

证候：起病急骤，先有急躁，头痛失眠，两目怒视，面红目赤，突然狂暴无知，情感高涨；言语杂乱，逾垣上屋，骂詈号叫，不避亲疏，或毁物伤人，或哭笑无常，登高而歌，弃衣而走，不食不眠。舌质红绛，苔多黄腻，脉弦滑数。

治法：清肝泻火，涤痰醒神。

代表方：生铁落饮加减。本方镇逆坠痰，安神定志，常用于痰火壅盛，扰乱心神所致狂证。

常用药物：生铁落平肝重镇，降逆泻火，可用生龙齿代替；龙胆草、黄连、连翘清心泻肝；胆南星、贝母、竹茹涤痰化浊；石菖蒲、远志、茯神宣窍宁心复神；天冬、麦冬、玄参养阴清热。

临证加减：痰火壅盛，舌苔黄腻垢，加青礞石、黄芩、大黄，再用安宫牛黄丸清心开窍；脉弦实，肝胆火盛，用当归龙荟丸泻肝清火；若阳明腑热，大便燥结，用承气汤荡涤秽浊，清泄胃肠。

② 火盛伤阴证（多见于Ⅰ型精神分裂症病久、躁狂症相对平静期）

证候：狂病日久，病势较缓，精神疲惫，时而躁狂，情绪焦虑；多言善惊，烦躁不眠，形瘦面红，五心烦热。舌质红，少苔或无苔，脉细数。

治法：滋阴降火，安神定志。

代表方：二阴煎加减。本方滋阴降火安神，常用于心经有热，惊狂烦热等症。

常用药物：生地黄、麦冬、玄参养阴清热；黄连、竹叶、灯心草清心安神；茯神、酸枣仁、甘草养心安神定志。

临证加减：痰热未清，加胆南星、天竺黄清热化痰定惊；盗汗者，加青蒿、鳖甲凉血清热；惊悸多梦，加磁石、生牡蛎、远志镇惊宁心安神。

③ 痰瘀互阻证（多见于精神分裂症偏执型）

证候：狂病日久不愈，躁扰不安，恼怒多言，甚至登高而歌，弃衣而走，妄见妄闻，妄思奇离，面色暗滞而秽；头痛时作，心悸而烦。舌质紫暗或有瘀斑，少苔或薄黄苔干，脉弦细或细涩。

治法：豁痰化瘀。

代表方：癫狂梦醒汤加减，并送服大黄䗪虫丸。前方豁痰化瘀，用于气血郁滞，痰结血瘀之癫狂；后方逐瘀生新，用于瘀血内停诸症。

常用药物：桃仁、红花、赤芍、丹参、川芎、水蛭活血化瘀；大黄通下瘀浊；柴胡、香附理气解郁；胆南星、天竺黄化痰开窍；青皮、陈皮、半夏行气化痰。

临证加减：蕴热者，加黄连、黄芩清化；兼寒者，加干姜、附子助阳温经；偏于痰浊，合温胆汤加减；不寐加炒枣仁、琥珀粉冲服。

【预后转归】

癫病具有不断发展、逐渐加重的趋势，病程进展快慢不一。狂病多起病急骤，病势较急。病情轻，病程短，有明显诱因刺激，尚未出现虚性证候者，经过及时合理治疗，并进行心理疏导，一般预后较好。病情重，病程长，经治疗仍有反复发作，而发病又无明显诱因，且已经出现心、脾、肾等脏的虚性证候者，一般预后较差。

躁狂病初起多属痰火扰神，若病情逐渐恶化，由实转虚，或由狂转癫，则较难治愈，甚至癫狂交互，如双相情感障碍。双相情感障碍间歇期精神正常，一般不遗留人格缺陷，轻者达不到精神病程度，重度躁狂相患者可因体力极度消耗衰竭而亡。精神分裂症的偏执型、青春型、紧张型预后较好。有明显精神因素起病者或中毒性精神障碍，在去除病因后预后较好，部分可获痊愈。

【预防调护】

癫狂的预防调护重点在于早发现、早治疗、预防复发。由于疾病的特殊性，患者往往不愿承认患病，因此早期诊断比较困难。

癫狂病因与情志失调、禀赋不足、饮食不节等有关。因此，要注意调畅情志，避免情绪波动，保持心情乐观。节制饮食，忌醇酒厚味或辛辣，以免聚湿生痰，酿生痰火。坚持适当锻炼，增强体质，以太极拳、慢跑为宜，适当增加文娱运动。所处环境宽敞明亮，光线柔和，有家人陪伴，使患者感到舒适安静，缓解狂躁情绪。早期进行心理治疗，给予患者尊重、同情、理解、帮助和安慰，以缓解及消除患者的不适应现象，改善不良人际关系，帮助患者应对生活中的难题，提高心理应激能力，适应自己新的身份。对重症患者的打人毁物等行为，要采取防护措施，防止意外发生。精神疾患多与遗传因素密切相关，故应注意后代发病的可能。中毒性精神障碍应避免再次接触引发中毒的诱因。

【临证体会】

1. 攻逐法的应用

癫狂初起，痰浊壅盛，体质壮实，可用攻逐法，荡涤痰浊，劫夺痰火。如控涎丹，由大戟、甘遂、白芥子组成，为细末，面糊为丸，梧桐子大，每服 5～10 丸，临卧姜汤送下。功能祛痰逐饮。注意该方只可暂用，不可久服，以免伤正。因方中药性较峻猛，易伤胃气，用后形神俱乏，宜以饮食调养，正气虚弱者勿用。

2.涤痰化瘀法的应用

癫狂日久，气滞痰凝血瘀，必成痰瘀胶结，潜伏清窍而成宿疾，每因触动而使癫狂发作。故应重视涤痰化瘀法的应用，即使病情稳定阶段，辨证无明显痰瘀证候，也可配合使用本法。选用破血下瘀的桃仁承气汤，理气活血的血府逐瘀汤、癫狂梦醒汤、通窍活血汤，祛痰宣窍的涤痰汤等。

3. 正确应用开窍法

本病总由痰闭心窍，蒙蔽神志所致，故开窍法的应用十分重要。癫属痰凝气滞为主，药用苏合香丸温开；狂属痰火上扰，药用安宫牛黄丸、至宝丹等凉开。辨证处方用药时可加郁金、石菖蒲、炙远志、天竺黄、冰片等开窍药。

【验案介绍】

1. 精神分裂症案（癫病）

患者，女，32岁。初诊日期：2014年5月10日。

精神抑郁、举止失常6个月。产后出现精神抑郁，闭门独居，不愿与他人接触，疑神疑鬼，独自言语，喜怒无常，咯痰较多，痰带血丝，形如胶饴，舌苔白厚黏腻，脉弦滑。西医诊断：精神分裂症。中医诊断：癫狂；证属痰扰心神，蒙闭清窍。治以涤痰开窍。

处方：半夏曲10g，茯神15g，旋覆花9g（包煎），橘红15g，胆南星15g，石菖蒲15g。30剂，每日1剂，2次分服。送服礞石滚痰丸9g，每日2次。

二诊（6月12日）：精神失常明显好转，逐渐愿与人交流。近日出现烦怒、胸闷，便秘，眠差多梦易醒。前方加北柴胡15g，大黄6g，茯神增量至30g。续取20剂，每日1剂，2次分服。

三诊（7月2日）：药后大便复常，睡眠改善，精神好转，未再出现异常。6月12日方去大黄，续服巩固治疗1个月。2014年10月9日随访，告知已痊愈，未再反复。

按：产后抑郁性精神病多由痰而起，如《景岳全书》言"气有所逆，痰有所滞"，"壅闭经络，格塞心窍"。故从痰论治较中肯。俾痰浊涤除，机窍不为所阻，神明不为所蔽，理智自然可复。初诊根据产后吐痰带血丝、形如胶饴，舌苔白厚黏腻，脉弦滑，辨为痰盛蒙闭清窍。方用半夏曲、旋覆花、橘红、胆南星燥湿化痰，理气宽中；茯神、石菖蒲安神定志。诸药配合涤痰开窍，醒神益智。二诊出现烦怒、胸闷，此乃肝气郁结不疏，故佐以柴胡疏肝解郁；便秘，加入大黄通便泻下；失眠多梦，则加大茯神用量，发挥其宁心安神之效。三诊和随访预后良好，证实本案理、法、方、药运用准确。

——潘琳琳，王玉凤，金坤，等.张志远治疗精神分裂症经验［J］.中医杂志，2019，60（1）：14-16+19.

2. 精神分裂症案（狂病）

刘某，女，16岁。初诊日期：1999年6月22日。

患者素有精神病，复发5天。语无伦次，哭笑无常，头昏不寐，纳少，口干多饮，舌红，苔薄黄，脉细数。此五志之火，火炼痰生，内扰神明。治以清心泻火，荡涤痰浊。

处方：黄连4g，大黄8g，枳实10g，竹沥15g，半夏10g，炙远志15g，天竺黄15g，石菖蒲 15g，竹茹 15g，全瓜蒌 20g，青礞石 30g（先煎），风化硝 10g（烊冲）。3 剂。

二诊（6 月 25 日）：精神状态好转，言语流畅，已能入寐，昨日大便 3 次。前方加黛蛤散 10g（包煎），胆南星 8g，辰砂 0.3g。14 剂。

按： 癫狂的基本病理因素为痰，或痰凝气滞，或痰郁化火，故可予吐下劫夺，荡涤痰浊。本案患者素有精神病，发作时语无伦次，哭笑无常，兼有头昏、不寐、纳少、饮多，当属狂病，辨证为阳亢火动之实证。其病理关键在于痰郁化火，上扰神明。治疗当以清心泻火，涤痰醒神为法。故方选调胃承气汤、涤痰汤、礞石滚痰丸化裁治疗。方中黄连清泻心火，与半夏、瓜蒌合成小陷胸汤清化痰热；大黄、枳实、风化硝通腑泄浊，开痰火下行之路。本案火盛阳亢，六腑不通，故重用青礞石，取其躁悍重坠之性，攻坠陈积伏匿之老痰，《本草备要》谓其"能平肝下气，为治惊利痰之圣药"，配合承气汤，增加荡涤痰浊、泻热通腑力度；用竹沥、竹茹、半夏、远志、石菖蒲、胆南星、天竺黄清化痰热，开窍醒神。全方共奏清火涤痰、通腑泻热、开窍醒神之功，自然效如桴鼓。

——顾勤，王志英.跟周仲瑛抄方［M］.北京：中国中医药出版社，2008.

第十一章 麻木

【概说】

麻木，又称"不仁"，或合称"麻木不仁"，是由于各种原因导致经脉不畅，肌肤失养，出现肌肤及肢体发麻、知觉减退、感觉异常，甚至全然不知痛痒的一类疾患，多见于四肢及头面部，以指、趾端为多见。麻与木有程度轻重的不同：麻指肌肤非痛非痒，如有虫行，按之不止，搔之愈甚，其病为轻；木为肌肤不知痛痒，不知寒热，掐之不觉，按之不知，犹如木之状，其病为重。

麻木既可是一个独立病症，也常为继发于某些疾病的一个主要症状。常见于多发性神经病变、嵌压性神经病变、神经根及神经丛病变、脊髓病变、脑部病变、中毒等，涉及神经科、骨伤科、风湿科、内分泌等专科。颈椎病、腰椎病、腕管综合征等引起的局部神经压迫，脑血管和周围血管疾病引起的缺血性损害，周围神经病变，风湿免疫疾病等，若出现以麻木为主要表现者，可参考本章论治。

【麻木常见疾病概述】

感觉神经纤维由传入神经纤维集合而成，接受内外界刺激，将神经冲动传导至中枢产生相应感觉。麻木与感觉神经传导速度（SCV）减慢密切相关，而造成 SCV 减慢的因素很多，如慢性压迫、缺血、营养缺乏、炎症、中毒等。

1. 局部压迫

局部压迫常见于颈椎病、腰椎病、腕管综合征等。神经局部受压导致的麻木，因神经支配的区域不同有不同的表现形式。

（1）颈椎病

因劳损、退变或外伤等导致颈部肌力失衡，颈椎骨关节位移，椎间孔错位，神经根受到卡压，出现急慢性颈肩背疼痛，上肢麻木窜痛，颈活动明显受限。若颈髓受压还可引起单侧或双侧下肢麻木，沉重感，步态不稳，头重脚轻等。

治疗以局部理疗及对症处理为主。急性期麻木疼痛明显者应用非甾体类消炎止痛药缓解疼痛、B 族维生素促进神经功能的恢复，严重者须手术治疗。多数预后良好，如不积极治疗，可致终身残疾。

（2）腰椎病

由于外力作用、劳损等因素引起腰椎骨关节旋转、倾斜、错位，导致椎间盘突出椎间孔或椎管，刺激脊神经或脊髓；或因骨关节错位、椎间孔移位，导致神经根位移与椎间盘产生卡压，出现腰痛、下肢放射性疼痛或麻木、肌肉麻痹、患肢发凉、脊柱形态异常改变等。

保守治疗方法包括腰围保护、腰背肌锻炼、物理治疗、牵引疗法、口服药物等。保守治疗无效且有持续性严重症状者，宜手术治疗解除神经根压迫。平时不宜强烈弯腰或负重，保护腰部，防止复发。

（3）腕管综合征（CTS）

腕部慢性损伤、鞘膜囊肿、腕骨骨折、关节炎等使腕管腱鞘组织水肿和纤维性增生肥大，腕管内容积减少、压力升高，正中神经局部处于慢性卡压状态或脱髓鞘。临床可见腕部及手指麻木，蚁行感，或烧灼针刺感，局部肿胀乏力，夜间或清晨及劳累时明显，常影响睡眠。

本病可采用支具制动控制病情，缓解症状。口服抗炎镇痛药物是本病的常用方法，也可局部注射糖皮质激素。保守治疗无效，症状严重者可行手术治疗。多数患者预后良好。

2.缺血性损害

本病主要见于急慢性脑血管疾病、周围血管病等，是由各种原因导致血管病变、缺血缺氧、神经细胞营养供应不足、细胞代谢障碍所致。

（1）脑血管病

脑动脉硬化导致管壁增厚变硬，失去弹性和管腔缩小，甚至完全闭塞，引起脑梗死，或破裂引起脑出血。局部脑组织因血液供应中断而发生缺血、缺氧性坏死，引起局灶性神经系统症状和体征，临床表现取决于病灶大小和部位。病变累及丘脑，则可出现对侧偏身感觉障碍，如麻木、烧灼或刺痛感。脑动脉硬化症、短暂性脑缺血发作、腔隙性脑梗死、脑卒中恢复期及后遗症阶段，可以肢体麻木为主症，按"脑血管病"治疗。

（2）周围血管病

① 多发性大动脉炎：主要累及主动脉及分支大动脉的全层性血管炎，病因与感染、免疫异常和遗传易感性有关，病理改变为病变动脉全层慢性炎症及中内膜弹力纤维和平滑肌的广泛破坏。动脉内膜纤维增厚致表面粗糙，导致继发性血栓形成，使病变动脉最终狭窄或闭塞，引起慢性动脉缺血。临床表现根据侵及血管部位和严重程度而有所不同，可有肢体麻木发凉、全身不适、头痛眩晕、视力减退、健忘乏力等一系列缺血表现。

活动期采用激素治疗（可短期内改善症状）、抗炎治疗（控制感染，阻止病情发展）、扩血管药物（改善肢体血运）等，必要时手术治疗。其并发症有脑血管意外、心肌梗死、肾功能衰竭、心脏瓣膜病等，预后主要取决于是否早期治疗和并发症的防治情况。

② 血栓闭塞性脉管炎：为累及血管的炎症性、节段性、周期性慢性闭塞性疾病。病变主要累及四肢远端的中、小动脉及其伴行静脉，以下肢血管受累为多见。病理机制主要是血管内皮增生，淋巴细胞和纤维细胞浸润，管腔被血栓阻塞，继而血栓机化、管腔狭窄，导致供血不足而产生一系列症状和体征。发病与外伤、遗传、营养不良、吸烟、寒冷潮湿等有关。主要表现为患肢麻木、怕冷、疼痛，间歇性跛行，皮肤苍白或紫红、青紫，趾（指）甲增厚、增粗、变脆等，甚则肢端发生溃疡、坏疽，导致截肢。

急性期应用激素治疗，血管扩张剂改善局部血运。有局部和全身感染者，选用合适的抗生素控制感染；疼痛明显者，用消炎镇痛药。平时防止寒冷潮湿，避免外伤，防止肢体血管痉挛，积极治疗，预后尚可。

③ 雷诺病：是由于支配周围血管的交感神经功能紊乱引起的阵发性肢端对称性小动脉痉挛性疾病。发作时，肢端皮肤间歇性颜色改变，表现为苍白—发绀—潮红—正常，伴有局部发凉、麻木、酸痛、胀痛、针刺样疼痛、烧灼感或其他异常感觉。

一般治疗有戒烟、保暖、避免受寒等，可使用交感神经阻滞剂、血管扩张剂等以解除血管痉挛。病情严重，药物治疗无效且皮肤组织营养障碍者，应实施手术治疗。本病一般预后较好。

3. 周围神经病

这是指原发于周围神经系统的疾病，与营养代谢、药物及中毒、血管炎、肿瘤、遗传、外伤和机械压迫等相关。常见于多发性神经炎、皮神经炎等。

（1）多发性周围神经病

本病又称为"多发性神经炎""末梢神经炎"，是由多种致病因素引起的肢体远端多发性周围神经损害。临床表现为四肢远端对称性运动、感觉和自主神经功能障碍。早期可出现感觉异常，如针刺、蚁走、烧灼、触痛和感觉过度等刺激性症状，逐渐出现对称性深浅感觉减退或缺失，呈手套－袜套样分布。肢体呈下运动神经元性瘫痪，远端对称性肌无力，可伴肌萎缩、肌束颤动等。

病因治疗：糖尿病性多发性神经病者应控制血糖；药物所致者，立即停药；重金属及化学品中毒者应立即脱离中毒环境，应用解毒剂及补液、利尿等排出毒物；营养缺乏代谢障碍引起者，积极治疗原发病，如补充 B 族维生素及神经营养药辅酶 A、ATP 等。急性期卧床休息，加强营养；恢复期使用针灸、理疗及康复训练。

（2）单神经病

这是指单一神经受损产生与该神经支配范围一致的运动、感觉功能缺失症状及体征。病因包括创伤、缺血、肿瘤浸润、全身代谢性疾病（如糖尿病）或中毒等。临床表现取决于受累神经，共同特征为受累神经分布区感觉、运动及自主神经功能障碍，伴腱反射减弱或消失。如尺神经麻痹主要表现为手背尺侧、小鱼际肌、小指和无名指尺侧感觉减退或消失；腓总神经麻痹表现为小腿前外侧及足背部感觉障碍，足趾背屈不能，足下垂，走路呈跨阈步态；股外侧皮神经炎多为一侧受累，表现为大腿前外侧下 2/3 区感觉异常，如麻木、疼痛、蚁行感等，久站或步行较久后症状加剧。

本病主要针对病因治疗，使用神经营养药、B 族维生素、神经生长因子、类固醇类药物，辅以物理疗法，加强功能锻炼，一般预后良好。

（3）吉兰－巴雷综合征

这是一种自身免疫介导的周围神经病，主要损害多数脊神经根和周围神经，也常累及脑神经。临床特点为急性起病，症状多在 2 周左右达到高峰，常有脑脊液蛋白－细胞分离现象，多呈单时相自限性病程。首发症状多为肢体对称性弛缓性肌无力，由双下肢开始逐渐累及躯干肌、肋间肌导致呼吸麻痹，四肢腱反射减弱。多有肢体感觉异常，如烧灼、麻木、刺痛和不适感等，可先于或与运动症状同时出现。

一般治疗包括抗感染、营养支持、对症治疗和并发症防治。静脉注射免疫球蛋白和血浆交换治疗本病有效，也可应用 B 族维生素等神经营养剂。病情稳定后，早期进行神经功能康复锻炼。本病具有自限性，预后较好。瘫痪多在 3 周后开始恢复，多数患者可在 2 个月至 1 年内恢复正常，约 10% 的患者遗留较严重的后遗症。

4. 风湿免疫疾病

（1）类风湿关节炎

这是以关节和关节周围组织非感染性炎症为主的全身性疾病。临床可见手足小关节对称性疼痛肿胀或红肿热痛、晨僵、肌肤麻木不仁、肢体酸楚沉重、关节屈伸不利等。

非甾体类抗炎药可迅速缓解关节炎症状，但不能抑制骨关节的损害过程。

（2）硬皮病

这是一种以局限性或弥漫性皮肤及内脏器官结缔组织纤维化或硬化，最终发展至萎缩为特点的疾病。临床主要表现为皮肤寒冷、肿胀、硬化、增厚、变色、感觉迟钝、麻木不仁。病变累及脏器时，则可出现相应的症状和体征。

局限性硬皮病主要针对局部治疗，活动性炎症损害可外用强效皮质类固醇。系统性硬皮病治疗药物主要包括血管扩张剂、抗纤维化药物、免疫抑制剂等。

【病因病机】

麻木的发生，多因感受外邪，或内生痰瘀，痹阻经脉，或因劳伤久病，气血亏虚，肌肤失养所致。

1. 病因

（1）风湿外袭

风、寒、湿、热之邪从外入侵，客于肌表，痹阻营卫气血。四气之中以风、湿最为常见，可兼夹寒、热之邪入侵。风为百病之长，浸淫肌肤，其麻如有虫行之感，故有"风淫末疾""麻木为风"之说；湿邪黏腻重着，影响气机流通，令卫气凝滞而行涩，故有"风麻湿木"之说。风湿之邪客居，气血失运，肌肤不得气煦血濡，发为麻木。风湿外袭常是颈腰椎病、吉兰－巴雷综合征和风湿免疫疾病引起麻木的主要发病因素。

（2）饮食不节

恣食肥甘厚味或嗜酒辛辣，损伤脾胃，脾失健运，湿热痰浊内生；或素体脾胃虚弱，运化失职，水湿不化，聚而成痰。痰湿阻碍气血运行，令瘀血内生。痰、瘀既可单独留于经络肌肤而致麻木；也可互结为患，痹阻经脉，令气血运行不利或经络肌肤失养而致麻木。饮食不节常是脑血管疾病、周围血管疾病和代谢障碍性疾病引起麻木的主要发病因素。

（3）劳倦内伤

劳逸不当，缺乏锻炼，或劳倦、烦劳、房劳太过，日久耗伤气血，肾精亏虚。气虚则卫外失固，易使风湿外邪入侵，或痰瘀内生，令气血运行失畅而出现淋木；血虚则经络肌肤肢体失其濡养，亦可出现麻木不仁。劳倦内伤常是颈椎病、腰椎病、腕管综合征等引起麻木的主要发病因素。

（4）病后继发

大病重病，邪气过盛，耗伤气血阴阳，正气短时难以恢复；或久病迁延，耗损气血，经络不荣，肌肤肢体失养；或病后失于调摄，正虚难复，风寒湿热之邪乘虚而入，客邪留滞不去，荣卫气血运行不畅，终致麻木发生。此常是内分泌及营养代谢紊乱、药物中毒、肿瘤等引起麻木的主要发病因素。

2. 病机

（1）病位主要在肌肤、肢体、经络

《金匮要略·中风历节病脉证并治》曰："邪在于络，肌肤不仁。"本病以局部肢体、肌肉、肌肤麻木为特征，可伴有酸痛，甚至出现运动、感觉异常。

（2）病理因素责之风湿、痰、瘀、虚

风湿外邪客于肢体肌肤经络，痹阻营卫，发为麻木；脏腑功能失调，痰瘀内生，或外伤络瘀，或久病入络，痰瘀痹阻，发为麻木；气虚失运，血虚不荣，肢体肌肤失于温煦濡养，发为麻木。可见，麻木病理因素主要为风湿、痰瘀和气血的亏虚。

（3）病理性质初期属实，久则虚实夹杂或以正虚为主

疾病初期多在肌肤、腠理、分肉之间，病位浅，病情轻，以风湿、痰瘀等邪实痹阻为主。久则由络入经，由气及血，气血亏虚，顽痰死血痹阻经脉，而以虚实夹杂或正虚为主；可因肌肤失养，发为肌萎。

（4）基本病机为经络荣卫不通，气血失和，脉络痹阻

麻木可由邪气阻滞经络所致；也可由气血亏虚，筋脉失养所致。基本病机总属经络不通，气血失和，脉络痹阻，而以气血亏虚为本，风湿痹阻、痰瘀阻络为标。

【辨证辨病治疗】

1. 辨证思路

（1）辨麻、木之不同

麻、木虽并为一证，但两者有程度轻重之不同。麻为感觉异常，其病为轻；木属感觉障碍，其病为重。故有"麻为木之渐，木为麻之甚"之说。在病机方面亦有区别：麻多属气病，以气虚为本，风痰为标；木多为气病及血，且多夹湿痰死血。

（2）辨病理因素

风湿等外邪引起者，伴有重着酸楚或疼痛；内伤湿痰阻滞者，可见局部肿胀或浮肿，关节活动不利；瘀血内阻者，可见麻木固定不移，局部皮肤紫暗；气血不足引起者，多在劳累后加重，经按摩或热敷可暂时缓解；肝肾阴亏者，多伴有筋惕肉瞤、手足震颤。麻木在上肢者，多为风湿或气虚夹痰，在下肢者以寒湿或湿热为主。

2. 治疗原则

（1）基本治则为宣痹通络

麻木基本病机为经络不通，气血失和，脉络痹阻，故治疗以宣痹通络为原则。临床要根据标本虚实、缓急轻重施治，益气养血顾其本，祛风除湿、化痰祛瘀治其标。

（2）根据病变部位使用引经药物

麻木以局部为主者，常随症加入引经药使药效直达病所。如头面麻木用白附子、白芷；上肢麻木用桂枝、羌活、葛根、桑枝；下肢麻木用川牛膝、防己、独活。

（3）病证结合辨治

① 颈腰椎病、吉兰－巴雷综合征发作期、风湿免疫疾病引起的麻木从风湿痹阻论治：病由外感风湿邪气，侵犯肌表，气血运行不畅，肌肤不得温煦，发为麻木，可见肢体关节疼痛肿胀、酸楚沉重、屈伸不利等。以风湿痹阻经络为主要病机，治以祛风胜湿、通经活络法。

② 脑血管和周围血管疾病引起的麻木多从营卫不和、风邪入络论治：年老体弱，久病体虚，卫外失固，营血虚滞，风邪乘虚外袭，气血循行涩缓，营卫不畅，肌肤肢体失养而致麻木。以营卫不和，脉络空虚，风邪入络，气血瘀滞为主要病机，治以调和营卫、祛风通络法。

③ 颈腰椎病、腕管综合征引起的麻木从肝肾气血亏虚、风痰瘀阻论治：劳逸失当，日久耗损，肝肾亏虚，气血不足，令风湿入侵，或痰瘀内生，痹阻经络肌肤发为麻木。益气养血、补益肝肾治其本，祛风化痰通络治其标。

④ 吉兰－巴雷综合征恢复期，以及内分泌及营养代谢紊乱、药物中毒、肿瘤外伤等引起的麻木多从气血亏虚论治：常病久病，病后继发，气血亏虚，经络不荣，肌肤肢体失养。以气虚失运，血虚失濡，无以充养为主要病机，治以益气补血通络为主。

3. 分型治疗

（1）外感风湿证（见于颈腰椎病、吉兰－巴雷综合征、风湿免疫疾病引起的麻木）

证候：肌肤麻木不仁，不知寒热，伴有重着酸楚，甚或伴局部疼痛，活动不利；胸闷纳呆，小便不利，大便或溏。舌质淡，苔薄白或白腻，脉浮缓或濡。

治法：祛风胜湿，通经活络。

代表方：蠲痹汤加减。本方祛风除湿，蠲痹止痛，用于风湿客居肢体所致的麻木痹痛。

常用药物：羌活、独活、片姜黄、防风祛风除湿；海风藤、桑枝祛风除湿通络；当归、川芎养血活血通经。

临证加减：麻木伴肢体清冷，加制附子、细辛、桂枝温阳通经；肢体肿胀，加木防己、萆薢、五加皮、苍术除湿通络；风湿蕴热，局部焮热红肿，加黄柏、薏苡仁、忍冬藤清热利湿；颈项僵强疼痛，加葛根；腰腿酸痛，加杜仲、桑寄生、川牛膝。

（2）风痰瘀阻证（见于中风后遗症、末梢神经炎、腕管综合征引起的麻木）

证候：肢体麻木不仁，病位固定不移，入夜尤甚，或见肌肤紫暗、肿胀，不知痛痒，掐之不觉。面色晦暗，形体肥胖，口吐痰涎。舌质暗或有瘀点、瘀斑，苔白滑腻，脉沉涩或弦滑。

治法：化痰行瘀，祛风通络。

代表方：双和散加减。本方化痰祛瘀，宣痹通络，用于痰瘀阻滞经脉，肌肤麻木不仁者。

常用药物：桃仁、红花、当归、川芎、赤芍活血化瘀；南星、半夏、白芥子化痰散结；天麻、桂枝、豨莶草、鸡血藤、路路通宣痹通络；全蝎、炙僵蚕、蜈蚣、地龙、乌梢蛇搜风祛痰剔络。

临证加减：瘀阻明显者，加莪术、三棱、三七破血祛瘀；痰浊较盛者，加苍术燥湿化痰；头面麻木，加白附子、天麻；上肢麻木，加桂枝；下肢麻木，加川牛膝。

（3）气虚络瘀证（见于脑血管病、周围血管病等引起的麻木）

证候：手足肢体麻木，软弱无力，或伴口眼㖞斜；面色无华，神疲困倦，少气懒言，自汗。舌质淡紫或有瘀斑，苔薄白，脉细涩或细弱。

代表方：补阳还五汤、黄芪桂枝五物汤加减。前方益气活血，化瘀通络，适用于气虚血瘀络阻证；后方益气温经，和血通痹，主治肌肤麻木疼痛不仁。

常用药物：重用黄芪补气以养血行血；桃仁、红花、当归、赤芍、川芎养血活血，化瘀通经；地龙、僵蚕、蜈蚣、川牛膝通经活络。

临证加减：虚体感邪，恶风畏寒自汗，加生黄芪、白术益气固表；肢体清冷，加桂枝、肉桂、细辛。

（4）肝肾亏虚证（见于颈腰椎病、中风后遗症等引起的麻木）

证候：肢体手足麻木，或局限于一侧，甚则筋惕肉瞤，手足震颤，肌肉萎缩，肢体拘急；头晕耳鸣，两目干涩，口干，失眠，健忘，腰膝酸软。舌红，苔少，脉弦细数。

治法：滋补肝肾，祛风通络。

代表方：独活寄生汤加减。本方补益肝肾，益气养血，祛风除湿，用于肝肾亏虚，气血不足，风湿痹阻证。

常用药物：独活、防风、秦艽祛风除湿；山萸肉、桑寄生、杜仲、牛膝补益肝肾，强壮筋骨；当归、川芎、白芍、地黄养血和血；党参、茯苓、甘草健脾益气。

临证加减：阴虚风动，肢体震颤，头晕眼花，用大定风珠或三甲复脉汤加减；顽麻不已，加全蝎、僵蚕、蜈蚣、白花蛇搜风剔络。

（5）气血亏虚证（见于营养代谢障碍等引起的麻木）

证候：肢体麻木无力，如有虫行，或有肌肉痿软，甚则关节拘急不利；短气乏力，神倦懒言，面白无华，爪甲不荣，头晕目眩。舌质淡，苔薄白，脉细弱无力。

治法：益气补血通络法。

代表方：人参养荣汤加减。用于气血不足，心脾两虚，肢体肌肤失养之麻木。

常用药物：党参、炙黄芪、白术、当归、熟地黄、白芍益气养血；鸡血藤、川芎、丹参养血活血通络。

临证加减：肢体末端麻木不温，颜色苍白，加制附子、桂枝、细辛温经散寒；活动后麻木加重，肌肤不荣，加阿胶、石楠藤、天仙藤补血通络。

4. 常用中成药

（1）小活络丹

功能与主治：祛风除湿，化痰通络，活血止痛。用于风寒湿痹阻的麻木。

用法与用量：口服。每次 1 丸，每日 2 次，用陈酒或温开水送服。

（2）中风回春片

功能与主治：活血化瘀，通经活络。用于气血阻滞，肢体麻木者。

用法与用量：口服。每次 4 ～ 6，每日 3 次。

（3）二十五味珊瑚胶囊

功能与主治：开窍、通络、止痛。用于神志不清，身体麻木，头昏目眩，头痛，癫痫，以及各种神经性头痛。

用法与用量：口服。每次 2 粒，每日 1 次。

【预后转归】

麻木的预后与邪气的盛衰、体质的强弱、诊治是否准确及时密切相关。一般而言，身体强壮，感邪较轻，早期诊断，及时治疗者，预后多良好；素体虚弱，感邪较重，失治或误治，久治不愈，反复发作者预后多较差。麻木初起多为实证，久则损耗正气，由实转虚或虚实夹杂，由感觉障碍或异常转为感觉消失，病情继续进展，则由麻木转为痹证；渐则肢体瘦削，痿废不用，转为痿证，甚则瘫痪，危及生命。

中风后遗症、腕管综合征等引起的麻木难以速愈，需长期综合治疗；颈腰椎病引起的麻木祛除病因后较易治愈；周围血管病病情严重者，可导致管腔闭塞和血栓形成，重症病例可有溃疡或坏疽；周围神经病持久难愈者，可出现肌肉萎缩；风湿免疫病病程迁延难愈，最终导致关节结构被破坏、畸形和功能丧失。

【预防调护】

注意锻炼身体，参加体育活动，以增强体质，防外邪侵袭。饮食有节，少食肥甘厚味及辛辣之品，戒除烟酒等不良嗜好。保持心情舒畅，避免不良精神刺激，注意保暖防潮。麻木患者多有感觉减退，日常生活要防止烧伤、烫伤。对肢体进行主动或被动活动，加强功能锻炼，进行针灸、推拿、按摩、热水或药物熏洗，促进局部血液循环，防止痿证发生。

颈腰椎病应注意局部保暖，劳逸适度，结合牵引、针刺治疗；周围神经病患者应合理膳食，适度运动；风湿免疫病应及早诊治，延缓病情进展，减少残疾发生。

【临证体会】

1. 治麻从气虚，治木从顽痰死血

麻木病机虽总属气血不足，邪气痹阻，但有所侧重。《丹溪心法》说："手足麻者，属气虚；手足木者，有湿痰死血。"张璐《张氏医通》曰："麻则属痰属虚，木则全属湿痰死血，一块不知痛痒，若木然是也。"临床治麻侧重益气助运法，治木侧重除湿化痰破血法。

2. 通经活络藤类药的应用

麻木的病位主要在肢体、经脉，治疗麻木尤应注重疏利血脉、通经活络。临证常在辨证论治基础上根据病情、病位、药性选用藤类药通经活络。如鸡血藤、石楠藤补血通络，青风藤、海风藤、络石藤祛风除湿通络，忍冬藤清热通络，天仙藤祛湿消肿通络等。

3. 重视活血化瘀药和虫类药的使用

麻木病在肢体经络，基本病机为脉络痹阻，即使临床无明显瘀血征象，亦应重视活血化瘀药的应用，轻者和血活血，重则活血破瘀。如朱丹溪所言："治风之法，初得之，即当顺气，及日久，即当活血，此万古不易之至理。"

风痰瘀胶结，麻木经久不愈，草木之品味轻力薄，难以取效，非虫蚁飞走之虫类药而难以深透病根。正如叶天士所言："邪正混处其间，草木不能见效，当以虫蚁疏通经络。"故常用僵蚕、全蝎、蜈蚣、地龙等虫类药，深入隧络，攻剔痼结之痰瘀。虫类药其性多燥，或有小毒，使用时掌握"邪去而不伤正，效捷而不猛悍"的原则，缓缓图之。

【验案介绍】

1. 侯某，女，63 岁。初诊日期：2008 年 4 月 26 日。

双下肢麻木两个多月，从左侧足背渐向两下肢麻木，针刺样不适，头昏身倦，失眠。舌暗红，苔薄，脉小弦滑。辨证为气血亏虚，痰瘀阻络。治宜益气养血，化痰祛瘀通络。

处方：黄芪 30g，白芍 15g，赤芍 15g，当归 10g，鸡血藤 15g，路路通 10g，天麻 10g，炙全蝎 4g，炙僵蚕 10g，制南星 10g，川牛膝 15g，葛根 30g，夜交藤 30g，酸枣仁 30g。水煎服，每日 1 剂，7 剂。

二诊（5 月 2 日）：肢体麻木、头昏、失眠均减轻，但周身肌肉时有针刺感，面部有蚁行感。上方加蜈蚣 2 条，其后麻木针刺感逐渐减轻。上方随症加减调治两个多月，肢麻、针刺感消失。

按：患者为老年女性，气血虚弱，痰瘀阻络，肌肤经脉失养而发生麻木。方以黄芪、白芍、当归益气养血，天麻、南星、僵蚕化痰，赤芍、川牛膝祛瘀，全蝎、僵蚕、蜈蚣虫类药通经活络，夜交藤养心安神通络，鸡血藤配伍路路通既能活血又能补血，尚兼通络之功。诸药合用，益气养血，祛邪通络，麻木乃愈。

——李建香，过伟峰. 益气养血、化痰祛瘀通络法治疗麻木［J］. 中国中医基础医学杂志，2010，16（4）：328-329.

2. 尚某，女，65 岁。初诊日期：1981 年 5 月 16 日。

左侧上肢麻木 2 个月，下肢发胀，头昏，口干，舌质红，脉细。辨证为肝肾素虚，阴血不足，内风入络。治以养血活血，祛风通络。

处方：当归 10g，白芍 12g，生地黄 15g，鸡血藤 10g，天仙藤 10g，豨莶草 15g，桑枝 12g，桑寄生 12g，炙僵蚕 10g，地龙 5g，红花 5g，阿胶 10g(烊冲)，炙全蝎 3g。14 剂。

二诊（6 月 13 日）：左侧肢体麻木显著改善，转为局限性短暂阵发，舌质红，脉小弦。治宜养血祛风通络，上方加乌梢蛇 10g。

三诊（6 月 27 日）：左侧肢体麻木续有减轻，舌苔少，中空质红。守原法再进。

处方：当归 10g，白芍 12g，川芎 5g，生地黄 10g，熟地黄 10g，阿胶 10g（烊冲），豨莶草 15g，炙僵蚕 10g，炮山甲 5g（先煎），广地龙 10g，乌梢蛇 10g，鸡血藤 10g，红花 10g。14 剂。另：决明子 30g 泡茶。

四诊（7 月 11 日）：左侧肢体麻木减而不尽，脘宇有闷塞感，口干，苔薄，中空质红。治宜养血祛风通络。上方乌梢蛇改白花蛇 6g，加瓜蒌皮 12g。30 剂。

五诊（8 月 22 日）：肢体麻木未再发作，舌苔中空好转，脉小弦。守原方再进以资巩固。

按： 本案患者为老年女性，以肢麻为主症，伴有头昏、口干、舌红、脉细。分析其病机，关键在于肝肾亏虚，阴血不足，血虚生风。治疗以滋补肝肾阴血为主，辅以搜风通络之品。选方以桃红四物汤为主养血活血，加入桑寄生以补肝肾，鸡血藤、天仙藤、桑枝等藤类药引经入络，祛风活血通络。全蝎、僵蚕、地龙、乌梢蛇等虫类药以搜风通络，诸药合用，以达滋养阴血、搜风通络、濡养筋脉之功。

——周仲瑛，薛博瑜．周仲瑛实用中医内科学［M］．北京：中国中医药出版社，2012.

第十二章　痿证

【概说】

痿证是肢体筋脉弛缓，手足软弱无力，不能随意运动，或伴有肌肉萎缩的一种病证。痿，同萎，犹如草木枯萎不荣。临床以下肢痿弱为常见，亦称"痿躄"。

痿证常见于神经系统和肌肉损害引起的肢体弛缓性瘫痪，重症肌无力、多发性肌炎、周期性瘫痪、多发性硬化、视神经脊髓炎、运动神经元病、多系统萎缩、急性脊髓炎、脊髓亚急性联合变性、吉兰－巴雷综合征等以痿证为主要表现者可参考本章论治。

【痿证常见疾病概述】

人体完成精细而协调的复杂运动，需要上运动神经元、下运动神经元、锥体外系统和小脑系统相互配合。下运动神经元是冲动到达骨骼肌的唯一通路，其功能是将冲动组合起来，通过周围神经传递至运动终板，引起肌肉收缩。痿证的发生与下运动神经元关系密切。下运动神经元损伤产生的弛缓性瘫痪，主要由脊髓前角的运动神经元及其轴突组成的前根、神经丛及周围神经受损所致。脑干运动神经核及其轴突组成的脑神经运动纤维损伤也可引起弛缓性瘫痪。下运动神经元瘫痪表现为受损的下运动神经元支配的肌肉肌力减退，肌张力减低或消失，肌肉松弛，腱反射减弱或消失，肌肉萎缩。

痿证涉及神经科、骨伤科等专科，神经－肌肉接头和肌肉疾病、中枢神经系统脱髓鞘疾病、神经系统变性疾病、脊髓疾病、周围神经病均可引起弛缓性瘫痪。

1. 神经－肌肉接头和肌肉疾病

（1）重症肌无力

这是一种神经－肌肉接头传递功能障碍的获得性自身免疫性疾病。主要由于神经－肌肉接头突触后膜上乙酰胆碱受体抗体（AChR）受损引起。临床主要表现为部分或全身骨骼肌无力和极易疲劳，早期可单独出现眼外肌及咽部肌无力，常从一组肌无力开始累及其他肌群，直至全身骨骼肌。活动后症状加重，休息后好转，呈波动性和晨轻暮重的特点。新斯的明试验阳性，重复神经电刺激提示波幅递减，AChR 滴度增高，可明确诊断。

药物治疗选用胆碱酯酶抑制剂溴吡斯的明以改善症状，糖皮质激素抑制自身免疫反应，减少 AChR 生成。一般预后良好，但危象的死亡率较高，呼吸肌受累是本病致死的直接原因。

（2）周期性瘫痪

这是以反复发作的骨骼肌弛缓性瘫痪为特征的一组肌病，与钾代谢异常有关。发作时，肌无力可持续数小时或数周；发作间歇期，肌力正常。根据发作时血清钾的浓度，本病可分为低钾型、高钾型、正常钾型三类，以低钾型为多见。低钾型周期性瘫痪呈周期发作性肢体近端弛缓性瘫痪，补钾后好转。

低钾型周期性瘫痪口服或鼻饲氯化钾。呼吸肌麻痹者应及时给予吸痰、给氧。

（3）多发性肌炎

这是一组多种病因引起的弥漫性骨骼肌炎症性疾病。病理表现为骨骼肌纤维变性、坏死及淋巴细胞浸润。临床表现为急性或亚急性起病，对称性四肢近端和颈咽部肌肉无力，全身肌肉压痛。血清酶升高，血沉加快，肌电图呈肌源性损害。

急性期用糖皮质激素冲击治疗，免疫球蛋白及免疫抑制剂调节免疫功能。多数患者预后较好，少数呈慢性过程，甚至长达 10 余年未愈。

2. 中枢神经系统脱髓鞘疾病

（1）多发性硬化

这是一种以中枢神经系统白质炎性脱髓鞘为主要病理特点的自身免疫疾病，发病机制可能与病毒感染、自身免疫、遗传等多种因素有关。多于 20～40 岁起病，女性多于男性，常累及的部位为脑室周围白质、视神经、脊髓、脑干和小脑。临床表现为视力障碍、肢体无力、感觉异常、共济失调、自主神经功能障碍、精神症状和认知功能障碍。本病具有病变部位多发，病程呈反复"缓解—复发"的特点，严重者可复发 10 余次，每次复发都残留部分体征和症状，逐渐累积导致病情加重。

本病目前尚无有效的根治措施，免疫干预治疗可抑制病情进展，晚期对症治疗和支持治疗。大多数患者预后较好，可存活 20～30 年。恶性型可于起病后短时间内病情恶化，导致死亡。

（2）视神经脊髓炎

这是一种累及视神经和脊髓的中枢神经系统炎性脱髓鞘疾病，发病机制与感染、自身免疫反应有关。平均发病年龄为 40 岁，呈急性或亚急性起病，以视神经和脊髓同时或相继受累为主要特征。视神经炎起病急，进展快，视力下降可至失明，伴眶内疼痛。脊髓炎表现为双下肢瘫痪、感觉障碍和尿潴留。大多数患者呈现反复发作病程。

本病的治疗包括急性发作期治疗、缓解期治疗和对症治疗。急性发作期首选大剂量甲泼尼龙冲击，能快速缓解病情。对激素冲击疗法反应差者，血浆置换疗法可能有效。无血浆置换条件者，静滴免疫球蛋白可能有效。缓解期治疗主要通过抑制免疫反应以降低复发率，延缓残疾累积，一线药物有硫唑嘌呤联用泼尼松，二线药物有环磷酰胺等。多数患者复发率高，导致全盲或截瘫等严重残疾，部分患者死于呼吸衰竭。

3. 神经系统变性疾病

（1）运动神经元病

这是一种病因未明的选择性侵犯脊髓前角细胞、脑干后组运动神经元、皮质锥体细胞及锥体束的慢性进行性神经变性疾病。发病与遗传、氧化应激、兴奋性氨基酸毒性、神经营养因子缺乏等有关，病理特征是运动神经元选择性丢失。中年以后起病，慢性进展，以肌无力、肌萎缩和肌束震颤，伴腱反射亢进、病理征阳性等上下运动神经元同时受损为主要表现，而感觉和括约肌功能一般不受影响。临床分为肌萎缩侧索硬化、进行性肌萎缩、进行性延髓麻痹、原发性侧索硬化，以肌萎缩侧索硬化为常见。肌电图呈典型失神经支配改变。

本病的治疗包括抗兴奋性氨基酸毒性、营养神经、抗氧化、基因治疗、干细胞移植等。利鲁唑具有抑制谷氨酸释放的作用，能延缓病程，延长延髓麻痹患者的生存期。自由基清除剂依达拉奉在一定条件下可延缓疾病进程。本病呈高度恶性，病程持续进展，最终因呼吸肌麻痹死亡。

（2）多系统萎缩

这是一组原因不明，累及锥体外系、锥体系、小脑和自主神经系统等多部位的神经系统变性疾病。特征性病理标志物为少突胶质细胞包涵体。本病以 50～60 岁发病多见，缓慢起病，逐渐进展。临床表现为自主神经功能障碍、帕金森综合征和小脑性共济失调，也有少数以肌萎缩起病。自主神经功能障碍往往是首发和最常见症状，如尿失禁、男性勃起功能障碍、体位性低血压等。本病根据临床症状分为两个亚型：MSA-P 型，以帕金森综合征为主要表现；MSA-C 型，以小脑性共济失调为主要表现。

本病目前尚无特异性治疗方法，主要是针对帕金森综合征和自主神经障碍的对症治疗。左旋多巴仅对少数患者有效，体位性低血压首选非药物治疗，无效时可选用药物治疗，如米多君等。本病预后不良，自主神经系统损害越重，预后越差。

4.脊髓疾病

（1）急性脊髓炎

这是指各种感染后引起自身免疫反应所致的急性横贯性脊髓炎性病变。青壮年发病居多，发病前 1～2 周常有上呼吸道、胃肠道感染病史或疫苗接种史，常因受凉、劳累诱发。急性起病，起病时有低热，病变部位神经根痛，肢体麻木无力和病变节段有束带感。大多在数小时或数日内出现受累平面以下运动障碍、感觉缺失，以及膀胱、直肠括约肌功能障碍，以胸段脊髓炎最为常见。脑脊液检查符合急性脊髓炎改变。

本病的药物治疗，包括糖皮质激素大剂量冲击、大剂量免疫球蛋白调节免疫、抗生素抗感染、B 族维生素营养神经等。若无严重合并症，常在 3～6 个月基本恢复生活自理能力，累及脊髓节段长者预后较差，上升性脊髓炎可在短期内死于呼吸循环衰竭。

（2）脊髓亚急性联合变性

这是由于维生素 B_{12} 缺乏所导致的神经系统变性疾病，病变主要累及脊髓后索、侧索及周围神经。本病多在中年以后起病，缓慢进展，临床表现为双下肢无力、深感觉缺失、感觉性共济失调、步履不稳、踩棉花感，四肢末端感觉异常，双下肢不完全痉挛性瘫，常伴有贫血临床征象。

尽早使用大剂量维生素 B_{12} 治疗，贫血患者加服铁剂和叶酸以辅助治疗，发病 3 个月内积极治疗可完全恢复。若充分治疗 6 个月至 1 年仍有神经功能障碍，则难以恢复。

5.周围神经病——吉兰－巴雷综合征

本病又称"急性炎症性脱髓鞘性多发性神经病"，是一种自身免疫介导的周围神经病，主要损害多数脊神经根和周围神经，也常累及脑神经。急性起病，症状多在 2 周左右达到高峰，常有脑脊液蛋白 – 细胞分离现象，多呈单时相自限性病程。首发症状为肢体对称性弛缓性肌无力，由双下肢开始逐渐累及躯干肌、肋间肌，导致呼吸麻痹、四肢腱反射减弱；多有肢体感觉异常，如烧灼感、麻木、刺痛和不适感等，可先于运动症状或与其同时出现。

本病的一般治疗包括抗感染、营养支持、对症治疗和并发症防治。应用 B 族维生素等神经营养剂、静脉注射免疫球蛋白和血浆交换治疗有效。病情稳定后，应早期进行神经功能康复锻炼。本病具有自限性，预后较好。瘫痪多在 3 周后开始恢复，多数患者 2 个月至 1 年内恢复正常，约 10% 的患者有较严重后遗症。

【病因病机】

外感温热邪毒或湿热浸淫，内伤饮食毒物、久病劳役及跌打损伤等，均可使五脏受损，精津不足，气血亏耗，肌肉筋脉失养，发为痿证。

1. 病因

（1）感受温毒

温热毒邪内侵，或病后余邪未尽，低热不解，或温病高热持续不退，皆令内热燔灼，伤津耗气，肺热叶焦，津伤失布，不能润泽五脏，五体失养而痿弱不用。

（2）湿热浸淫

久处湿地或涉水冒雨，感受外湿，或郁遏生热，导致湿热相蒸，浸淫筋脉，气血运行不畅，筋脉失于滋养而成痿。正如《素问·痿论》所言："有渐于湿，以水为事，若有所留，居处相湿，肌肉濡渍，痹而不仁，发为肉痿。"

（3）饮食、毒物所伤

脾胃虚弱，不能运化，聚湿成痰，痰湿客于经脉；或饮食不节，过食肥甘，嗜酒辛辣，损伤脾胃，湿热内生，浸淫筋脉，均可致痿。此外，服用或接触毒性药物，损伤气血经脉，经气运行不利，脉道失畅，亦可致痿。

（4）久病劳役

先天不足，或久病体虚，或劳役太过，损伤脾胃，气血化生乏源；或伤及肝肾，耗损阴精，筋脉失于濡养而肢体肌肉痿软不用。

（5）跌仆瘀阻

跌打损伤，瘀血阻络，新血不生，经气运行不利，气血瘀阻不畅，脉道不利，四肢失其濡润滋养。

2. 病机

（1）病位在筋脉肌肉，病变脏器关系到肺、脾（胃）、肝、肾，尤以肝、肾为主

各种致病因素均可导致筋脉肌肉失于濡养，发为痿证。病位在筋脉肌肉，但其根本在五脏虚损。肺主皮毛，脾主肌肉，肝主筋，肾主骨，痿证缘由津液、气血、精髓亏虚，不能濡养筋脉肌肉所致，而津液、气血、精髓有赖于脾（胃）、肺、肝、肾的化生、布散、

藏收，相互协调为用，其中尤以肝肾为重点。因肝肾主藏精血，痿证病延日久，必然损及肝肾，耗伤精血，令肌肉、筋骨失养。

（2）病初以实证多见，久则虚多实少

一般而言，本病以热证、虚证为多，虚实夹杂者亦不少见。温邪、湿热致痿者，病初阴津耗伤不甚，邪热偏重，故多属实；久延肺胃津伤，肝肾阴血耗损，则由实转虚，或虚实夹杂。内伤致病，脾胃虚弱，肝肾亏损，病久不已，气血阴精亏耗，则以虚证为主，但可夹湿、夹热、夹痰、夹瘀，表现本虚标实之候，临床常呈现因实致虚、因虚致实和虚实错杂的复杂病机。

（3）基本病机为津液精血亏耗，筋脉失养，弛缓不收

津液精血能濡养肌肉，濡润筋脉，营养五脏，灌溉四肢百骸。若因诸多因素致使津液、气血、精髓亏耗，肌肉筋脉失于濡养，终致弛缓不收，肢体痿软无力。

【辨证辨病治疗】

1. 辨证思路

（1）辨脏腑病位

痿证初起发热，咳嗽，咽痛，或在热病之后出现肢体软弱不用者，病位多在肺；四肢痿软无力，神疲肢倦，纳呆便溏，下肢微肿，病位多在脾胃；久病下肢痿软无力明显，甚则不能站立，腰膝酸软，头晕耳鸣，遗精阳痿，月经不调，病位多在肝肾。

（2）辨标本虚实

痿证以虚为本，或本虚标实。感受温热毒邪或湿热浸淫者，多急性发病，病情进展快，属实证；热邪最易耗津伤正，故疾病早期常见虚实错杂。内伤积损，久病不愈，多属虚证，但又常兼夹郁热、湿热、痰浊、瘀血，虚中有实。

2. 治疗原则

（1）基本治则为补虚泻实

实证以祛邪和络为主。肺热津伤者，治予清热润燥；湿热浸淫者，治予清热利湿。虚证以扶正补虚为主。脾胃虚弱者，治予健脾益气；肝肾亏虚者，治予滋养肝肾。虚实兼杂，宜分别主次兼顾调治，夹瘀、夹痰者，酌配祛瘀、化痰、通络之剂。

（2）治痿独取阳明

阳明指胃，意即治疗痿证当重视调治脾胃。阳明为五脏六腑之海，主润宗筋，宗筋主束骨而利机关。津液、精血来源于脾胃。若脾胃运化不健，化源匮乏，筋脉失其濡养，则为痿躄。治疗当从补益脾胃着眼：胃津不足者，宜益胃养阴；脾胃气虚者，宜健脾益气。

（3）病证结合辨治

① 炎症性痿证从肺热津伤论治：炎症相关性痿证主要见于视神经脊髓炎、急性脊髓炎、吉兰 - 巴雷综合征、多发性肌炎等，这类疾病的共同特点是发病前有感染史，起病较急，迅速出现肢体软弱无力；常伴有心烦口渴，咳呛少痰，咽干不利，尿黄等症状。以肺燥伤津，筋脉失养为基本病机。治以清肺润燥，养阴生津。

② 亚急性起病的吉兰－巴雷综合征、多发性肌炎、多发性硬化、视神经脊髓炎从湿热论治：此类疾病的共同特点是发病前有感染史，呈亚急性起病，逐渐出现肢体困重，痿软无力，尤以下肢或两足痿弱为甚；兼见微肿，手足麻木，足胫蒸热；或有全身发热，胸脘痞闷，小便赤涩热痛等症状。以湿热浸淫，壅遏经脉，营卫受阻为基本病机。治拟清热利湿，通利经脉。

③ 脊髓亚急性联合变性、神经－肌肉接头和肌肉疾病从脾胃虚弱论治：脊髓亚急性联合变性是由于维生素 B_{12} 缺乏导致的神经系统变性，常伴有恶性贫血。脾胃虚弱，生化乏源而气虚血少，脾主肌肉，故重症肌无力、周期性瘫痪、多发性肌炎等肌肉疾病引起的痿证与脾胃虚弱密切相关。临床表现为肢体软弱无力逐渐加重，肌肉萎缩，神疲肢倦，少气懒言，纳呆便溏，萎黄无华等。以脾虚不健，生化乏源，气血亏虚，筋脉失养为主要病机。治拟补中益气，健脾升清法。

④ 多发性硬化、视神经脊髓炎、运动神经元病、多系统萎缩从肝肾亏损论治：此类疾病存在遗传易感性，病程较长，病情重，预后差。起病缓慢，渐见肢体痿软无力，尤以下肢明显，腰膝酸软，不能久立，甚至步履全废，腿胫大肉渐脱，或伴有眩晕耳鸣，舌咽干燥等症状。以肝肾亏损，阴精不足，筋脉失养为主要病机。治拟补益肝肾，滋阴清热法。

⑤ 复发型多发性硬化、视神经脊髓炎从脉络瘀阻论治：此类疾病的病程呈反复缓解－复发的特点，每次复发后病情累积加重，预后较差。久病入络，瘀血既是病理产物，亦是导致复发加重的重要因素。瘀血阻络，新血不生，经气运行不利，导致肌肉无力、萎缩等。临床表现为久病体虚，四肢痿弱，肌肉瘦削，手足麻木不仁，四肢青筋显露。以气虚血瘀，阻滞经络为主要病机。治拟益气养营，活血行瘀法。

3. 分型治疗

（1）肺热津伤证（多见于视神经脊髓炎、急性脊髓炎、吉兰－巴雷综合征、多发性肌炎）

证候：病起发热，热后突然出现肢体软弱无力，肌肉瘦削；皮肤干燥，心烦，口渴，咳呛少痰，咽干不利，小便黄赤或热痛，大便干燥。舌质红，舌苔薄黄，脉细数。

治法：清热润燥，养阴生津。

代表方：清燥救肺汤加减。用于温燥伤肺，气阴两伤之痿证。

常用药物：北沙参、西洋参、麦冬、生甘草生津养阴；阿胶、胡麻仁养阴血以润燥；生石膏、桑叶、杏仁、枇杷叶清热宣肺。

临证加减：身热未退，或高热，口渴有汗，重用生石膏，加金银花、连翘、知母以清解气分，解毒祛邪；咳嗽痰多，加瓜蒌皮、桑白皮、浙贝母宣肺清热化痰；咳呛少痰，咽喉干燥，加玄参、天花粉、芦根润肺清热；身热已退，食欲减退，口干咽干，加石斛、玄参、炒麦芽、炒谷芽养阴和胃。

（2）湿热浸淫证（多见于亚急性起病的吉兰－巴雷综合征、多发性肌炎、多发性硬化、视神经脊髓炎）

证候：肢体困重，痿软无力，尤以下肢或两足痿弱为甚；兼见微肿，手足麻木，足胫蒸热；身热，胸脘痞闷，小便赤涩热痛。舌质红，舌苔黄腻，脉濡数或滑数。

治法：清热利湿，通利经脉。

代表方：加味二妙丸加减。用于湿热内盛，筋脉壅滞之痿证。

常用药物：苍术、黄柏清热燥湿；萆薢、防己、薏苡仁渗湿分利；蚕沙、木瓜、牛膝利湿通络；龟甲滋阴壮骨。

临证加减：湿邪偏盛，胸脘痞闷，肢重且肿，加半夏、茯苓、枳壳、陈皮理气化湿；夏令季节，加藿香、佩兰芳香化浊，运脾祛湿；热邪偏盛，身热肢重，小便赤涩热痛，加忍冬藤、连翘、蒲公英、土茯苓清热解毒利湿；湿热伤阴，两足焮热，心烦口干，舌苔中剥，去苍术，重用龟甲，加玄参、生地黄。

（3）脾胃虚弱证（多见于脊髓亚急性联合变性、重症肌无力、周期性瘫痪、多发性肌炎）

证候：肢体软弱无力，肌肉萎缩；神疲肢倦，少气懒言，纳呆，便溏，面色㿠白或萎黄无华，面浮。舌质淡，舌苔薄白，脉细弱。

治法：补中益气，健脾升清。

代表方：参苓白术散合补中益气汤加减。前方适用于脾虚失运，气血化源不足之痿证；后方适用于中气不足，清阳不升之痿证。

常用药物：党参、白术、山药、甘草、大枣补脾益气；黄芪、当归益气养血；薏苡仁、茯苓、砂仁、陈皮健脾和胃，理气化湿；升麻、柴胡升举清阳。

临证加减：兼夹食积者，加谷芽、麦芽、山楂、神曲健脾和胃消食；气血虚甚，加人参、阿胶；肥人痰多或脾虚湿盛，可用香砂六君子汤加减。

（4）肝肾亏损证（多见于多发性硬化、视神经脊髓炎、运动神经元病、多系统萎缩）

证候：肢体痿软无力，尤以下肢明显，腰膝酸软，不能久立，甚至步履全废，腿胫大肉渐脱；眩晕耳鸣，舌咽干燥，遗精或遗尿，妇女月经不调。舌红少苔，脉细数。

治法：补益肝肾，滋阴清热。

代表方：虎潜丸加减。用于肝肾亏损，阴虚内热之痿证。

常用药物：虎骨（用狗骨代）、怀牛膝壮筋骨，利关节；熟地黄、龟甲、知母、黄柏填精补髓，滋阴清热；锁阳温肾益精；当归、白芍养血柔肝；干姜、陈皮温中理气和胃，既防苦寒败胃，又使滋而不腻。

临证加减：病久阴损及阳，阴阳两虚，兼有神疲、怯寒怕冷、尿频而清，去黄柏、知母，加淫羊藿、鹿角霜、紫河车、制附子、肉桂；面色无华或萎黄，头昏心悸，加炙黄芪、党参、首乌、龙眼肉、当归补气养血；腰脊酸软，加杜仲、续断、补骨脂、狗脊补肾壮腰；热甚，去锁阳、干姜，用知柏地黄丸加减；遗精遗尿者，加金樱子、桑螵蛸、覆盆子缩尿止遗。

（5）脉络瘀阻证（多见于复发型多发性硬化、视神经脊髓炎）

证候：久病体虚，四肢痿弱，肌肉瘦削；手足麻木不仁，四肢青筋显露，肌肤甲错。

舌痿伸缩不利，舌质暗淡或有瘀点瘀斑，脉细涩。

治法：益气养营，活血行瘀。

代表方：圣愈汤合补阳还五汤加减。前方适用于气血亏虚，血行滞涩，经脉失养之痿证；后方适用于气虚无力推动血行，经脉瘀阻之痿证。

常用药物：人参、黄芪益气；当归、川芎、熟地黄、白芍、赤芍养血和血；川牛膝、地龙、桃仁、红花、鸡血藤活血化瘀通脉。

临证加减：下肢痿软无力，加杜仲、补骨脂、桑寄生补肾壮骨；形体消瘦，手足痿弱，为瘀血久留，可用圣愈汤送服大黄䗪虫丸，补虚活血，以丸缓图。

4. 常用中成药

（1）虎潜丸

功能与主治：滋补肝肾，强壮筋骨。用于肝肾不足引起的痿证。

用法与用量：口服。每次6g，每日2次。

（2）三妙丸

功能与主治：燥湿清热。用于湿热下注所致的下肢痿弱无力，沉重或肢体痿废。

用法与用量：口服。每次6～9g，每日2～3次。

（3）河车大造丸

功能与主治：大补阴精气血，益肾补肺清热。用于虚损劳伤，筋骨痿软，咳嗽潮热，形体消瘦，腰膝酸软等症。

用法与用量：口服。水丸每次6g，蜜丸每次9g，每日2次。

【预后转归】

痿证是多种疾病的一种临床症状，其预后转归需结合具体疾病进行评判。急性脊髓炎、吉兰－巴雷综合征、多发性肌炎、视神经脊髓炎常因感受外邪所致，发病急，西医采用糖皮质激素冲击及免疫调节治疗，中医用清热润燥、养阴生津法治疗。亚急性起病者用清热利湿、通利经脉法治疗，多可在短时间内控制病情，预后较好。脊髓亚急性联合变性、重症肌无力、周期性瘫痪，经健脾补中益气治疗后，气血充足，肢体痿弱无力亦可改善。多发性硬化、视神经脊髓炎、运动神经元病、多系统萎缩，经补益肝肾、滋阴清热治疗，临床症状能有一定程度的改善，但相对病情重，预后差，常出现脾肾精气虚败危症，可见舌体瘫软、呼吸和吞咽困难等凶险之候。复发型多发性硬化、视神经脊髓炎病程常反复、迁延难治，久病入络，预后欠佳。

【预防调护】

避居湿地，防御外邪侵袭。痿证的发生常与居住湿地，感受温热湿邪有关。因此，应避居湿地，保持居住环境的干燥；若为水中作业或冒雨涉水，应及时更换湿衣，并饮服姜茶，祛寒湿，防御外邪侵袭；提倡适当锻炼，痿证患者常因肌肉无力影响肢体功能活动，坐卧少动，气血运行不畅，加重肌肉萎缩等症状，因此要鼓励患者适当锻炼。生活自理者，可打太极拳、做五禽戏；病情较重者，可经常用手轻轻拍打患肢，以促进肢体气血运行。由于患者肌肤麻木，知觉障碍，应避免冻伤或烫伤。注意饮食调养，宜清淡富有营养，忌油腻、辛辣。

病情危重，卧床不起，吞咽呛咳，呼吸困难者，要常翻身拍背，鼓励患者排痰，防止痰湿壅肺和发生褥疮。急性完全瘫痪者，应注意患肢保暖，并保持肢体在功能位，防止肢体挛缩和关节僵硬。

【临证体会】

1. 祛邪不可伤正，补益防止助邪

本病虚证居多，或虚实错杂，实证、寒证较少。补虚要分清气虚还是阴虚，气虚治阳明，阴虚补肝肾，但当防止甘温、滋腻恋邪助邪。湿热、痰湿为患，用苦寒、辛温燥湿药物时要注意护阴，祛邪勿伤正。

2. 滋养肝肾、益气升清复法治疗眼肌型重症肌无力

眼肌型重症肌无力是重症肌无力常见的临床类型，而且绝大部分患者的首发症状为眼肌无力，表现为眼睑下垂、复视、斜视等，属中医学"视歧""睑废"范畴。肝藏血，开窍于目；肾藏精，元气及阴血赖精气化生。若肝肾精血亏虚，则不能上注于目，目精失养，而视物昏花或视歧重影。脾主肌肉，脾气主升，若脾气虚弱，清阳不升，则睑肌不得清阳之充实而痿软，眼睑上抬无力。故本病的主要病机为精气两虚，即肝肾精血不足与脾气亏虚并存，宜采用滋养肝肾、健脾益气升清法治疗。

3. 应用血肉有情之品

痿证主要表现为筋骨痿软无力，与肝肾关系密切，临证治疗应重视补益肝肾。血肉有情之品具有填精益髓、滋阴养血、温补肝肾之功效，对于痿证阴阳虚损者具有重要使用价值，常用药如龟甲、紫河车、阿胶、鹿角等。但血肉有情之品多腥膻滋腻，易碍脾伤胃，留恋邪气，应合理运用。

【验案介绍】

1. 眼肌型重症肌无力案

患者，女，56岁。初诊日期：2011年2月12日。

半年前无明显诱因出现左眼上睑下垂，抬举无力，自觉睁眼疲劳，目珠发胀，闭目休息后减轻，晨轻暮重，无复视。新斯的明试验阳性，X线胸片检查未见胸腺病变。西医诊断为"重症肌无力（眼肌型）"，予口服溴吡斯的明60mg，每日3次。症状虽有缓解，但仍睁眼疲劳，睑裂变窄，停用或减量服用溴吡斯的明后更为明显。诊见左侧眼睑下垂，遇强光后明显；伴有疲劳乏力，餐后腹胀，小腿抽筋，腰酸腿软。舌暗淡，苔薄黄腻，脉小弦滑。中医诊断：睑废；证属肝肾阴虚，脾虚气弱，精血不足。治以滋肾养肝，健脾益气升清。

处方：黄芪30g，升麻15g，陈皮6g，黄精10g，生地黄10g，熟地黄15g，山萸肉

10g，何首乌 30g，枸杞子 10g，白芍 30g，木瓜 15g，炙甘草 10g。14 剂，每日 1 剂，水煎，早晚分服。

二诊（2 月 26 日）：眼睑下垂明显减轻，睁眼较前有力，小腿抽筋好转，但仍有左侧目珠发胀，时有头昏。守方加决明子 15g，石决明 30g（先煎）。继服 14 剂。

三诊（3 月 12 日）：眼睑无下垂，目珠不胀，双眼睑裂基本等宽，稍有头昏，舌脉同前。上方加钩藤 30g。继服 28 剂。

四诊（4 月 9 日）：溴吡斯的明用量减半后，控制未发。继以上方出入，调治半年后停用西药，随访未再复发。

按：脾主肌肉，患者眼睑下垂，睁眼乏力，提示脾气亏虚，清气不升，睑肌不得清阳充实而痿弱无力；餐后腹胀为脾虚失运，气机壅滞之象。而肝肾不足，精血亏虚，不能上奉睑肌也可导致睁眼无力。腰为肾之府，肾虚则腰酸腿软；阴虚不能涵阳，肝阳上亢则目珠发胀，头昏；阴虚筋脉失于濡养，虚风内动，则小腿抽筋；疲劳乏力为精气亏虚之征。据症分析，当属肝肾精血亏虚，脾虚清阳不升，故治以健脾益气升清，滋补肝肾精血。重用黄芪，与升麻相合，益气升清，升阳举陷；生地黄、熟地黄、山萸肉、何首乌、枸杞子、黄精补益肝肾，肾强则五脏皆充，精血旺盛，目肌得养，从而提睑有力。白芍、木瓜养阴柔肝缓急，濡养筋脉。服药 2 周始，诸症即逐渐好转，调治半年，以至撤停溴吡斯的明而未复发。

——李婷婷，孙蓉蓉，宋丽艳，等．过伟峰治疗眼肌型重症肌无力经验［J］．中国中医药信息杂志，2013，20（10）：80-81.

2. 运动神经元病

朱某，29 岁，农民。初诊日期：2008 年 3 月 26 日。

自诉 2007 年 5 月开始两腿软弱无力，肌肉痿软，2008 年 1 月 17 日在北京某医院住院诊断为"运动性神经元病，进行性肌萎缩症"。目前两手鱼际、合谷肌肉萎缩，握手无力，腰酸，行路不稳，蹲后难立，足底麻木，四肢肌肉跳动；口干，大便不实、每日 1 次。苔淡黄薄腻，质偏红，脉濡滑。拟从脾气虚弱，气血不能灌注，湿热瘀阻治疗。

处方：生黄芪 50g，党参 15g，生白术 15g，炒苍术 10g，生薏苡仁 20g，汉防己 15g，当归 15g，鸡血藤 15g，黄柏 6g，怀牛膝 10g，炙全蝎 6g，炙蜈蚣 3 条，炙僵蚕 10g，乌梢蛇 10g，石斛 10g，续断 20g，制南星 12g，淫羊藿 10g，山药 15g，煅龙骨 20g（先煎），煅牡蛎 25g（先煎）。每日 1 剂，煎 2 次。另：马钱子胶囊，每次 3 粒（1.2g），每日 3 次口服，嘱坚持服用。

二诊（4 月 25 日）：药后上半身、手臂、后背肌肉仍跳动，两下肢活动稍有力，肌肉软弱无力，口干，大便不成形。原方改生黄芪 60g，加赤芍、白芍各 10g，葛根 15g，巴戟天 10g，地龙 10g，每日 1 剂。

三诊（6 月 6 日）：肌肉跳动好转，较前稍有力，大便不实，腹胀。上方加山茱萸 10g，继服。

四诊（7月25日）：近来活动、行走基本正常，肌肉跳动少有出现，手指少有蠕动，汗多，口腔黏膜有溃疡，苔中部黄薄腻、质暗，脉弦滑，辨证为脾气虚弱，湿热瘀阻。3月26日方去淫羊藿，加知母10g，肿节风15g，白残花5g，马勃5g，继续服药巩固。

按：本病病证复杂，既有脾气虚弱，又兼湿热瘀阻。若单补气血，易助湿生热；若单清热，则苦寒败胃损气；若单燥湿，则助火熬气伤津，且湿热不去，正气难复。故治需复法，正如清代叶天士所言："治痿无一定之法，用方无独执之见。"采用补益脾肾，清热化湿，活血化瘀法。一则健脾补气，补后天，实先天，重用生黄芪、党参、山药、白术、薏苡仁健脾益气；合淫羊藿、巴戟天、石斛、续断、怀牛膝等温肾养阴，补益肝肾；当归、石斛、山茱萸、鸡血藤养阴补血，合龙骨、牡蛎平肝潜阳息风。一则妙用四妙散、防己黄芪汤清热化湿祛风而不耗气伤阴。防己黄芪汤原治虚人风湿袭表，本患者气虚有汗、湿阻等，故合用四妙，既清化湿热，又补益肝肾、调和气血，避免风药燥血伤阴；炙全蝎、炙蜈蚣、炙僵蚕、乌梢蛇、地龙祛风活血通络，其中地龙尚有清络中邪热之功；制南星化痰通络。全方补益脾肾肝，调和气血阴阳，清热化湿，活血化瘀通络，补不滞邪，攻不伤正，相得益彰。但运动神经元病毕竟属顽固之疾，易反复，需要长期巩固，方得全功。

——刘志宇，周学平.周仲瑛治疗运动神经元病验案1例［J］.中医杂志，2009，50（6）：565-566.

第十三章　颤证

【概说】

颤证是以头部或肢体摇动颤抖，不能自制为主要临床表现的一种病证。轻者表现为头摇或手足微颤；重者可见头部震摇，肢体颤动不止，甚则肢体拘急，失去生活自理能力。本病又称"震颤""振掉""颤振"。

西医学认为，颤证是主动肌与拮抗肌交替收缩引起的某一部位有节律的振荡运动，主要涉及神经科、精神科等专科疾病。帕金森病、特发性震颤、肝豆状核变性、心因性震颤、药物或酒精中毒等以震颤为主症者，可参考本章论治。

【颤证常见疾病概述】

基底核是大脑皮质下的灰质核团，由尾状核、壳核、苍白球、丘脑底核和黑质组成。尾状核、壳核接受大脑感觉运动皮质的投射纤维，其传出纤维抵达内侧苍白球和黑质网状部。基底核传出纤维主要投射到丘脑，再由此返回到大脑感觉运动皮质，对皮质的运动功能进行调节。尾状核、壳核还接受黑质致密部发出的多巴胺能纤维的投射，此通路对基底核输出具有重要调节作用。基底核病变所表现的姿势与运动异常称为锥体外系症状，表现为肌张力异常、运动迟缓、异常不自主运动，一般没有瘫痪，感觉及共济运动不受累。

1. 运动障碍性疾病

运动障碍性疾病以往称为"锥体外系疾病"，是一组以随意运动迟缓、不自主运动、肌张力异常、姿势步态障碍等运动症状为主要表现的神经系统疾病。

（1）帕金森病

本病属于神经系统变性疾病，主要病理改变是中脑黑质多巴胺能神经元变性死亡，引起纹状体多巴胺含量显著减少，遗传、环境、年龄、氧化应激等因素可能参与本病的发生。平均发病年龄在55岁左右，首发症状通常是一侧肢体震颤或活动笨拙，进而累及对侧肢体，主要表现为静止性震颤、运动迟缓、肌强直和姿势步态障碍。非运动症状常见嗅觉障碍、便秘、睡眠障碍、自主神经功能障碍、认知和精神障碍等。诊断主要依靠详尽的病史和完整的神经系统体格检查；左旋多巴制剂治疗有效，可支持诊断。

药物治疗以有效改善症状，提高工作能力和生活质量为目标。抗胆碱能药常用苯海索（安坦），适用于震颤明显且年轻的患者。金刚烷胺对少动、强直、震颤均有改善作用，能改善异动症。复方左旋多巴（苄丝肼左旋多巴、卡比多巴左旋多巴）是治疗本病最基本、最有效的药物，对震颤、强直、运动迟缓等均有较好疗效，根据病情逐渐增加剂量至疗效满意和不出现不良反应为止。多巴胺受体激动剂，如吡贝地尔缓释剂、普拉克索等，用于早发型患者，可减少或推迟运动并发症的发生。单胺氧化酶 B 型抑制剂，如司来吉兰、雷沙吉兰，与左旋多巴合用可增强疗效，改善症状波动。儿茶酚－氧位－甲基转移酶抑制剂，如恩他卡朋、托卡朋，与复方左旋多巴合用，可增强后者疗效，改善症状波动。药物治疗效果不佳可考虑手术治疗，如神经核毁损术、脑深部电刺激术。本病为慢性进展性疾病，数年后逐渐丧失工作生活能力。疾病晚期卧床不起，常死于肺炎等各种并发症。

（2）特发性震颤

本病又称"家族性震颤"，是以震颤为唯一表现的运动障碍性疾病，可能与遗传、老龄、环境等因素相关。隐匿起病，缓慢进展，也可长期缓解，多见于 40 岁以上的中老年人。本病主要表现为姿位性震颤和动作性震颤，往往见于一侧上肢或双上肢，头部也常累及，下肢较少受累，不伴有其他神经系统症状和体征。震颤在注意力集中、情绪激动或紧张、疲劳、饥饿时加重，部分患者饮酒后症状可暂时消失。

治疗一线药物有普萘洛尔、阿罗洛尔、扑米酮。如果单一药物不能有效控制震颤，可考虑合用其他药物；若合并焦虑症状可加用阿普唑仑等苯二氮䓬类药物。二线药物有苯二氮䓬类药、加巴喷丁、托吡酯、A 型肉毒素。症状加重且药物疗效差者，可行手术治疗，如丘脑损毁术或脑深部电刺激术。多数患者预后良好。

（3）肝豆状核变性

这是一种遗传性铜代谢障碍所致的肝硬化和以基底核为主的脑部变性疾病。临床特征为进行性加重的锥体外系症状、精神症状、肝硬化、肾功能损害及角膜色素环。发病年龄多见于 5 ～ 35 岁，男性稍多于女性。神经症状以锥体外系损害为主，如舞蹈样动作、手足徐动和肌张力障碍，并有面部怪容、张口流涎、吞咽困难、构音障碍、震颤、肌强直等；精神症状表现为注意力和记忆力减退、智能障碍、反应迟钝、情绪不稳，常伴有强笑傻笑、冲动行为或人格改变；肝损害可见慢性肝炎、肝硬化、脾肿大甚至腹水。角膜 K-F 环（凯 - 弗环）是本病的重要体征，出现率达 95% 以上。

本病的治疗原则是低铜饮食，用药物减少铜的吸收和增加铜的排出。铜络合剂能与血液及组织中的铜形成无毒的复合物，然后经尿液排出，D- 青霉胺是首选药物。严重脾功能亢进者，可行脾切除术；严重肝功能障碍者，可予肝移植治疗。本病早期用驱铜药物治疗，一般较少影响生活质量和生存期，少数病情严重者预后不良。

2. 心因性运动障碍

本病又称"功能性运动障碍"，随着以焦虑症、抑郁症为代表的心因性共患疾病的高发，其发病率呈现明显上升趋势。常见诱因包括物理性创伤、情感障碍、手术等。震颤呈突发性，且在短时间内进展至高峰，表现为静止性、姿势性或运动性震颤，或多种形式共存；具有易变性，表现为震颤部位、形式和频率易变。一般而言，注意力集中时震颤加重，而注意力分散时则震颤减轻。

本病的治疗包括药物和非药物治疗两大类。药物治疗以 5-HT 再摄取抑制剂抗抑郁药为主，主要用于症状和情绪密切相关的患者。非药物治疗，包括认知行为治疗、精神动力学心理治疗、物理及职业治疗、经皮电刺激和经颅重复磁刺激等。本病预后尚好，长期反复发病可影响正常生活。若未经治疗或进行不适当的治疗，有致残风险。

3. 中毒性疾病

（1）慢性酒精中毒

慢性酒精中毒是由长期大量饮酒造成的脑组织慢性复发性疾病。酒精可导致中枢神经系统中毒，影响脑干与皮层功能，神经元及其相互联系的轴突环路异常而导致震颤。其中酒精性震颤－谵妄综合征的典型前驱症状是失眠、恐惧和震颤，经典的三联征伴有生动幻觉或错觉的谵妄、行为紊乱及明显的震颤。震颤多为粗大性，多见于手指、面部、舌等部位，有时缺乏规律，表现为摇摆性震颤。

本病的治疗包括补充高剂量维生素 B_1，纠正营养失调，应用自由基清除剂和线粒体保护剂等。无并发症的患者经及时处理后，病死率较低。一旦发生肺炎、心力衰竭等并发症，病死率明显升高。

（2）药物中毒

震颤取决于药物种类和中毒严重程度，通常为姿势性震颤合并运动性震颤，也可出现静止性震颤和意向性震颤，多数累及全身，节律不规则，甚至出现扑翼样震颤，伴肌阵挛。如一氧化碳中毒后苍白球变性坏死、脑白质脱髓鞘病变、脑萎缩和脑干信号改变，导致头部或双手震颤，肌强直、肌张力增高、运动减少、扭转痉挛等。重金属锰中毒，导致星形胶质细胞代谢异常，损害纹状体和苍白球而导致震颤，表现为双侧对称性动作性震颤、认知障碍、精神异常等。

本病的救治原则：迅速脱离中毒环境并清除未被吸收的毒物，维护生命体征；促进吸收入血毒物清除，应用解毒药物，对症治疗与并发症处理。药物中毒的病情复杂，变化急骤，严重者出现多器官功能障碍或衰竭，甚至危及生命。

【病因病机】

颤证常因年老体虚、情志过极、饮食药毒所伤、劳逸失当等因素，内生风、火、痰、瘀等病理因素，终致筋脉不能任持自主，随风而动；或阴津精血亏虚，筋脉失养，而致肢体颤动。

1. 病因

（1）年老久病体虚

中年以后，肝肾渐亏，脾胃渐损，精气暗衰，筋脉失养；或素体禀赋不足，肾精虚损，不能充养，阴精亏虚而风动；或罹患沉疴，久病体弱，气血阴阳不足，筋脉失养；或热病伤阴，虚风内动，筋脉失却任持。

（2）情志过极

郁怒伤肝，肝气郁结，气机不畅，气滞而血瘀，筋脉失养；或肝郁化火生风，风动痰升，上冲头部，侵扰四肢，窜经入络，扰动筋脉。思虑太过，损伤心脾，暗耗气血，筋脉失养；或脾虚不运，聚湿生痰，痰浊流窜经络，扰动筋脉而动风。

（3）饮食药毒

恣食膏粱厚味、嗜酒成癖或药物中毒，损伤脾胃，食积聚湿生痰，痰浊阻滞筋脉而动风；或痰湿滋生内热，痰热互结，壅阻经脉而动风；或因饥饱无常，过食生冷，损伤脾胃，气血生化乏源，致使筋脉失养或血虚生风而发为颤证。

（4）劳逸失当

行役劳苦，劳作不休，肌肉筋膜损伤疲极；或贪逸少动，气缓脾滞而气血日减，筋脉失于调畅而不得任持自主，发为颤证。

2. 病机

（1）病位在筋脉，涉及肝、脾、肾

① 病位在筋脉：颤证以头部、肢体不自主摇动颤抖为特征，终由筋脉失却任持自主所致，故病位在筋脉。

② 病变涉及肝：郁怒伤肝，肝气郁结，日久化火，热甚动风，扰动筋脉，致肢体拘急颤动；肝阴亏虚，虚风内动，筋脉失养，不得自持，发生震颤。

③ 病变涉及脾：脾失健运，痰湿内生，土不栽木，风木内动；痰热内蕴，热极生风，肢体震颤。

④ 病变涉及肾：肾阴虚耗，阴精亏虚，虚风内动，筋脉失濡；或元阳虚衰，肾虚髓减，脑髓失充，温煦失职，筋脉不用。

（2）病理因素为风、火、痰、瘀，四者互有联系

风既是颤证之外象，也是其主要致病因素，以阴虚生风为主，亦有阳亢风动或痰热动风者。痰多与肝风或火热兼夹为患。火有实火、虚火之分，虚者为阴虚火热，实火为五志过极化火，火热耗灼阴津，肢体筋脉失养，或热盛动风而筋脉不宁。久病多瘀，瘀血常与痰浊并病，阻滞经脉，影响气血运行，致筋脉肌肉失养而病震颤。

（3）病理性质总属本虚标实，虚实之间互为转化夹杂

本虚者气血阴阳亏虚，尤以阴津精血亏虚，筋脉失养为主。标实者痰浊、瘀血阻滞经脉，或肝风、火热窜扰筋脉为病；病久则虚实夹杂。标本之间密切联系，风、火、痰、瘀可因虚而生，又可耗伤阴血，使筋脉失养。风、火、痰、瘀之间相互联系转化，如阴虚、气虚可转为阳虚；痰湿可以化热等。颤证日久可致气血不足，络脉瘀阻，出现肢体僵硬，动作迟滞乏力。

（4）基本病机为肝风内动，筋脉失养

肝为风木之脏，"主身之筋膜"。肝风内动，筋脉不能任持自主，随风而动，牵动肢体及头颈颤抖摇动。其中有肝阳化风、血虚生风、阴虚风动、瘀血生风、痰热动风等不同病机。

【辨证治疗】

1. 辨证思路

（1）辨标本虚实

一般病初震颤较剧，振幅较大，伴有肢体僵硬者，多为标实，由风、火、痰、瘀等病理因素所致，尤以风木内动为主。病久颤抖无力，缠绵难愈，伴有腰膝酸软，遇烦劳而加重者，多为本虚，多由肝肾阴虚，气血不足所致。病久则多见标本虚实夹杂。

（2）辨病邪之偏盛

颤证为典型的内风之象，风证为本证，但常与气火、痰浊、瘀血等相关。风盛表现为头部或肢体颤抖动摇；痰浊多见于形体肥胖之体，面溢油垢，伴有肢体肿胀，胸闷脘痞，头晕溢涎，舌苔垢腻；瘀血者，肢体僵硬拘急，伴有头痛如刺，或有外伤史，舌质暗，或有瘀点、瘀斑，脉涩；气郁者，表现为抑郁不欢，情绪紧张或低落时，震颤加重；郁火者，伴有急躁易怒，面红目赤，舌红。

（3）实证辨风阳内动与痰热风动

两者均表现为头部、肢体颤动粗大、快速，程度较重，不能自主。风阳内动者伴有面赤，心烦易怒，心情紧张时颤动加重，肢体麻木，口干苦；痰热风动者，伴有胸脘痞闷，口苦口黏，头面油腻泛光，甚则口吐痰涎等。

2.治疗原则

（1）基本治则为息风止颤

本病基本病机为肝风内动，筋脉失养，不能任持自主，故以息风止颤为治疗原则。实证治以平肝息风或清热化痰息风；虚证治以培补肝肾，滋阴息风。同时根据兼夹之痰、瘀等采用相应治法。

（2）重视补益肝肾

由于本病多发于中老年人，肝肾不足为发病之本，风、火、痰、瘀等多在本虚基础上产生，并与肝肾亏虚相夹杂，因此治疗应重视补益肝肾。

（3）病证结合辨治

① 帕金森病、特发性震颤从肝肾不足、风痰瘀阻论治：本病多见于中老年人，病理基础主要为肝肾不足。人至老年，肝肾精血日渐虚少，脑髓失养，身体失却主持；筋脉失濡，虚风内动而肢体震颤。风痰瘀阻，肢体筋脉不利而僵强挛急失灵，动作不利。故此类疾病以肝肾不足为本，风痰瘀阻为标，治以滋补肝肾、化痰息风通络为主。

② 肝豆状核变性从湿毒内蕴、内风暗动论治：本病具有肢体震颤、全身僵硬、手足拘急、口喎颈斜、言语不清等临床特点。根据"诸风掉眩，皆属于肝"，辨证属肝肾阴虚，虚风内动。但用平肝息风法治疗，药如鳖甲、龙骨、牡蛎、珍珠母、蜈蚣、全蝎、地龙等，症状反而加重。根据西医病理学说，本病由铜代谢障碍引起，由于铜沉积于全身组织，造成大脑豆状核及肝、肾等损害，而平肝息风的矿物药及虫类药含铜量高，服用后反而加剧铜的沉积而使病情加重。针对本病多数患者具有舌质红、舌苔黄或腻、脉弦数的特点，根据"诸逆冲上，皆属于火""诸痉项强，皆属于湿"，分析其病机当属湿毒内蕴生风，故治以清热解毒、通腑利尿法。

③ 心因性运动障碍引起的震颤从肝郁胆虚风动论治：本病所致的震颤常与焦虑症、抑郁症共病，有较为明确的与精神情感相关的诱因。震颤具有突发性、多形性、易变性，注意力集中时加重，而分散注意力时则震颤减轻，同时伴有抑郁不欢、焦虑紧张、心慌胆

怯等肝郁胆虚证候。本病以肝郁或胆虚为本、风动为标，故治以疏肝解郁或益气壮胆，兼以息风止颤。

④ 中毒性疾病所致震颤从阴血亏虚、热毒动风论治：酒精药物、一氧化碳、重金属等毒邪内蕴，灼伤阴津，筋脉失养，发为震颤；或毒邪阻滞，郁久化热，蕴痰生风；或毒邪直中脑窍，脏腑功能失调，阴虚阳亢风动。治拟清热解毒，滋阴息风。

3. 分型论治

（1）肝风内动证（见于以颤动为主症的多种颤证早中期）

证候：肢体颤动粗大，程度较重，不能自制；或眩晕耳鸣，面赤烦躁，易激动，心情紧张时颤动加重；或伴有肢体麻木，口苦而干，语言迟缓不清，尿赤，大便干结。舌质红，苔黄，脉弦。

治法：平肝息风，舒筋止颤。

代表方：天麻钩藤饮合镇肝息风汤加减。前方适用于肝阳偏亢，肝风上扰证；后方适用于水不涵木，阳亢化风证。

常用药物：天麻、白蒺藜、钩藤平肝息风；生石决明、生代赭石、生龙骨、生牡蛎镇肝息风；生地黄、白芍、玄参、龟甲、天冬育阴清热，柔肝息风；怀牛膝、杜仲、桑寄生滋补肝肾；茵陈、川楝子、麦芽疏肝理气解郁；黄芩、山栀清肝泻火；夜交藤、茯神宁心安神。

临证加减：颤动随情绪波动加重，胸闷善太息，胁肋胀满，加醋柴胡、香附疏肝解郁；肝火偏盛，急躁易怒，面红目赤，加龙胆草、牡丹皮、夏枯草；肾阴不足，虚火上扰，头晕耳鸣，加知母、黄柏、牡丹皮；伴有焦虑紧张，心慌胆怯，失眠多梦，加党参、生龙齿、酸枣仁、炙远志益气镇惊安神；颤动不止，加炙僵蚕、炙全蝎息风止颤；拘挛僵强，加木瓜、葛根缓急舒筋解痉。

（2）痰热风动证（多见于帕金森病、肝豆状核变性、中毒性疾病引起的颤证）

证候：头摇不止，肢麻震颤，甚则手不能持物；头晕目眩，胸脘痞闷，口苦黏腻，甚则口吐痰涎，形体肥盛，面红泛光。舌体胖大有齿痕，舌质红，舌苔黄腻，脉弦滑数。

治法：清热化痰，平肝息风。

代表方：黄连温胆汤合羚角钩藤汤加减。前方清热化痰，适用于痰热炽盛证；后方凉肝息风，增液舒筋，适用于肝热生风证。

常用药物：黄连、胆南星、贝母、竹茹、法半夏、茯苓、橘红清热化痰；羚羊角、桑叶、菊花、钩藤清热平肝，息风止颤；生地黄、白芍、甘草育阴清热，缓急止颤；郁金、枳实理气开郁。

临证加减：痰湿内聚，胸闷恶心，咯吐痰涎，苔厚腻，加苍术、厚朴、皂荚、白芥子燥湿豁痰；震颤剧烈，加珍珠母、生石决明、炙全蝎息风止颤；心烦易怒，加黄芩、山栀清心除烦；肌肤麻木不仁，加地龙、炙蜈蚣搜风活血通络；神识呆顿，加石菖蒲、炙远志化痰开窍；大便干结，腹满胀痛，加生大黄、枳实清热通腑导滞；肝豆状核变性及中毒性震颤，加大黄、黄芩、穿心莲、半枝莲、萆薢等清热解毒，通腑利尿。

（3）阴虚风动证（多见于帕金森病、特发性震颤引起的颤证）

证候：肢体颤动，头摇舌颤；形体消瘦，五心烦热，头晕耳鸣，腰酸腿软，失眠健忘；或有遗精，口干渴，便干难解。舌质暗红，舌苔薄少，脉弦细。

治法：益肾填精，育阴息风。

代表方：大定风珠加减。本方适用于肝肾阴虚，筋脉失养，虚风内动证。

常用药物：炙龟甲、炙鳖甲、生牡蛎育阴潜阳息风；阿胶、枸杞子、熟地黄、生地黄、白芍、麦冬、麻仁滋阴养血、柔肝息风；五味子、炙甘草酸甘化阴以安神。

临证加减：颤抖剧烈，加天麻、炙全蝎、炙蜈蚣息风止颤；阴虚火旺，兼见五心烦热、躁动失眠，加黄柏、知母、牡丹皮清泻相火；肢体拘急强直，加木瓜、葛根、钩藤，并重用白芍、甘草以舒筋缓急。

（4）气血亏虚证（多见于帕金森病中晚期）

证候：头摇肢颤，面色㿠白或萎黄，神疲乏力，气短自汗；表情淡漠，多思善虑，心悸健忘，头晕目花，纳呆，便溏。舌体胖大而润，舌质淡红，舌苔薄白，脉沉细无力或细弱。

治法：益气养血，濡养筋脉。

代表方：人参养荣汤加减。本方适用于心脾两虚，气血不足，虚风内动证。

常用药物：熟地黄、当归、白芍养血柔筋；人参、白术、黄芪、茯苓、炙甘草健脾益气；肉桂助阳，鼓舞气血生长；天麻、钩藤平肝息风止颤；五味子、炙远志养心安神。

临证加减：声低气怯，重用黄芪，加柴胡益气升清；气虚运化无力，湿聚成痰，痰多溢涎，加法半夏、白芥子、南星燥湿化痰；血虚心神失养，心悸健忘、失眠多梦，加酸枣仁、柏子仁；气虚血滞，肢体疼痛麻木，加鸡血藤、丹参、桃仁、红花活血通络；便秘燥结加火麻仁润肠通便。

（5）元气虚衰证（多见于帕金森病晚期）

证候：高年之体，震颤病久，头摇肢颤，筋脉拘挛，弄舌流涎；畏寒肢冷，表情呆滞，反应迟钝，腰膝酸软，步态拖沓，行走不稳；头晕耳鸣，小便清长或自遗，大便溏烂。舌质淡胖有齿印，舌苔薄白，或水滑，脉沉迟无力。

治法：补肾助阳，温煦筋脉。

代表方：地黄饮子加味。本方用于肾阳衰微，阴伤及阳之久颤者。

常用药物：制附子、肉桂、肉苁蓉、巴戟天、淫羊藿补肾温阳；地黄、山萸肉、制首乌滋补肾阴，阴中求阳；炙龟甲、炙鳖甲、生牡蛎育阴潜阳息风；白芍、甘草缓急止颤。

临证加减：腰酸膝软，起步困难，步履艰难者，加桑寄生、杜仲、怀牛膝、千年健补肾强筋骨；大便稀溏者，加干姜、肉豆蔻温中健脾；二便失禁，加补骨脂、益智仁、乌药温肾祛寒。

【预后转归】

由于颤证是多种疾病的一种临床症状，因而其预后转归需结合具体疾病进行评判。帕金森病是一种慢性进展性疾病，一般不能自行缓解，尚无特效治疗方法。无论药物或手术治疗，只能在一定时期内减轻症状，但不能阻止病情进展。疾病早期，病情轻浅者，多以肝肾阴虚、风痰瘀阻为主，用中医药治疗能缓解症状，延缓自然加重过程。若病情迁延，日久转化为气血两虚或阴阳两虚，兼有风、痰、瘀，虚实错杂时，患者对药物治疗反应差，症状难以有效控制，可致全身僵硬，生活不能自理，甚至长期卧床，最终多死于肺炎等并发症。肝豆状核变性的颤证多在青少年起病，早中期从湿毒内蕴、内风暗动论治，效果较好，一般较少影响生活质量和生存期。晚期治疗基本无效，少数病情进展迅速；未经治疗而出现严重肝脏和神经系统损害者往往预后不良，可致残甚至死亡。特发性震颤常冠以"良性"，可长期或终生处于稳定状态，从阴虚风动论治，部分患者可有效；但严重震颤者，晚期可发展至阴阳两虚重症，出现活动和生活自理困难，最终丧失劳动力，一般于起病10余年后发生，发生率随年龄增长而上升。心因性运动障碍引起的震颤，通过治疗原发病，消除不良情绪，并从肝郁胆虚风动论治，往往有明显疗效，预后较好。

【预防调护】

颤证的发生与久病劳欲、情志过极、饮食不节、劳逸失当有关，因此要避免和消除导致颤证发生的各种内、外致病因素。注意生活调摄，保持情绪稳定，心情舒畅，避免忧思郁怒等不良情绪刺激，养成达观、随和的性情。饮食宜清淡、富有营养，忌暴饮暴食及嗜食肥甘厚味，戒除烟酒等不良嗜好。避免中毒、颅脑损伤，对预防颤证有重要意义。

给予患者更多的关爱，营造一个轻松、愉悦的生活环境，鼓励患者积极配合治疗，正视疾病，放松心情。颤证患者肢体僵硬、震颤，影响日常功能活动，因此要加强肢体功能锻炼，参加力所能及的体育活动，如练习太极拳、八段锦、内养功等，平时多使用震颤的一侧肢体来从事日常活动。外出活动时，要由家人陪伴搀扶；肢体僵硬明显时，须他人帮助料理日常生活，保持大便通畅。对卧床不起的患者，注意帮助翻身，经常进行肢体按摩，以防发生褥疮。某些药物可能导致震颤、僵直，应注意合理用药，减少毒副作用。

【临证体会】

1. 治重权衡标本

本病属本虚标实之证，本虚以肝肾不足为主，标实为风痰瘀阻，尤以风为主。首先，震颤较甚，风象为著者，重在平肝息风，治标为先；震颤不甚者以补虚为要，治本为主，肝肾得养，肝风自平。由于痰瘀阻滞每可激发或加重病情，故必要时又当着重化痰、祛瘀，兼顾息风培元；有时重用活血祛瘀即可达到息风宁震的目的，此乃"治风先治血，血行风自灭"之理。

2. 息风止颤法的应用

颤证属"风病"范畴，临床对各证型的治疗均应配合应用息风法。平肝息风用天麻、钩藤、白蒺藜；镇肝息风用珍珠母、生龙骨、生牡蛎；滋阴养血息风用生地黄、白芍、阿胶、龟甲；清热息风用桑叶、菊花、羚羊角，羚羊角粉治疗颤证疗效肯定，久颤不愈者可配合应用,但其价格较贵,可用山羊角代替。搜风通络用虫类药,本病风痰瘀胶结,深入经脉,蛰伏难解,非虫类药攻剔钻透难能取效,故临证常在辨证基础上用全蝎、蜈蚣、地龙、露蜂房、水蛭等虫类药治疗,不但能息风定颤,而且有搜风通络之功。

3. 治宜缓图

本病多属内伤积损所致,尤其是帕金森病患者,年高病久,常有多病重叠,治疗颇费时日。若过分求速,赖用攻伐之品耗气伤血,反易招致诸多变证,故治疗宜缓缓图之,既要守法守方,又宜根据症情发展演变,相机变通。

【验案介绍】

1. 帕金森病案从肝肾亏虚、风痰瘀阻论治

张某,男,73 岁。初诊日期:1991 年 6 月 15 日。

右手震颤 2 年余,伴反应迟钝半年。右手不停震颤如搓丸、数票,不能持筷、拿物,经常打碎碗碟,起步维艰,行走不稳。2 年来症状逐渐加重,精神不振,反应迟钝,近事过目即忘;兼有腰软足麻,小便淋沥,夜尿频多,面色暗红而枯槁。舌质暗红,苔薄黄,脉细滑。脑 CT 提示脑萎缩,腔隙性脑梗死;脑血流图示左侧血流速度及流量下降,脑血管外周阻力增大。有高血压病、高脂血症、糖尿病、腰椎病史多年。证属肝肾亏虚,风痰瘀阻。

处方:炙鳖甲 15g(先煎),生石决明 30g(先煎),牡蛎 25g(先煎),炮山甲 10g(先煎),炙水蛭 5g,赤芍 12g,白芍 12g,炙僵蚕 10g,广地龙 10g,制首乌 12g,大生地黄 12g,制黄精 12g,川石斛 10g,怀牛膝 12g。7 剂,日服 1 剂。

二诊(6 月 22 日):精神较前振作,腰膝酸软略好转,震颤如旧,嘱原方连服 2 个月。

三诊(9 月 1 日):右手震颤减轻,但仍难控制,病情不再进展,且有好转之势。原方去炮山甲,加枸杞子 10g。

四诊(10 月 27 日):服药 4 个月来,精神良好,反应灵敏,舌色改善,面容稍丰泽,右手震颤明显减轻,有时已不抖,生活也已自理,有时下肢麻木。苔薄,舌淡红,脉细滑。

处方:生地黄 15g,制首乌 15g,制黄精 10g,枸杞子 10g,赤芍 12g,白芍 12g,潼蒺藜 10g,白蒺藜 10g,黄芪 15g,炙鳖甲 15g(先煎),生石决明 30g(先煎),制南星 10g,水蛭 5g,川芎 10g,丹参 12g。

五诊(12 月 29 日):服上药 2 个月,右手震颤基本消失,唯激动或紧张时仍有抖动,本方稍事加减,予以巩固。连续服药近 5 年,震颤完全不发,其他自觉症状也均消失,血压平稳,糖尿病等兼病也得到控制。

按:本案患者年已七十有三,患有高血压、糖尿病、高脂血症、腰椎病多年,颤证病史亦已两年有余,久病必虚,故以肝肾亏虚为病理根本,证属本虚标实,肝肾下虚,风痰瘀阻;治拟标本兼顾。方以制首乌、生地黄、白芍、黄精、川石斛、怀牛膝等补益肝肾,伍以血肉有情之炙鳖甲、牡蛎等育阴潜阳息风;炮山甲、炙水蛭、炙僵蚕、地龙、制南

星等搜风涤痰，活血通络。获效后守法微调，不离补虚泻实之旨，服药 5 年缓图，诸症俱消。本案提示，对老年多病重叠，病情复杂之颤证患者，只要抓住肝肾亏虚、风痰瘀阻之病机，往往能效过所期，诸症得治。

——樊蓥．周仲瑛治疗震颤麻痹的经验［J］．中医杂志，1996，37（11）：663-664.

2. 帕金森病案从阴虚火旺、神伤风动论治

肖某，女，72 岁。初诊日期：1995 年 10 月 11 日。

两手震颤伴心悸 5 年余，加重 1 个月。诊见两手颤抖不休，紧张尤著，如点钞票，心慌动悸，每因悸甚而震颤加重，服西药虽可控制但不能停药。胸闷气憋，烦躁寐差，胃嘈似饥，头昏，口干。苔黄薄腻、质红，脉小滑数。证属肾阴不足，心肝火旺，心神失宁，内风暗动。治以滋阴泻火，宁神息风。

处方：功劳叶 10g，太子参 10g，天冬、麦冬各 12g，生地黄 12g，百合 12g，莲子心 3g，黄连 5g，夏枯草 12g，知母 10g，生龙骨、生牡蛎各 20g（先煎），珍珠母 30g（先煎），熟枣仁 12g，竹沥半夏 10g。14 剂。

二诊（10 月 25 日）：服药 14 剂，头昏手抖减轻，心慌间作，口干亦减，心胸不畅，夜半为甚。前法酌增平肝息风之力，原方去竹沥半夏、太子参，加罗布麻 15g，钩藤 15g。

三诊（11 月 22 日）：上药服之近 1 个月，效果较著，头昏心慌偶发，手抖不著，夜寐转酣，口干消失。心肾阴虚，水不济火，木失滋涵。处方：功劳叶 10g，麦冬 10g，北沙参 10g，生地黄 15g，玄参 10g，枸杞 10g，料豆衣 10g，黄连 5g，夏枯草 12g，罗布麻 15g，钩藤 15g，珍珠母 30g（先煎），煅龙骨 20g（先煎），煅牡蛎 25g（先煎）。

四诊（12 月 27 日）：服药 70 多剂，诸症基本消失，除非紧张、劳累，心悸、手抖基本不发；睡眠亦好，口干不著。嘱服杞菊地黄丸、天王补心丹巩固善后。1996 年 3 月 9 日随访，震颤、心悸等完全消失。

按： 本案病情复杂，集颤证和心悸于一身，两者相互影响，交杂缠绵。病虽属二，证则为一，阴虚无以制火，则心肝火旺，火旺则心神不宁，故颤证和心悸两病悉具。紧抓阴虚火旺、心神失宁、内风暗动的病机特点，治以滋阴泻火、宁神息风。药服 2 个月，症状基本消失，但紧张劳累仍偶发，予杞菊地黄丸补益肝肾、天王补心丹补益心肾以善后，调理 3 个月，诸症悉去，无须再服西药。本病治疗关键在于舍病从证，去辨病之繁，取辨证之简，围绕"肾阴不足，心肝火旺，心神失宁，内风暗动"病机关键，以功劳叶、麦冬、北沙参、生地黄、玄参、枸杞等滋养心肝肾之阴，以夏枯草、罗布麻、钩藤等平肝息风潜阳，以珍珠母、龙骨、牡蛎等重镇之品潜阳息风，安神宁心。标证消失后，紧抓本虚，予丸药缓图。

——樊蓥．周仲瑛治疗震颤麻痹的经验［J］．中医杂志，1996，37（11）：663-664.

3. 肝豆状核变性案

范某，男，19 岁。初诊日期：1996 年 5 月 24 日。

1 年来患者经常两手不自主抖动，并有身体晃动，西医确诊为"肝豆状核变性"。症

状在紧张后加重，经常头昏，后脑疼痛，语音不清，步履困难，饮食咀嚼不利，情绪易于激动，口干，手心热，唇红，苔薄黄，质偏红，脉细数。病属颤证；辨证属肝肾阴虚，内风暗动。

处方：生地黄 15g，麦冬 10g，赤芍 20g，白芍 20g，川石斛 15g，白薇 15g，炙甘草 5g，牡丹皮 10g，地龙 10g，炙全蝎 6g，炙僵蚕 10g，炙鳖甲 15g(先煎)，牡蛎 30g(先煎)，炙龟甲 15g(先煎)，阿胶 10g(烊化)。7 剂。另服：羚羊角粉 1 支，每日 2 次（必要时服）。

二诊（5 月 30 日）：手足抖动减轻，口干不著，手心发热，语言欠爽。上方加炙水蛭 5g。30 剂。

三诊（8 月 12 日）：手抖晃动已不明显，但蹲下后起立较为困难，头晕，发音困难，手心灼热，苔薄中黄腻，质红，脉细弦。上方加陈胆星 6g，熟枣仁 15g。80 剂。

四诊（11 月 2 日）：病情基本稳定，抖动不著，语言转清，汗出减少。上方去牡丹皮、全蝎；改陈胆星 10g，熟枣仁 20g。

按： 肝豆状核变性是一种代谢障碍性疾病，治疗颇为棘手。临证从"颤证"辨证，责之于肝肾阴亏、内风暗动，治以滋阴息风、育阴潜阳法，取三甲复脉汤化裁组方。在生地黄、麦冬、白芍、川石斛、阿胶等大队滋阴生津之品基础上，配以血肉有情之炙鳖甲、炙龟甲、牡蛎，大补阴液，潜阳息风；伍用虫类走窜、搜风通络之地龙、炙全蝎、炙僵蚕等；牡丹皮、白薇、水蛭凉血活血。综观本方，遣药重点在于滋阴、潜阳、息风。

——张世安，叶放.周仲瑛教授从肾虚肝旺病机论治疑难杂病探讨［J］.南京中医药大学学报，2015，31（2）：104-107.

第十四章 痉证

【概说】

痉证是以项背强急，四肢拘急抽动，甚至口噤、角弓反张为主要特征的一种病证。瘛疭即抽搐、抽掣或搐搦，与痉证类似，故一并论治。

痉证主要表现为四肢、躯干骨骼肌非自主的强烈收缩或抽动，涉及神经科、感染科、传染病科、重症医学等专科。中枢神经系统感染、热性惊厥、水电解质紊乱、急性脑血管病等，以痉证为主要表现者，均可参考本章论治。

【痉证常见疾病概述】

软脑膜和蛛网膜的炎症，或蛛网膜下腔出血，使脊神经根受到刺激，导致其支配的肌肉反射性痉挛，为脑膜受激惹的表现，产生脑膜刺激征，出现颈强直、克尼格征、布鲁津斯基征。锥体外系通过复杂的环路调节躯体运动，确保锥体系进行精细的随意运动，其主要功能是调节肌张力、协调肌肉运动、维持躯体运动姿势。锥体外系功能失调可出现肢体强直、肌阵挛、痉挛性斜颈、强迫性张口伸舌、姿势步态异常等。

1. 中枢神经系统感染

病原微生物侵犯中枢神经系统的实质、被膜及血管等可引起炎症性疾病。病原微生物包括病毒、细菌、真菌、螺旋体、寄生虫、立克次体和朊蛋白等。依据感染部位不同，本病分为脑炎、脊髓炎或脑脊髓炎，脑膜炎、脊膜炎或脑脊膜炎，脑膜脑炎。

（1）单纯疱疹病毒性脑炎

这是由单纯疱疹病毒感染引起的一种急性中枢神经系统感染性疾病，常侵及大脑颞叶、额叶及边缘系统，引起脑组织出血性坏死。临床常见头痛、呕吐、意识和人格改变、记忆丧失、偏瘫失语、舞蹈样动作、肌阵挛、脑膜刺激征等，部分出现癫痫发作。脑脊液压力正常或轻度升高，有核细胞增多，以淋巴细胞为主；蛋白质呈轻、中度增多。

早期诊断和治疗是降低本病死亡率的关键，包括抗病毒治疗，辅以免疫治疗和对症支持治疗。抗病毒药物选择阿昔洛韦、更昔洛韦等。肾上腺皮质激素选择地塞米松、甲泼尼龙。脱水降颅内压，维持水、电解质平衡，预防压疮及呼吸道感染等并发症。本病如治疗不及时则预后不良，死亡率高达 60% ~ 80%；如及时治疗，多数可痊愈，部分患者遗留瘫痪、智能下降等。

（2）病毒性脑膜炎

这是由各种病毒感染引起的脑膜急性炎症性疾病，临床以发热、头痛和脑膜刺激征为主要表现。脑脊液压力正常或升高，白细胞数正常或升高，早期以多形核细胞为主，后期以淋巴细胞为主；蛋白质可轻度增多。

本病采取对症治疗、支持治疗和防治并发症。癫痫发作，选用抗癫痫药物；脑水肿，应用脱水剂。抗病毒治疗可明显缩短病程和缓解症状。本病是一种自限性疾病，多在2～3周缓解，预后较好，多无并发症。

（3）化脓性脑膜炎

这是由化脓性细菌感染所致的脑脊膜炎症。临床可见发热寒战或上呼吸道感染表现、脑膜刺激征、剧烈头痛呕吐、意识障碍、偏瘫失语等，部分患者可出现皮疹、皮肤瘀点。脑脊液压力升高，外观混浊或呈脓性，细胞数明显升高，以中性粒细胞为主，蛋白质增多，糖和氯化物降低。

抗菌是重要的治疗原则，及早使用抗生素，通常在确定病原菌之前使用广谱抗生素，明确病原菌后选用敏感抗生素。病情较重者，可应用激素治疗。对症支持治疗如脱水降颅内压、物理降温、抗癫痫等。本病预后与病原菌、机体状况和治疗密切相关，病死率及致残率较高，部分遗留后遗症状。

（4）结核性脑膜炎

这是由结核杆菌引起的脑膜和脊膜的非化脓性炎症性疾病。起病隐匿，慢性病程，也可急性或亚急性起病，症状轻重不一。临床表现为结核中毒症状，如低热盗汗、食欲减退；颅内压升高症状及脑膜刺激征；脑实质损害症状，如精神萎靡、谵妄或妄想、癫痫发作、肢体瘫痪。脑脊液压力明显升高，静置后可有薄膜形成，淋巴细胞显著增多，蛋白质增多，糖和氯化物下降。

治疗原则是早期给药、合理用药、联合用药及系统治疗。抗结核治疗，选择异烟肼、利福平等；皮质类固醇激素可减轻中毒症状，减轻脑水肿。发病时昏迷是预后不良的重要指征，可因多器官功能衰竭、脑疝等死亡，幸存者可能遗留癫痫发作、视觉障碍和眼外肌麻痹等。

（5）自身免疫性脑炎

这是由自身免疫机制介导的针对中枢神经系统抗原产生免疫反应所导致的脑炎。常有发热、头痛等前驱症状，主要表现为精神行为异常、认知功能障碍、近事记忆力下降、急性或亚急性癫痫发作、语言功能障碍、运动障碍、不自主运动、自主神经功能障碍，以及不同程度的意识障碍等。其中不自主运动比较常见，可以非常剧烈，包括口面部的不自主运动、肢体震颤、舞蹈样动作，甚至角弓反张。

免疫治疗选择甲泼尼龙冲击治疗、免疫球蛋白静脉滴注。经正规治疗，总体预后良好，如并发癫痫、精神障碍、肿瘤者，预后差。

（6）脑寄生虫病

这是由寄生虫引起的脑、脊髓及周围神经的损害。脑囊虫病是由猪绦虫寄生脑组织形成包囊所致，最为常见。脑型血吸虫病大多数由日本血吸虫引起，多发于青壮年，男性多于女性，主要流行于长江中下游流域。本病可突然或缓慢起病，出现脑膜刺激征，表现为发热、颈强直、头痛呕吐、共济失调、视力减退等。

抗寄生虫药物治疗：脑囊虫病，常用吡喹酮和阿苯达唑；脑型血吸虫病，首选吡喹酮。对症支持可给予皮质类固醇或脱水剂治疗。必要时外科手术处理。本病易于误诊误治，如早期诊断、及早治疗，预后良好。

2. 热性惊厥

本病指发热状态下出现的惊厥发作，无中枢神经系统感染证据及导致惊厥的其他原因，首次发作多在 6 月龄至 5 岁。部分患儿以惊厥起病，发作前可能未察觉到发热，但发作时或发作后立即发热。主要表现为突然发生的全身或局部肌群的强直性或阵挛性抽搐，双眼球凝视、斜视、发直或上翻，伴意识丧失。

惊厥发作时间长，需尽快使用地西泮、咪达唑仑、水合氯醛等。单纯热性惊厥远期预后良好。

3. 水电解质紊乱

水电解质紊乱常见脱水失液、低钾血症和高钾血症、低钙血症和高钙血症等。表现形式多样，可见手足搐搦、肌张力增高、腱反射亢进、癫痫样发作、感觉异常，甚至意识障碍等。

治疗原则是对症处理、对因治疗，如补充水分，纠正酸碱平衡及电解质紊乱，严重者进行腹膜透析或血液透析。

4. 急性脑血管病

（1）蛛网膜下腔出血

蛛网膜下腔出血是脑底部或脑表面血管破裂后，血液流入蛛网膜下腔引起的一种脑卒中。本病分为外伤性和自发性，自发性又分为原发性和继发性两种类型。原发性为先天性动脉瘤、脑血管畸形、高血压脑动脉硬化所致的微动脉瘤等破裂，血液流入蛛网膜下腔；继发性为脑内血肿穿破脑组织，血液流入蛛网膜下腔。临床可见突发异常剧烈全头痛，颈强直等脑膜刺激征。

急性期治疗应降低颅内压，防治再出血和继发性脑血管痉挛，减少并发症；寻找出血原因，治疗原发病；必要时外科手术治疗。本病预后与病因、出血部位、出血量、有无并发症及是否得到适当治疗有关，总体预后较差，病死率高达 45%。

（2）脑出血

脑出血是非外伤性脑实质内出血，多有高血压病史。发病后多有血压明显升高，头痛、呕吐和不同程度的意识障碍，部分患者可见颈强直和精神症状。如脑桥出血，迅即出现昏迷、两眼向病灶侧凝视麻痹、双侧针尖样瞳孔、中枢性高热、四肢瘫痪和去大脑强直发作等。

治疗原则为安静卧床、脱水降颅压、控制血压、防治再出血和并发症。本病总体预后较差，脑水肿、颅内压升高和脑疝形成是致死的主要原因；预后与出血量、出血部位、意识状态及有无并发症有关。

【病因病机】

本病由外感风、寒、湿、热之邪，壅阻经络，筋脉失养，或热盛动风而致；或因内伤禀赋不足,久病体虚,失血失液,导致阴虚阳亢化风,或阴虚血少,虚风内动而致。

1. 病因

(1)外邪侵袭

外感风、寒、湿邪,壅滞经络,气血运行不利,筋脉失养致痉。外感温热,或寒郁化热,火热伤阴,筋脉失于濡养;或热入营血,热盛动风,发为痉证。这常是中枢神经系统感染、热性惊厥的主要发病因素。

(2)禀赋异常

先天禀赋不足,素体阴虚肝旺,复加情志所伤,则可因肝阳暴张,阳亢化风,导致抽搐。这常是自身免疫性脑炎、蛛网膜下腔出血痉证的主要发病因素。

(3)久病体虚

外感热病后期,邪热久羁,耗灼真阴;或久病气血耗伤,虚风内生。这常是感染性疾病后期、慢性消耗性疾病引起瘛疭、搐搦的主要原因。老年人久患高血压病、脑动脉硬化,肝肾下虚,日久阴虚阳亢化风致痉,可为脑出血惊厥的主要发病因素。

(4)失血失液

素体阴血虚少,或大病伤津亡血,或误用或过用汗吐下法,伤精损液,筋脉失养,均可致痉证发生。这常是各种急慢性疾病失血失液,水电解质紊乱导致痉证的主要发病因素。

2. 病机

(1)病位在筋脉,与肝关系密切,涉及心、脾、胃、肾

筋脉有约束、联系和保护骨节肌肉的作用,有赖肝血的濡养而保持刚柔相济之性。如阴血不足,肝失濡养,筋脉刚劲太过,失却柔和之性,则发为痉证。如《景岳全书·痉证》曰:"痉之为病……其病在筋脉,筋脉拘急,所以反张。"

痉证发病,还与心、脾、胃、肾相关。如热陷心包,逆乱神明;脾失健运,痰浊阻滞;胃热腑实,阴津耗伤;肾精不足,阴血亏虚等。

(2)病理因素有风、热(火)、毒、虚

外感风邪,壅阻经脉,或肝肾阴虚,阳亢化风,筋脉拘急;火热邪气,逆传心包,扰乱神明,风火相煽;外感毒邪,或邪气内蕴,郁久化毒,壅塞经络,化热动风;脾虚化源不足,气血亏虚;或肾精不足,阴津亏虚,以致筋脉失养。风、火、毒三者可以相互兼夹转化,出现风火相煽,热毒郁结。

(3)病理性质有虚实两方面

外感致痉者,主要由于邪壅经络,或热盛动风,病理性质以实为主。内伤致痉,主要由于阴血亏虚,病理性质以虚为主。邪气伤正,常见虚实夹杂。

(4)基本病机为阴虚血少,筋脉失养

外感邪壅经络,气血不运;或热盛伤津,阴血亏乏,筋脉失于濡养。内伤由亡血、过汗、误治失治,或久病伤正,导致阴亏血少,筋脉失养;或肝肾阴虚,阳亢化风。正如《医学原理·痉门》曰:"虽有数因不同,其于津亏血少,无以滋荣经脉则一。"

（5）热盛致痉，热毒内陷，则痉厥并见

痉证外感温热或寒湿郁久化热，热毒内陷，则痉厥并见，病情凶险。热盛伤阴，阴精衰竭，亦可危及生命。

【辨证辨病治疗】

1. 辨证思路

（1）辨外感内伤

外感致痉起病多急，伴见恶寒、发热、脉浮等表证，即使热邪直中，可无恶寒，但必有发热。内伤痉证多渐起，病情进展缓慢，多无恶寒发热，可兼有内伤之证。

（2）辨病性虚实

外感致痉者，多属实证；内伤致痉者，多属虚证，或虚中夹实。突然发作，来势凶猛，颈项强直，牙关紧闭，角弓反张，四肢抽搐频繁有力而幅度大者，多属实证；持续迁延，时休时止，手足蠕动，筋惕肉瞤，震动幅度较小，神疲倦怠者，多属虚证。

（3）辨病理因素

项背强直，肢体强痉，手足震颤，四肢抽搐明显者，多辨证为风邪致病；高热头痛，心烦急躁，口噤龂齿，项背强急者，多辨证为火热之邪；大热烦躁，口燥咽干，视物昏瞀，错语不眠，肢体强直，四肢抽搐，甚至吐血衄血，热甚发斑，多属毒邪致病。

2. 治疗原则

（1）基本治则为补虚泻实，舒筋止痉

遵循急则治标，缓则治本原则。急性发作，以标实为主者，以祛邪泻实为主，可针药并施，以舒筋解痉。感受风寒湿热之邪致痉者，治以祛风散寒、清热除湿；肝经热盛者，泻肝清火、息风镇痉；阳明热盛者，清泄胃热、存阴止痉；心营热盛者，清心凉血、开窍止痉；痰浊阻滞者，祛风豁痰、息风镇痉。病势较缓则治其本，治以养血滋阴、舒筋止痉。

（2）滋阴养营贯穿治疗始终

津伤血少在痉证发病中具有重要作用，滋阴养营为主要治疗方法，阴血得复，筋脉得养，拘挛抽搐方可缓解。

（3）病证结合辨治

① 单纯疱疹病毒性脑炎、病毒性脑膜炎、化脓性脑膜炎和热性惊厥从邪壅经络或热盛动风论治：此类疾病的抽搐由感染所致，外感风寒湿邪，壅滞经络，久则郁而化热；或外感温热，热盛伤阴，甚则热邪深入营血，肝风内动。初期邪壅经络，治以祛邪通络止痉法；发热期和极期以热甚发痉为基本病机，治以清热息风镇痉法。

② 结核性脑膜炎、自身免疫性脑炎从正虚风动论治：内因系先天禀赋不足，或久病脏腑功能失调，正气虚弱；外因系邪壅经络，热盛动风。临证根据标本主次，治疗以补虚培元、清热息风为原则。

③ 脑寄生虫病从痰浊阻滞论治：虫积肠道、脑窍，脾胃健运失常，气机阻滞，痰浊

内生，随气升降，无处不到，流注经络，痹阻气血，发为本病。治以豁痰开窍、息风止痉法。

④ 失血失液、水电解质紊乱等从阴虚风动论治：素体阴虚血少，或大病伤津忘血，致津亏液脱，亡血失精，筋脉失养而致痉证。治以滋阴养血、息风止痉法。

⑤ 蛛网膜下腔出血、脑出血从瘀热风动论治：此类疾病可见惊厥，表现为神昏躁扰、半身不遂、舌强语謇、四肢抽搐、身热面赤、腹胀硬满等，属"中脏"重症。以瘀热阻窍、阳亢风动为主要病机，故治以凉血通瘀、潜阳息风法。

3. 分型治疗

（1）邪壅经络证（多见于中枢神经系统感染疾病初期）

证候：项背强直，肢体酸重，甚至口噤不语，四肢抽搐；恶寒发热，头痛头重。舌淡红，苔薄白，脉浮紧。

治法：祛风散寒，燥湿止痉。

代表方：羌活胜湿汤加减。用于风湿在表，壅塞经络之证。

常用药物：羌活、独活、防风、藁本祛风胜湿；川芎、蔓荆子祛风止痛；葛根、白芍、甘草解肌和营，缓急止痉。

临证加减：寒邪甚，恶寒无汗，加麻黄、桂枝、苏叶解肌发汗；风邪甚，畏风汗出，加荆芥、白芷祛风解肌；湿邪甚，筋脉拘急，胸脘痞闷，渴不欲饮，加半夏、生薏苡仁、白蔻仁、丝瓜络化湿和络。

（2）热甚动风证（多见于中枢神经系统感染发热期和热性惊厥）

证候：四肢抽搐，手足挛急，项背强直，甚则角弓反张，口噤龂齿，两目上视；高热，头痛，昏谵，面红，口干。舌红或绛，苔黄燥或少苔，脉弦细数。

治法：清热凉肝，息风镇痉。

代表方：羚角钩藤汤合清营汤加减。前方凉肝息风，用于热极动风证；后方清营解毒，用于热入营分证。

常用药物：水牛角、钩藤、桑叶、菊花清热凉肝，息风止痉；黄连、莲子心、淡竹叶、连翘清心泄热；玄参、生地黄、麦冬养阴生津。

临证加减：口干渴甚者，加生石膏、知母、天花粉清热生津；口苦、心烦急躁，加龙胆草、栀子、黄芩清肝泻火；痰涎壅盛，加天竺黄、胆南星清热豁痰；痉证反复，角弓反张，加钩藤、全蝎、蜈蚣、僵蚕、蝉蜕息风止痉；神昏痉厥，用至宝丹清热开窍醒神，或紫雪丹清热息风镇痉。

（3）阳明热盛证（多见于中枢神经系统感染极期和热性惊厥）

证候：项背强急，手足挛急，甚则角弓反张；壮热汗出，腹满便结，口渴喜冷饮。舌质红，苔黄燥，脉弦滑数。

治法：清泄胃热，增液止痉。

代表方：白虎汤合增液承气汤加减。前方甘寒清热生津，后方养阴泄热通腑，合用治疗阳明热盛，热结阴亏之痉证。

常用药物：生石膏、知母、玄参、生地黄、麦冬清热养阴生津；大黄、芒硝泻热通腑，软坚润燥；钩藤清热凉肝、息风止痉。

临证加减：热邪伤津而无腑实证者，用白虎加人参汤清热固脱救津；腹满胀痛，加厚朴、枳实行气除满；烦躁，加淡竹叶、栀子、黄连清心除烦；热甚动血，斑疹显现，舌质红绛，加水牛角、牡丹皮。

（4）瘀热风动证（见于蛛网膜下腔出血、脑出血之惊厥）

证候：猝然昏仆，或躁扰不宁，伴有半身不遂，舌强语謇，口歪眼斜，肢体强痉拘急；发热甚至高热，面红如醉，腹胀硬满，便干便秘。舌质红或红绛，苔黄燥，脉弦滑数。

治法：凉血通瘀，潜阳息风。

代表方：凉血通瘀方合镇肝息风汤加减。前方为周仲瑛教授经验方，功效通下瘀热，顺降气血；后方镇肝息风，育阴潜阳。

常用药物：熟大黄通腑泄热祛瘀；水牛角、生地黄、赤芍、牡丹皮清热凉血；地龙、三七活血化瘀；天麻、钩藤平肝息风；生石决明、龟甲、生牡蛎镇肝潜阳；白芍、玄参育阴柔肝息风。

临证加减：拘挛僵强，加木瓜、葛根缓急舒筋解痉；吐衄发斑，加紫草、仙鹤草清热凉血止血；肝火盛，急躁易怒，面红目赤，加龙胆草、黄芩、山栀；舌强语謇，加石菖蒲、炙远志化痰开窍。

（5）痰浊阻滞证（多见于脑寄生虫病）

证候：头痛昏蒙，神识呆滞，项背拘急，四肢抽搐；胸脘满闷，呕吐痰涎，言语不利。舌苔腻，脉滑或弦滑。

治法：豁痰开窍，息风止痉。

代表方：导痰汤加减。本方燥湿豁痰，行气开郁，主治痰浊壅阻证。

常用药物：半夏、制南星燥湿化痰；石菖蒲、炙远志、天竺黄化痰开窍；茯苓、白术运脾化湿；郁金、枳实、陈皮行气开郁；全蝎、地龙、蜈蚣息风止痉。

临证加减：言语不利，加白芥子豁痰开窍；胸闷咯痰，加瓜蒌、贝母、竹沥、桔梗化痰宣肺；呆滞，困倦欲寐，加青礞石化痰醒神；痰浊上壅，蒙闭清窍，突然昏厥抽搐，急用至宝丹。

（6）阴虚风动证（多见于失血失液、水电解质紊乱等引起的痉证）

证候：手足蠕动或瘛疭，口角颤动或筋惕肉瞤，四肢麻木；头目昏眩，神疲，心慌，形体消瘦，五心烦热，或低热，口干。舌红而干，少苔，脉细数。

治法：滋阴养血，息风止痉。

代表方：四物汤合大定风珠加减。前方养血和血，后方滋阴柔肝息风，合用于热灼真阴，阴血亏虚，虚风内动证。

常用药物：生地黄、熟地黄、白芍、阿胶、当归滋阴补血柔肝；生龟甲、生鳖甲、生牡蛎、天麻、钩藤育阴潜阳、息风止痉；麦冬、麻仁养阴润燥。

临证加减：手足心热，加白薇、胡黄连清虚热；心烦失眠，加知母、栀子、夜交藤、酸枣仁；阴虚多汗，时时欲脱者，加太子参、麦冬、山萸肉、五味子益气养阴固脱；气虚自汗，加黄芪、浮小麦益气固表敛汗；肢体拘急挛缩，加葛根、全蝎、僵蚕。

4.常用中成药

（1）羚羊散

功能与主治：平肝息风，清热解毒，镇惊安神。用于小儿热性惊厥，高热烦躁，神昏谵语。

用法与用量：口服，每次 0.6 ～ 1.0g，每日 2 次。

（2）万氏牛黄清心丸

功能与主治：清热解毒，豁痰开窍，镇惊安神。用于邪热内闭，烦躁不安，四肢抽搐，神昏谵语，小儿高热惊厥。

用法与用量：口服，每次 1 ～ 2 丸，每日 2 ～ 3 次。

（3）紫雪丹

功能与主治：清热解毒，止痉开窍。用于温热病之神昏谵语，高热抽搐。

用法与用量：口服，每次 1 丸，每日 1 ～ 2 次。

（4）清开灵注射液

功能与主治：清热解毒，化痰通络，醒神开窍。用于各种中枢神经系统感染引起的热甚动风证。

用法与用量：肌内注射，每次 2 ～ 4mL。重症患者静脉滴注，每日 20 ～ 40mL，以 10% 葡萄糖液 200mL 或氯化钠注射液 100mL 稀释后使用。

【预后转归】

痉证的预后取决于发作的轻重、频率、持续时间及原发病的轻重等因素。发作程度轻，次数少，持续时间短，抽搐后神清者，病多轻，预后良好；反之，程度重，频发且持续不止，抽搐后神昏不清者，病情为重，预后较差。病毒性脑膜炎预后较好，多无并发症；单纯疱疹病毒性脑炎、化脓性脑膜炎、结核性脑膜炎如能及时诊断，合理治疗，多数可痊愈，部分患者可并发癫痫、精神障碍、遗留瘫痪、智能下降等。热性惊厥易复发，单纯热性惊厥远期疗效良好，复杂性热性惊厥痫证发生率高。水电解质紊乱，如早期发现、及时处理，预后较好；若由严重疾病诱发者，预后差。蛛网膜下腔出血、脑出血总体预后差，与出血量、出血部位、病因及全身状况有关。

【预防调护】

痉证预防的关键在于劳逸结合，增强体质，防治外邪侵袭及外伤感染，对引起痉证的原发病进行积极有效的治疗，减少痉证诱发因素。外感病初起，宜及时疏散外邪，避免壅塞经络；热盛于里，及时清解并注意护津。痉证发作前往往有先兆表现，应密切观察，及时处理。

痉证多属急重症，高热神昏者，应积极物理降温，减少噪音刺激，保持平卧位，头偏向一侧，解开衣襟，保持呼吸道通畅，清除假牙等异物，注意保护舌体和防止窒息；肢体频繁抽动者，避免强行按压和捆绑，以防骨折。对热性惊厥患儿家长应进行诊断、防治及管理的系统性指导，减轻其担忧和焦虑，并令其掌握家庭救治基本知识。

【临证体会】

1. 息风止痉药的应用

治疗痉证需在辨证用药基础上，合理选用息风止痉药，常用天麻、钩藤等。如痉证频作，抽动幅度大，用生石决明、珍珠母、生龙骨、生牡蛎等重镇潜阳息风；抽搐频作，反复不已者，用炙蜈蚣、炙全蝎、炙僵蚕、地龙等虫类药搜风止痉；阴虚风动致痉者，用炙龟甲、炙鳖甲等介类药育阴潜阳息风。

2. 痉证治疗不可一味息风止痉，而须辨明外感和内伤

痉证总属风邪为患，治疗以平肝息风止痉为要。但切不可见痉止痉，不分外感与内伤，一味使用息风止痉药。凡病属外感所致者，当先祛其邪，采用祛风、散寒、除湿法；若邪热入里，消灼津液，当以泄热存阴为主。内伤者，以阴伤血少为多见，治疗当以滋阴养血为大法。

3. 中西医结合治疗

痉证是临床危急重症的表现，大多发病较急，变化迅速。因此，除采取必要应急措施及对症处理外，关键在于对原发疾病进行治疗。如各种高热致痉，应积极查找引起高热的原因，采取有效的防治措施。中枢神经感染性疾病在疾病过程中均可出现项背强急、四肢抽搐、角弓反张等痉证表现，应充分发挥中西医各自的优势，联合治疗。

【验案介绍】

1. 流行性乙型脑炎重型极期痉证案

沈某，男，12 岁。初诊日期：1988 年 8 月 2 日。

2 天前突然发热（体温 39.2℃），头痛，伴呕吐，继则出现抽搐，神志不清，呼吸急促。诊断为流行性乙型脑炎重型极期，收治入院。刻诊：面部紫绀，对光反射迟钝，颈项强直，心率 110 次 / 分，腹壁反射消失，提睾反射未引出，克氏征、布氏征（+），体温 38.6℃，呼吸 22 次 / 分，血压 113/75mmHg。舌质鲜红，苔黄腻。血常规检查：白细胞计数 $12.0×10^9$/L，淋巴细胞百分比 80%。脑脊液检查：白细胞 $300×10^9$/L。辨证为暑温气营两燔证，治予清气凉营法。药用清气凉营注射液，每次 30mL，每日 2 次，静脉点滴；同时配合西药补液，纠正呼吸衰竭、脱水等对症治疗。药后 2 小时，额上微汗出，体温逐渐下降。32 小时后，体温降至正常，随之神志转清，能进流食。5 天后，症状基本消失，颈软，四肢活动自如。神经系检查（－）。复查血常规：白细胞计数 $7.6×10^9$/L，淋巴细胞百分比 70%。以清暑益气汤调养 1 周后，于 1988 年 8 月 18 日康复出院。

按: 该案为青少年患者,发病急骤,病情危重,属中医之痉证。从发病季节看,8月正值暑气当令,又以高热发病,伴有神志不清及颈项强直等。故诊为暑温气营两燔证,以清气凉营注射液配合补液等对症治疗而迅速得效。

——郑志攀.周仲瑛教授辨治外感热病的学术思想和临床经验研究 [D].南京:南京中医药大学,2017.

第十五章　脑鸣耳鸣

【概说】

脑鸣耳鸣是指主观上感觉脑内或耳中有鸣响，如蝉鸣、流水、鸟叫，或轰鸣如潮水声，但外界并无相应声源存在。脑鸣的声音多源于枕部或颞侧，也可涉及整个头部；耳鸣则是由耳内发出。两者临床表现与辨治方法类似，并常伴随发病，故一并论治。

脑鸣耳鸣是听觉功能紊乱所致的一种常见症状，既可以单独发病，又可继发于他病，成为该病的突出症状，如脑动脉硬化、高血压、神经症等。脑鸣可见于脑动静脉瘘、颅底动脉瘤、颅内肿瘤等，耳鸣可见于外耳道炎、中耳炎、鼓室积液、耳硬化症、腭肌阵挛、药物中毒等。以上疾病凡以脑鸣或耳鸣为主症者，可参考本章论治。

【脑鸣耳鸣常见疾病概述】

脑鸣耳鸣的发生与自主神经系统和边缘系统神经兴奋性增加相关，产生于听觉皮层下中枢对神经末梢的微弱信号的觉察和处理过程中，是耳蜗、听皮层下核团、自主神经系统、边缘系统及皮层区相互作用的结果。脑鸣耳鸣涉及耳鼻喉、神经精神等专科，根据发生的可能部位和病因分为以下几类。

1. 血管源性

颅内或耳蜗附近血管血流障碍，血管壁受到刺激，导致颅内或颅外血管痉挛，引起一过性狭窄，出现血流湍流，表现为有节律的鸣响，如同心脏或血管脉搏跳动。如动静脉瘘和动脉瘤，常产生与脉搏同步的搏动性杂音，血管造影有助于诊断。头颅 CT 或 MR、经颅多普勒等检查可排除颅内病变。

血管源性鸣响不能被纯音掩蔽，严重者可配置耳鸣掩蔽器。适当服用抗惊厥和镇静药，但药物治疗效果不佳；针对原发疾病治疗，必要时手术治疗。

2. 中枢性

中枢听觉径路病变包括脑干和听觉皮层病变，如多发性硬化、脑肿瘤、颅脑外伤、感染病灶累及蜗核与听皮层间的传入或传出神经纤维等皆能对听觉传导径路反射弧造成干扰，导致脑鸣耳鸣。

本病主要针对病因治疗：若能明确原发病变，采取有效治疗方法，可获得较好疗效。如病因无法确定，或病因虽能确定但无特殊治疗方法，则预后较差。普鲁卡因、利多卡因等局部麻醉剂能够阻滞神经轴突的接合，使听觉传导径路的异常节律过度活动得到控制，可部分控制症状，但易复发。

3. 耳源性

外耳病变妨碍声波传入中耳，耳郭、外耳道软骨或骨部病变阻塞外耳道时，对生理性杂音掩蔽作用减弱，而体内微弱声音相对增强，从而导致耳鸣。中耳病变同样使环境噪声对体内生理性杂音的掩蔽作用减弱，引起不同程度的传导性耳鸣。内耳尤其是耳蜗病变所致的耳鸣，多是病变部位的自发性放电活动所致，损伤的毛细胞去极化状态时间延长，引起神经元的兴奋性增强，产生异常信号。突发性耳聋是指72小时内突然发生、原因不明的感音神经性听力损失，耳鸣可为始发症状，患者突然发生一侧耳鸣，音调很高，同时或相继出现听力迅速下降，治疗后多数患者听力可提高，但耳鸣可长期不消失。

血管扩张剂治疗可改善内耳血液循环，治疗内耳疾病引起的耳鸣，如倍他司汀、钙离子拮抗剂类（如氟桂利嗪、尼莫地平）。三磷酸腺苷和辅酶A等可促进内耳细胞能量代谢及呼吸链功能，改善微循环，对早期耳蜗病变所致耳鸣有较好疗效。

4. 肌源性

腭肌阵挛是客观性耳鸣最常见的原因，与精神因素有关，也可见于神经系统病变。患者一耳或双耳可听到不规则的"咯咯"声，节律与软腭痉挛性收缩同步。中耳肌包括镫骨肌或鼓膜张肌，其痉挛性收缩可产生典型节律的"咔嗒"声；牙齿咬合不平衡或颞颌关节炎可引起耳鸣，当患者张口或闭口时，可在外耳道附近听到"咔嗒"声。

肌源性耳鸣可以部分自我控制，但患者多对咬牙及下颌运动触发深感困扰。患者可口服肌松剂，如巴氯芬缓解肌肉紧张，并辅以精神心理指导，改善睡眠；必要时，口服抗焦虑药、抗抑郁药，如艾司唑仑等，但这类药物均有不同程度的副作用，甚至可加重耳鸣，故选药及用量应慎重。

5. 全身性疾病

全身性疾病，如植物神经功能紊乱、脑供血缺乏、高血压、低血压、贫血、糖尿病、营养不良、过度疲劳、睡眠不足、情绪紧张焦虑等，均可引起脑鸣耳鸣。

【病因病机】

本病多因外邪侵袭、情志失调、饮食不节、年高肾虚、久病体虚等，导致火、风、痰内生，清窍受扰，或肾虚失充，气虚清阳不升所致。

1. 病因

（1）感受外邪

起居不慎，外感风热邪气；或风寒入里化热，邪气循经上犯，脑窍、耳窍遭受蒙蔽，导致脑鸣耳鸣，尤其肾虚正气不足者，祛邪无力，易使客邪停滞于耳。这常是耳源性耳鸣的主要发病因素。

（2）情志不调

平素郁郁寡欢，肝失疏泄条达，气机郁滞，郁而化火；或猝然暴怒气逆，肝胆之火循经上扰，引起脑鸣耳鸣。这常是神经症、耳源性、肌源性脑鸣耳鸣的主要发病因素。

（3）饮食不节

嗜食肥甘厚腻，脾运失司，水湿不化，湿聚生痰，痰浊郁闭；或痰郁化火，痰热壅闭清窍，导致脑鸣耳鸣。这常是耳源性、脑动脉硬化、高血压性脑鸣耳鸣的主要发病因素。

（4）年老久病

年高肾精不足，清窍失于奉养；或肾阴不足，虚火内生，上扰清窍；或慢性久病，耗伤气血，气血亏虚，清窍失养导致脑鸣耳鸣。这常是血管源性、耳源性脑鸣耳鸣的主要发病因素。

2.病机

（1）病位主要在脑窍，涉及肾、肝、脾

① 病位主要在脑窍：广义脑窍包括神窍和官窍。神窍无形，包括脑髓、脑络的腠理玄府等脑窍内在结构；官窍有形，包括耳窍等外显器官。脑鸣耳鸣系根据病变部位命名，故其病位主要在脑窍。

② 病位涉及肾：脑鸣耳鸣与肾的关系尤为密切。肾主骨生髓，上通于脑，脑为髓海，"髓海不足，则脑转耳鸣"。先天肾精不足，年老肾精渐亏，或后天失养，均可导致肾精亏损，髓海空虚，不能上荣，引起脑鸣耳鸣。

③ 病位涉及肝：《名医类案·首风》认为，"头鸣耳鸣，顶疼目眩……气夹肝火"，情志抑郁，或暴怒伤肝，肝失条达，气郁化火，上扰清窍；或肝郁阳亢化风，上扰颠顶，引起脑鸣耳鸣。

④ 病位涉及脾：脾虚气血生化乏源，不能上荣清窍；或脾运失司，湿浊内生，上蒙清窍，出现脑鸣耳鸣。

（2）病理因素涉及火、风、痰、虚

肝郁化火，或阳亢化风，上扰脑窍；或阴虚水不制火，虚火妄动，浮阳于上，循经上扰；痰浊内生，困遏中焦，脾气不升，清窍受蒙；或痰郁化热，郁闭清窍，均可导致清窍不利，引起脑鸣耳鸣。虚者因肾精亏损，髓海空虚，不能上荣；或因气血不足，气虚清阳不升所致。

（3）病理性质有虚有实

因肾精不足，脑髓空虚；或气血不足，清阳不升者多属虚；因肝经风火，痰浊蒙闭所致者属实证。临床常以肾虚为本，风火痰浊为标，表现为本虚标实，虚实错综。

（4）基本病机为肾精不足，脑窍失养

肾藏先天之精，滋养脑髓，荣养脑窍，开窍于耳。诸髓皆属于脑，脑为髓聚而成，故称"髓海"。肾精不足则髓海失充，脑窍失养，故见脑鸣如蝉、耳鸣如潮。外邪、火、风、痰等也往往因肾虚不能充养而侵扰，并滞留难去。

【辨证辨病治疗】

1.辨证思路

（1）辨证候虚实

起病急骤，病程短，鸣响声高音大者以实证为多见，常见于风热侵袭、肝火上炎、风阳上扰、痰火郁结、瘀血阻闭等；起病缓慢，病程长，绵绵不休，遇劳加重者以虚证为多

见，如肾精亏损或气血亏虚等。

（2）辨肝、脾、肾脏腑病机重点

脑鸣耳鸣伴有情绪不宁，或悲伤抑郁，头昏胀痛，面色潮红，急躁易怒，口干口苦者，多则责之于肝；伴疲乏倦怠，少气懒言，面色无华，纳少便溏者，多则责之于脾；鸣如蝉声，昼夜不息，安静尤甚，伴头昏目花、腰膝酸软者，多则责之于肾。

2. 治疗原则

（1）基本治则为补虚泻实

由于本病的基本病理变化是肾虚为本，火、风、痰为标，故临证治疗当以补虚泻实为原则。实证，治宜疏风清热、清肝泄热、平肝息风、化痰活血；虚证，治宜补肾填精、益气养血、健脾升清。虚实夹杂者，补虚泻实兼施。

（2）重视补肾益精

脑鸣耳鸣的基本病机为肾精不足，脑窍失养，故治疗当重视补肾益精，充养脑窍。

（3）病证结合辨治

① 血管源性脑鸣耳鸣从肾虚阳亢论治：本病多发生于患有颅内外血管疾病的患者，因血管痉挛，引起一过性狭窄，出现血流湍流。如脑动脑硬化、高血压病、动静脉瘘和动脉瘤等，可由情志抑郁，或猝然暴怒诱发或加重，临床以脑鸣耳鸣如蝉，或如雷轰潮声，伴有头胀昏痛、烦躁易怒、面红为特征。以肾虚阳亢为基本病机，常用补肾平肝法治疗。

② 中枢性脑鸣耳鸣从痰瘀论治：中枢性脑鸣耳鸣多见于颅内肿瘤、颅脑外伤等，可伴有头痛，耳内闷胀或痛，多持续存在，面色紫暗。以痰瘀阻窍为主要病机，常用化痰祛瘀通窍法治疗。

③ 耳源性耳鸣从风痰论治：本病耳鸣多由听觉系统病变所致，表现为突然起病，伴耳闭耳胀，甚至耳痛，听力下降；可有外感病史，或与反复发作眩晕有关，眩晕发作时伴恶心呕吐。以风痰上扰为基本病机，常用祛风化痰通窍法治疗。

④ 肌源性脑鸣耳鸣从肝郁风痰论治：本病多与精神因素有关，以肌肉紧张、关节紊乱为病理特征，临床以脑鸣耳鸣，耳中胀闷，伴情绪抑郁焦虑为主要表现。以肝气郁结，风痰上扰为主要病机；常用疏肝解郁，祛风化痰法治疗。

3. 分型治疗

（1）风热侵袭证（多见于耳源性耳鸣脑鸣）

证候：猝然脑鸣耳鸣，耳闭耳胀，或耳痒，听力下降；头胀或痛，鼻塞流涕，发热恶寒。舌红，苔薄黄，脉浮数。

治法：疏风清热通窍。

代表方：银翘散加减。用于风热外袭，上犯清窍所致的脑鸣耳鸣。

常用药物：金银花、连翘、牛蒡子清热解表；荆芥、薄荷、淡豆豉疏风透表；桔梗宣肺通窍；淡竹叶、芦根清热生津。

临证加减：脑鸣耳鸣剧烈，加蝉蜕、石菖蒲宣气通窍；鼻塞流涕明显，加苍耳子、辛夷宣通鼻窍；头痛，加白芷、蔓荆子疏风止痛。

（2）肝火上炎证（多见于血管源性、肌源性脑鸣耳鸣）

证候：脑鸣耳鸣如闻潮声或风雷声，多在情志抑郁或恼怒之后加重；急躁易怒，口苦咽干，尿黄，便秘，胸胁胀痛，头痛眩晕。舌红，苔黄，脉弦数。

治法：清肝泄热，开郁通窍。

代表方：龙胆泻肝汤加减。用于肝火上炎，循经上扰所致的脑鸣耳鸣。

常用药物：龙胆草泻肝胆实火，清下焦湿热；黄芩、栀子苦寒泻火；车前子、小通草、泽泻清利湿热；生地黄、当归凉血清热。

临证加减：肝气郁结明显而火热不显者，可选用丹栀逍遥散加减；鸣响如轰，持续难解，烦躁不安，头昏胀痛，面红烘热，加灵磁石、生石决明、钩藤平肝潜阳；牙龈肿痛，吐衄，加黄连、升麻清胃泻火。

（3）痰火郁结证（多见于中枢性、耳源性脑鸣耳鸣）

证候：脑鸣耳鸣，耳中胀闷如堵；头重头昏，胸脘满闷，食少纳呆，大便不畅。舌红，苔黄腻，脉滑数。

治法：清热化痰，散结通窍。

代表方：礞石滚痰丸、黄连温胆汤加减。前方清火化痰，用于痰火旺盛，腑气不通者；后方清热化痰，用于痰热蒙蔽清窍所致的脑鸣耳鸣。

常用药物：青礞石重坠下痰；胆南星、竹茹、瓜蒌清热化痰；陈皮、半夏、茯苓燥湿化痰；黄连、黄芩苦寒清热燥湿；枳实、郁金、沉香行气解郁。

临证加减：腑实便秘，加大黄；头重昏蒙不清，困倦多梦，加石菖蒲、远志化痰开窍；耳闷，加柴胡、制香附、郁金、白芷行气通窍；外伤所致或久病难愈，面唇紫暗，或见肌肤甲错者，加全蝎、川芎、红花、路路通化瘀通络。

（4）肾精亏损证（多见于血管源性、老年人脑鸣耳鸣）

证候：脑鸣耳鸣如蝉，昼夜不息，安静尤甚；头昏眼花，腰膝酸软，虚烦失眠，夜尿频多。舌红，少苔，脉细弱或细数。

治法：补肾填精，滋阴潜阳。

代表方：耳聋左慈丸加减。用于肾元亏损，髓海空虚所致的脑鸣耳鸣。

常用药物：灵磁石重镇潜阳；熟地黄、山萸肉、制首乌、杞子滋阴补肾；肉苁蓉、菟丝子、巴戟天温补肾元；五味子收敛固精；石菖蒲通利脑窍。

临证加减：腰酸腿软，肢体畏寒，少腹拘急，小便不利者，加附子、桂枝温补命门真火；失眠多梦，心绪难宁，加柏子仁、酸枣仁养心安神。

（5）中气不足证（多见于虚体患者及虚弱性疾病引起的脑鸣耳鸣）

证候：脑鸣耳鸣，时轻时重，烦劳则发；四肢困倦，神疲乏力，纳少，气短，大便溏薄。舌淡，苔白腻，脉细弱。

治法：健脾益气，升清举陷。

代表方：益气聪明汤加减。用于中气不足，清阳不升所致的脑鸣耳鸣。

常用药物：党参、炙黄芪补中益气；升麻、葛根升举清气；蔓荆子升清通窍；黄柏、白芍反佐和降；炙甘草调和诸药，兼补脾胃。

临证加减：形寒怕冷，加防风、白术益气固表；大便溏薄，甚至泄泻，加山药、白扁豆健脾止泻；面目浮肿、小便清冷，加桂枝、茯苓温阳化气。

4. 常用中成药

（1）耳聋丸

功能与主治：清肝泻火，利湿通窍。用于肝胆湿热所致的头晕头痛、耳聋耳鸣、耳内流脓。

用法与用量：口服，每次 7g，每日 2 次。

（2）耳聋左慈丸

功能与主治：滋肾平肝。用于肝肾阴虚，耳鸣耳聋，头晕目眩。

用法与用量：口服，每次 6g，每日 2 次。

（3）益气聪明丸

功能与主治：益气升阳，聪耳明目。用于耳聋耳鸣，视物昏花。

用法与用量：口服，每次 9g，每日 1 次。

【预后转归】

脑鸣耳鸣系脑病中的难治性疾病，预后与年龄、原发疾病、病程、治疗是否及时等因素有关。初病、病程短、年轻患者，有明确的原发病变，采取针对性治疗，可获得较好疗效；除脑鸣耳鸣主症外的伴有证候明显且病性属实者，治疗效果相对为好。如肝经风火上扰，采用清肝息风法治疗，往往可取得意想不到的效果。病程长、高龄患者，病因不明，或伴有证候不典型者辨治较为棘手，预后较差，可能顽固性存在。

脑动静脉瘘、颅底动脉瘤等血管源性耳鸣，经积极有效的手术或介入治疗，多预后良好。脑动脉硬化导致的鸣响，病程缠绵难愈，经补益肝肾、化痰祛瘀法治疗后，可部分控制症状，疗效不持久，易反复。颅内肿瘤、多发性硬化等引起的中枢性耳鸣，需积极治疗原发疾病。耳源性耳鸣中，耳郭、外耳道阻塞，经对因治疗，预后良好；外耳道炎、中耳炎经疏风清热治疗，预后尚可；耳蜗病变无有效方法，预后欠佳。肌源性耳鸣经平肝化痰治疗，配合心理疏导，可控制症状。

【预防调护】

脑鸣耳鸣是多种疾病的常见症状之一，积极防治引起脑鸣耳鸣的各种疾病是防治的关键。怡情养性，饮食有节，起居有常，保证充足睡眠。充分理解患者的痛苦，进行交谈时应避免大声叫喊或发出尖利声响。脱离噪声环境，避免噪声刺激。避免使用耳毒性药物，如氨基糖苷类抗生素、袢利尿剂（速尿、利尿酸）等；若因病情需要必须使用时，应严密监测听力变化。

血管源性和肌源性脑鸣耳鸣，尤需保持心情舒畅，避免暴怒等不良情绪刺激，注意劳逸结合，节制房事。耳源性耳鸣，做到起居有节，饮食清淡，避免外邪侵袭，采取正确的搐鼻涕方法，戒烟戒酒。

【临证体会】

1. 从鸣响性质辨证候虚实

一般而言，年轻患者，鸣响声高音大，声如汽笛、口哨、轰鸣，多属实；鸣响声细音低，绵绵不休，遇劳加重者，多属虚。高龄老年患者尽管无明显肾虚外候，也当从肾虚着手论治。

2. 通窍药治疗

脑鸣耳鸣病位在头窍，可在辨证用药基础上加石菖蒲、远志、南星等化痰通窍药。伴有头闷胀、耳闷塞不通者，可用王清任《医林改错》通气散（柴胡、香附、川芎）宣郁行气通窍。

3. 虫类药治疗

本病病程日久，迁延缠绵，久病入络，风痰瘀胶结，应在辨证用药基础上使用虫类药，如全蝎、地龙、僵蚕等。

【验案介绍】

孟某，男，46岁。初诊日期：2000年5月7日。

患者因肺结核注射链霉素后引起耳鸣耳聋，已经年余，多方治疗未效。刻下：耳鸣，听力不聪，左耳已聋，头昏眩，疲乏无力，大便干。舌苔白腻微黄，脉弦。从风痰阻遏，耳窍闭塞论治；治以祛风化痰通窍法。

处方：龙胆草6g，柴胡5g，白蒺藜15g，蝉蜕6g，胆南星6g，杞子10g，灵磁石30g，红花10g，菊花10g，菖蒲10g。常法煎服。

二诊（5月12日）：服药5剂后。症状有所改善，加细辛3g，全蝎3g，续进5剂。耳鸣、耳聋、头昏目眩均有明显减轻，仅左耳稍有不聪，上方加决明子15g，续服巩固。

按： 本案耳鸣因药物中毒所致，治疗较为棘手。根据患者表现，辨证为风痰阻遏，虽有虚的表现，但总体分析以实为主；由肝失疏泄，郁而化火生风，与痰相夹，循经上扰耳窍所致。治以泻肝祛风，化痰通窍。方以龙胆草、柴胡、菊花清泻肝胆，白蒺藜、蝉蜕平肝息风，胆南星、菖蒲化痰泄浊开窍，红花活血化瘀，灵磁石潜降肝阳。药后虽有疗效，但尚不理想，复诊加辛散温经通窍之细辛，更用全蝎搜风通络，使疗效大增。又加决明子清肝明目，泄热通便以善后。以上治法直接或间接开通闭塞之清窍，使耳鸣得除。

——王志英，金路.周仲瑛从风痰论治内科难治病验案3则［J］.江苏中医药，2015，47（9）：44-45.

第十六章 面瘫

【概说】

面瘫，是以面部表情肌活动障碍为主要特征的病症，多一侧发病，较少双侧同时发病。临床以口眼㖞斜，目闭不全，眼泪外溢，口角下垂，口角流涎，面部被牵歪向健侧为特征，亦称为"口僻""㖞僻""吊线风""歪嘴风"。

口眼㖞斜与目闭不全并见者，属西医学周围性面瘫范畴，多见于特发性面神经炎、吉兰-巴雷综合征、脑桥小脑角区肿瘤、耳部炎症及妊娠相关性面瘫等，可参照本章论治。口眼㖞斜而眼睑闭合有力者，属中枢性面瘫，见于脑卒中、脱髓鞘脑病、幕上脑实质肿瘤压迫等，多合并肢体及语言症状，此类疾病伴发的面瘫不属本章讨论范围，可参考"中风""脑瘤"等章。

【面瘫常见疾病概述】

面神经运动纤维起源于脑桥内的面神经核，支配除咀嚼肌和提上睑肌以外的所有面肌，以及颈阔肌、镫骨肌、耳部肌。脑桥内支配上部面肌（额肌、皱眉肌及眼轮匝肌）的神经元受双侧皮质脑干束控制，支配下部面肌（颧肌、颊肌、口轮匝肌、颈阔肌）的神经元仅受对侧皮质脑干束控制。据此，临床根据病变部位分为周围性面瘫和中枢性面瘫两大类。

1. 周围性面瘫

周围性面瘫病变在面神经核或核以下面神经，表现为同侧上、下部面肌瘫痪。患侧额纹变浅或消失，不能皱眉，眼裂变大，眼睑闭合无力；患侧鼻唇沟变浅，口角下垂，鼓腮漏气，不能吹口哨，食物易嵌存于颊部与齿龈之间。周围性面瘫常见于以下疾病。

（1）特发性面神经炎

本病由茎乳孔内面神经的非特异性炎症所致。确切病因不明，与嗜神经病毒感染有关，多见于受凉或上呼吸道感染后，由急性病毒感染和水肿导致面神经压迫或局部血液循环障碍所引起。妊娠晚期或分娩后发生的急性面神经麻痹，又称"妊娠相关性面瘫"。

起病突然，绝大多数为单侧发病，多于48小时内达高峰。不同部位的面神经损害，出现相应的临床表现：①膝状神经节前损害，因鼓索神经受累，出现舌前2/3味觉障碍；镫骨肌分支受累出现听觉过敏。②膝状神经节病变（亦称"亨特综合征"），多源于带状疱疹病毒感染，在膝状神经节前损害症状基础上，出现耳郭和外耳道感觉迟钝、外耳道和鼓膜疱疹。③面神经管内损害，表现为周围性面神经麻痹，舌前2/3味觉障碍，以及泪腺、唾液腺分泌障碍。④茎乳孔附近病变（又称"贝尔麻痹"），表现为典型的周围性面瘫和耳后疼痛。颅脑影像学检查可作为重要的排除诊断依据。

本病急性期用药物治疗，以改善局部循环、消除炎症水肿为主，及早使用皮质类固醇激素；合并局部疱疹病毒感染者，联合抗病毒治疗。疾病恢复期治疗，以促进神经功能恢复为主。妊娠相关性面瘫的治疗，应权衡胎龄相关的风险-获益比。一般本病持续 2～3 周开始恢复，3 个月不能完全恢复者遗留后遗症状。恢复不完全者，常可伴发面部瘫痪肌的挛缩、面肌痉挛或连带运动。发病 3 周内面神经复合肌肉动作电位（CMAP）检测可提供预后信息：若患侧 CMAP 波幅下降为健侧的 30% 以上，可能在 2 个月内恢复；下降为健侧的 10%～30%，在 2～8 个月恢复；下降为健侧的 10% 以下，恢复较差，需 6 个月～1 年。

（2）急性炎症性脱髓鞘性多发性神经病

本病即吉兰-巴雷综合征（GBS），可并发周围性面神经麻痹，多为双侧。本病属自身免疫性疾病，多有前驱感染史，急性起病，进行性加重，2 周左右达高峰，以损害多数脊神经根和周围神经为主，出现双侧对称性肢体下运动神经元瘫痪和（或）感觉障碍。也常累及颅神经，以双侧面神经麻痹最为常见，其次是舌咽和迷走神经，表现为面瘫、声音嘶哑、吞咽困难。发病 2 周左右的脑脊液检查，可出现蛋白定量增高而细胞数正常的"蛋白-细胞分离现象"。发病早期，肌电图检查可能仅有 F 波或 H 反射延迟或消失，神经传导速度减慢，远端潜伏期延长，动作电位波幅正常或下降。

急性期应用免疫抑制剂，可抑制异常免疫反应，消除致病因子的神经损伤，促进神经再生，如血浆置换、免疫球蛋白、糖皮质激素等。此外，可以给予足量 B 族维生素、维生素 C、辅酶 Q_{10} 和高热卡易消化饮食。本病症状一般 2 周左右达到高峰，1～2 个月后开始恢复，多数患者神经功能在数周至数月内基本恢复，少数遗留持久的神经功能障碍。

（3）耳部炎症性面瘫

急慢性中耳炎、乳突炎或恶性外耳炎引起的面瘫由病毒或细菌感染引起，表现为耳痛、听力减退、发热等。由于耳部炎症和贝尔麻痹均可出现耳痛，必要时需进行耳鼻喉检查以鉴别。

本类面瘫的治疗以处置耳部炎症为主。

（4）脑桥小脑角区肿瘤

脑桥小脑角区的听神经瘤、脑膜瘤等引起的面神经麻痹，起病隐匿，进展缓慢，可伴有听觉障碍、三叉神经功能障碍及外展神经麻痹和对侧肢体偏瘫等。影像学后颅窝 CT/MRI 检查可提供诊断依据。

本病的治疗以神经外科干预为主。

2. 中枢性面瘫

中枢性面瘫是指面神经核以上的脑组织受损时，出现病灶对侧下面部肌肉瘫痪的现象，表现为患侧鼻唇沟变浅、口角歪向病灶侧、不能吹口哨和鼓腮等，而上部面肌（额肌、眼轮匝肌）不受累。本病具有眼裂以下面部表情肌瘫痪，而眼裂以上表情肌功能正常的特点。通常由脑卒中、脑肿瘤等引起。

【病因病机】

正气亏虚，卫外不固，脉络空虚，风邪外袭，夹痰夹瘀，甚则化生热毒，导致邪阻经络，气血瘀阻。

1. 病因

（1）正气不足

先天禀赋不足、久病体弱、产后体虚、劳逸不当，致正气亏虚，荣卫失度，腠理空疏，风邪乘虚而入。此常是面神经炎、急性炎症性脱髓鞘性多发性神经病、妊娠面瘫的内在发病因素。

（2）风邪入络

风邪致病，常兼夹寒、热，尤以风寒为多。风寒、风热侵袭额面阳明络脉，痹阻气血。此常是面神经炎的外在发病因素。

（3）热毒蕴结

头面为诸阳之会，阳明胃经循行面前，少阳胆经循行头侧面。若胆胃不和，运化失常，致湿毒内聚，痰热内生，复加正虚感邪，与热、毒相搏，致热毒蕴结经脉。此常是亨特综合征、耳部炎症性面瘫的主要发病因素。

2. 病机

（1）病位在阳明、太阳二经

头面为诸阳之会，其中循行于面颊部的经脉以足阳明胃经最长，足阳明胃经和手太阳小肠经的分布最广，故阳明、太阳二经易受病邪侵袭。

（2）风、痰、瘀为主要病理因素，三者互为关联，甚则化生热毒

风为阳邪，其性开泄，易袭阳位。头为诸阳之会，易受风邪侵袭。初期多见风寒客于面络，久则郁而化热。若痰湿素盛，风袭痰动；或痰郁化热，引动内风而致风痰互结，流窜面络。若久病入络，风邪与痰瘀互结，可致面瘫迁延不愈，甚则痰瘀蕴热，热盛生毒。顽痰死血、热毒损伤筋膜、血络，致面瘫难复，甚则后遗面部经脉拘急。

风、痰、瘀三者在病理上具有一定的关联，可表现为"风痰上扰""痰瘀互结""风痰瘀阻"等。

（3）病理性质以实为主，虚实之间互有夹杂

初起风邪外侵多为实证，以风寒、风热阻络多见。病久不复，邪气内踞，痰瘀阻滞，热毒蕴结，正气又虚，形成虚实夹杂证。

（4）正虚感邪，邪阻经络，气血痹阻为基本病机

阳气内虚，不能散布于经脉，以致经络空虚，是邪中经络引起面瘫的前提。面瘫多于夜间或晨起发病，因此时阳气归藏于内，邪气乘虚而入也。面瘫高发于青壮年，虽壮年体盛，若不惜身，烦劳过度，将息失宜，汗出当风，当邪盛之时，正气相对不足，正不敌邪，邪阻经络，气血痹阻，经脉失养，筋脉纵缓不收，发为本病。

【辨证辨病治疗】

1. 辨证思路

（1）辨病期及虚实

发病初期，风邪外侵，属实证，需区别风寒痹阻、风热袭络、风痰阻络之不同。此期

属新病，病程短，病情虽重，但大多易治。后遗症期，病久不愈，久病邪气留恋，正气已虚，多见痰瘀阻络或热毒蕴结，病属虚实夹杂而难治。

（2）辨标本轻重

本病发生以正气亏虚为本，风邪侵袭为标，需辨本虚标实孰轻孰重，再辨风、寒、热、痰、瘀等病理因素的主次与兼夹，还当注意少数患者病久邪气伤正，顽痰死血阻滞而致面肌抽搐等变证。

2. 治疗原则

（1）治疗原则为祛风化痰、活血通络、补虚益气

正虚感邪为面瘫的基本病机，风邪为发病始动因素，痰、瘀为主要病理因素，病初属表、属实，故治以祛风化痰、活血通络，兼顾扶正。后期气血亏虚，痰瘀阻络，治以补虚益气为主，配伍搜风化痰，活血通络。

（2）从毒论治

面瘫患者若见耳后疼痛、面部肿胀、肌肤麻木等，且病前有受凉或咽痛病史者，多属风痰热毒蕴结之象，与疱疹病毒感染类似。可从毒论治，采用祛风化痰、清热解毒法。

（3）配合针灸治疗

及早配合针灸疗法，有助于促进面瘫康复。面部为三阳经循行之处，又因阳明经多气多血，故针灸手足阳明经及面部穴位可鼓舞阳明经气，促进气血运行，通经活络，直达病所。

（4）病证结合辨治

① 特发性面神经炎、吉兰-巴雷综合征从风痰论治：因茎乳孔内面神经非特异性炎症及吉兰-巴雷综合征所致的周围性面瘫有前驱感染史，多因吹风受凉诱发，证属风痰阻络或风寒袭络，常用祛风散寒、化痰通络法治疗。

② 亨特综合征、耳部炎症性面瘫从风痰热毒论治：亨特综合征多源于带状疱疹病毒感染，可见外耳道疱疹；耳部炎症由病毒或细菌感染所致，表现为耳痛、发热等。证属风痰热毒痹阻，常用祛风化痰、清热解毒通络法治疗。

③ 妊娠相关性面瘫从气血亏虚、风寒外袭论治：妊娠期精血下行养胎，头面气血亏虚，复受风寒而致面瘫。可首选针灸消除局部水肿，药物治疗采用补益气血、祛风散寒法。

④ 脑桥小脑角区肿瘤从正气亏虚、痰瘀壅塞论治：本病以头晕、耳鸣、口眼㖞斜、言语含糊、肢体偏瘫、行走不稳等为特征。病机为正气亏虚，痰瘀壅塞，阻滞脉络。治拟益气活血、化痰消瘀通络法。

3. 分型治疗

（1）风痰阻络证（多见于特发性面神经炎、吉兰-巴雷综合征之面瘫）

证候：突然口眼㖞斜，眼睑闭合不全，口角流涎；常伴有颜面麻木不仁，头重如裹。舌淡红，苔薄白腻，脉弦或滑。

治法：祛风化痰通络。

代表方：牵正散加减。本方用于风痰阻络，络脉壅滞所致的面瘫。

常用药物：白附子祛风化痰止痉，善散头面之风；全蝎定风止痉，搜风通络；僵蚕、制南星祛风化痰通络。

临证加减：面部抽搐，加蝉蜕、钩藤、白芍祛风缓急止痉；面部麻木，加天麻、蜈蚣、赤芍祛风化痰，活血通络。

（2）风寒袭络证（多见于贝尔面瘫、妊娠相关性面瘫）

证候：突然口眼㖞斜，眼睑闭合不全；伴有恶寒，面部发紧，肌肉关节酸痛等。舌淡，苔薄白，脉浮紧。

治法：祛风散寒，通经和络。

代表方：小续命汤加减。用于风寒闭阻脉络所致的面瘫。

常用药物：麻黄、桂枝、防风祛风散寒，通经和络；白附子祛风化痰止痉；党参、附子益气温经散寒；川芎行气活血，引药上行；白芍敛阴和营。

临证加减：口眼㖞斜甚者，加僵蚕、全蝎祛风通络；表虚自汗，加生黄芪、白术、煅牡蛎益气固表敛汗；头痛，加白芷、蔓荆子、羌活祛风宣窍止痛。

（3）风热中络证（多见于亨特综合征、耳部炎症性之面瘫）

证候：突然口眼㖞斜，眼睑闭合不全，患侧面部松弛；头痛面热，耳后热痛，心烦，口苦，咽干。舌边尖红，苔薄黄，脉浮数或弦数。

治法：祛风清热，通经和络。

代表方：银翘散加减。本方疏风清热解毒，适用于风热中络证。

常用药物：金银花、连翘、山栀、生石膏清热解毒；秦艽祛风清热通络；薄荷、荆芥、豆豉辛凉解表；僵蚕、全蝎祛风通络。

临证加减：口苦，加柴胡、黄芩疏肝清热；头晕目赤，加钩藤、桑叶、菊花平肝息风清热。

（4）痰瘀阻络证（多见于脑桥小脑角区肿瘤所致面瘫及亨特综合征面瘫之顽症）

证候：口眼㖞斜经久不愈，面色滞暗，颜面麻木，患侧面部僵硬，甚至时有抽搐，伴头重如裹。舌质暗，苔腻，脉滑或弦涩。

治法：化痰祛瘀，养血通络。

代表方：双合汤加减。本方用于正气亏虚，痰瘀壅塞所致的面瘫。

常用药物：熟地黄、当归、白芍养血柔肝；川芎活血行气；桃仁、红花、地龙活血祛瘀；南星、半夏、白附子、白芥子燥湿化痰；全蝎、僵蚕、乌梢蛇通络搜风止痉。

临证加减：病久不愈，乏力，加炙黄芪、党参益气扶正；面部抽搐较重，加天麻、地龙、蜈蚣息风通络；痰瘀化热，加黄柏、牡丹皮清热凉血通络。

【预后转归】

本病的预后转归不仅与病邪轻重、正气强弱密切相关，而且是否及时正确的治疗对预后转归亦起着重要作用。新发者多实证，若不能及时控制，病情迁延则由实转虚、由表入里、由轻转重；素体虚弱之体，若能及时正确处理，扶助正气，同时祛邪外出，疾病亦可由里达表、由重转轻，进而向愈。

一般在起病 2～3 周后开始恢复，多数患者在病后 1～2 个月内恢复正常。3 个月以上尚未恢复者，则完全恢复正常的希望不大。少数患者经过个 1～3 个月的常规治疗，未能痊愈，或治疗失当，邪气久侵，津液聚为痰浊，痰瘀搏结，正虚邪实，出现面瘫后遗症，称为"难治性面瘫（顽固性面瘫）"。后遗症状包括各面肌运动功能障碍恢复不全，以及面肌痉挛等并发症。此外，疱疹病毒感染所致的面瘫，若病情迁延，风毒郁久化热，热毒循经入脑，煎液成痰，热盛生风，致蒙蔽清窍，可转化为病毒性脑炎。

【预防调护】

本病的预防主要是防止面部受寒，注意夜晚或旅途避免吹风受凉，尤其在炎热夏季勿贪凉，避免迎风而坐、夜卧当风等。本病常突然发病，发病后面容不正，生活不便，易致心情紧张，焦虑不安，应关心体贴患者，增强其战胜疾病的信心。眼睑闭合不全的患者应保持眼球湿润，防止异物灰尘坠入眼内，可取消毒纱布或眼罩包眼，或用氯霉素眼药水滴眼，每天 3～4 次，或临睡前用红霉素眼膏局部涂抹。面瘫患者的食物残渣易于滞留，有利于口腔牙周细菌繁殖，嘱进食后多漱口。此外，本病全程应避免吹风，减少户外活动，外出时戴防护眼镜、口罩；患病期间勿用冷水洗漱，发病早期少吃过硬或不易消化的食品。

对存在免疫力下降或免疫缺陷疾病的患者，在扶正祛邪同时，可予免疫治疗，以改善预后，防止再发。对合并面部、耳后疱疹的患者要注意局部皮肤护理，防止皮肤破溃感染，结痂形成瘢痕。

【临证体会】

1. 区别口僻与中风

面瘫，中医古称口僻，列入风门类疾病论述，甚至亦有人诊为中风病。但口僻与中风有本质区别，中枢性面瘫（核上瘫）应按中医中风病诊治。

2. 分期与辨证治疗相结合

面瘫是以正虚为病理基础，风、痰、瘀为主要病理因素的标实本虚之证。正气亏虚是发病前提，邪气以风邪为先导，风邪入中，经络气血运行不畅，风痰瘀血痹阻，筋脉失养，发为面瘫。

一般发病 1 周左右属于早期或急性期，此阶段以风痰瘀阻为主，属实证。须辨清风邪兼夹寒邪、热邪与风痰阻络之不同而施治。发病 2 周至 1 个月，在搜风祛痰、活血化瘀的同时，还要注意补气养血，促使气血流畅，经脉濡养。后遗症期一般指发病 3 个月以上，此时风痰瘀血胶着不去，且正气已虚，多为虚中夹实，应注意在补气养血的同时，加用搜风涤痰通络之品。

3. 全病程使用虫类药

面瘫正虚为本，风、痰、瘀相互搏结，贯穿始终，导致面部气血凝涩，经络不通，甚至发展为顽痰、死血、热毒，致使病情缠绵难愈。虫类药性峻行窜、入络搜邪，全病程使用得以"松动根基"，剔除凝滞痰瘀，正如叶天士指出："其通络方法，每取虫蚁迅速飞走诸灵，俾飞者升，走者降，血无凝着，气可宣通，与攻积除坚，徒入脏腑者有间。"

疾病早期，风痰瘀阻，以实证为主，选用辛热性猛的虫类药功效速达，如搜风剔络用全蝎、蜈蚣，祛风化痰用僵蚕，清热通络用地龙。病久，风痰瘀血胶着，热毒内生，虫类药可以消瘤疾、起沉疴，如露蜂房祛风解毒等。但应注意此时正气已虚，多为虚中夹实，虫类药大多有毒或小毒，能破气耗血伤阴，故用量宜轻，并与扶正补益药配伍使用，产后体虚者慎用。

4. 采用综合治疗措施

本病治疗除内服药物外，还应配合其他多种疗法综合治疗。

药物贴敷疗法，即药物贴敷患侧面部治疗。可先做药效试验，筛选出有效药物，如马钱子、麝香、大斑蝥等辛香走窜、气味雄厚之品。治疗过程中应严密观察有无药物引起刺激性皮炎而招致继发感染等并发症的发生。操作前做局部皮肤试验，观察有无色素沉着或皮炎等不良反应，否则不仅面瘫难愈，甚则影响面容。

针刺治疗的时机，业界一直存在两种观点：一种观点认为，针刺治疗的最佳时间是静止期（即发病后 5～20 天），早期应使用西药抗病毒、抗炎等治疗，若早期针刺，可加速面神经的炎症水肿与变性，影响面瘫康复；另一种观点则认为，及早应用针刺治疗是治愈面瘫的关键，早期针刺可控制炎症发展，减轻神经缺血、水肿、变性，不使其发展到完全致损。以上两种观点均仅限于临床经验，尚缺乏循证证据。我们认为，早期急性期针刺治疗是可取的，但应注意以循经取穴为主，少取面部患处穴位，且宜轻浅刺激，手法不宜过重，留针时间不宜过长，不加用电针，以免恢复期出现患处肌肉痉挛，影响整体康复进程。

【验案介绍】

1. 特发性面神经炎案

宋某，男，43 岁。初诊日期：2018 年 11 月 9 日。

吹冷风后出现右眼闭合不全、嘴角㖞斜 1 天，伴右眼流泪，眼周肌肉时有痉挛发作，右口角下垂，鼓腮漏气漏水；右面部麻木，耳后疼痛，额纹变浅，言语欠利。舌质淡，苔白，脉浮滑。中医诊断：口僻；辨证为风痰入络。治以祛风化痰，通络止痉。方用牵正散加减。

处方：制白附子 8g，僵蚕 10g，全蝎 6g，地龙 10g，荆芥 10g，防风 10g，胆南星 9g，路路通 15g，鸡血藤 15g，川芎 10g，白芍 15g，甘草 6g。每日 1 剂，早晚 2 次饭后温服。配合 TDP 神灯局部照射，每次 30 分钟，每天 2 次。另予抗感染眼药水滴眼。

二诊（11 月 16 日）：右眼闭合不全、面麻、耳后疼痛、流泪较前减轻，眼周仍有痉挛发作。前方去荆芥、防风，加葛根 15g，改白芍 30g 以缓急解痉。继服中药 10 剂，同时给予针灸治疗，10 天后症状消失。

按：本患者系风邪外袭，夹痰走窜经络，经气不利，营卫失和，而致口眼㖞斜。治以祛风化痰，畅通经络。方用白附子祛风止痉、燥湿化痰，善治头面之风；僵蚕、全蝎、地龙功善走窜，祛风化痰，息风止痉，活血通络；川芎行气活血；鸡血藤、路路通养血化瘀通络；白芍、甘草缓急止痉；荆芥、防风辛散外风，且轻清上行兼具引经之用。诸药合用，使风散痰消，经络畅通，诸症自愈。

——王冬，谷越涛．谷越涛主任医师治疗口僻两则经验［J］．亚太传统医药，2019，15（9）：86-87.

2. 亨特综合征案

张某，女，37 岁。初诊日期：2017 年 8 月 20 日。

因口眼㖞斜 1 周就诊。患者 1 周来因劳累并感受风寒，突见口眼㖞斜，右耳后疼痛、疱疹，右口角下垂、流涎，右眼不能完全闭合，右侧皱眉不能。舌质偏红，舌周少苔，中根部厚，脉滑数。颅脑 CT 未见异常。西医诊断：面神经炎——亨特综合征。中医诊断：面瘫；证属风痰上扰，热毒阻络。治以祛风化痰，清热解毒。

处方：白芥子 10g，僵蚕 10g，全蝎 3g，金银花 15g，野菊花 15g，蒲公英 15g，紫花地丁 15g，天葵子 10g，连翘 15g，黄芪 15g，荆芥 10g，白术 10g，防风 10g，鱼腥草 15g，马齿苋 20g，细辛 3g，川芎 10g，葛根 20g，桂枝 10g。7 剂，每天 1 剂，分早晚 2 次服。

二诊（8 月 27 日）：药后诸症悉减，右侧口角下垂、流涎明显好转，右眼基本可闭合，可皱眉。舌质淡红，苔薄白，脉细。前方改黄芪 20g，加当归 10g，白芍 10g。续服 10 剂后，随访告痊愈。

按：一诊方选白芥子辛温消降，补升兼顾，消化痰涎；全蝎、僵蚕祛风止痉，化痰通络；金银花、野菊花、蒲公英、紫花地丁、天葵子清热解毒；鱼腥草清肺热，马齿苋清下焦热，连翘清心火，倍增清热解毒之功；荆芥、细辛、川芎、葛根祛风解表通络；防风祛风止痉；黄芪、白术益气固表；桂枝温通经脉。白芥子、桂枝、细辛等温热药，配入大量清热解毒寒凉药中，取其"去性存用"，助祛风化痰，行散全身。佐少许益气固表药，配伍大量祛风通络药，散表兼顾固表，以免正气亏虚，邪毒内攻。二诊患者邪正相搏之势稍减，舌淡红、脉细，气血亏虚之象渐出，故加大黄芪用量，再入当归、白芍养血息风，使气血充足，筋脉得以濡养。

——曹珊，胡国恒．胡国恒从风痰热毒阻络治疗周围性面神经炎经验［J］．湖南中医杂志，2019，35（8）：19-20.

第十七章　面肌痉挛

【概说】

面肌痉挛，亦称"面肌抽搐"，是一种面部局灶性肌张力障碍性疾病，表现为偏侧面部肌肉阵发性、反复性、无规律性、非自主性抽搐。中医学无面肌痉挛病名，依据其症状特点，可归属于"胞轮振跳""筋急""瘛疭""筋惕肉瞤""颤证""痉证"等范畴。

西医学认为，面肌痉挛主要是异位血管或颅内占位性病变压迫面神经所致。睑肌痉挛、梅杰（Meige）综合征等面部肌张力障碍性疾病等，可参考本章论治。

【面肌痉挛概述】

面肌痉挛初起表现为轻微痉挛，随病程进展，颤动次数、频率、强度不断增加，病变范围逐渐扩大，蔓延至同侧面颊、口角，严重时累及颈部肌肉。本病可因受凉、疲劳、情绪波动、精神压力、说话咀嚼等自主运动因素诱发或加重，甚则出现口角㖞斜、睁眼困难、耳内抽动样杂音。面肌痉挛的诊断主要依据临床表现。当临床表现不能明确时，可借助电生理检查（肌电图、异常肌反应）、头颅影像学等手段诊断与鉴别诊断。

本病依据病因可分为原发性面肌痉挛和继发性面肌痉挛两大类。

1. 继发性面肌痉挛

本病又称"症状性面肌痉挛"，多有确切病因，如面瘫后遗症、术后面神经损伤、颅内窝容积过小及多发性硬化等，少数由精神因素引起。

2. 原发性面肌痉挛

本病又称"特发性面肌痉挛"，发病机制尚不清楚。基于假设提出"点燃学说""短路学说""交感学说"。"点燃学说"认为，周边异位血管挤压面神经根部，同时责任血管不断搏动，刺激面神经核团，增强兴奋性，导致痉挛发作。"短路学说"认为异位血管反复波动压迫面神经，致其包裹层（少量少突胶质细胞）逐渐磨损，神经纤维暴露，互相接触，形成短路，导致面肌抽搐。"交感学说"认为异位血管、面神经保护层互相磨损，破损血管壁的交感神经与失去髓鞘保护的面神经直接接触，每当交感神经兴奋时，释放的神经递质刺激受损面神经纤维，导致面部肌肉异常跳动。

本病的治疗首选抗癫痫类药物，如卡马西平、奥卡西平等，在发病初期使用往往能减轻症状，但随病程进展，效果渐不理想。A型肉毒素局部注射有一定疗效，但易复发，需反复注射，有效剂量难以控制，毒素反应难以明确。微血管减压术为首推治疗方式。通过MRI成像、显微镜、神经内镜等辅助，辨别责任血管，分离相互接触的血管与面神经纤维，减少神经兴奋的异常传递，从而使面肌运动逐渐恢复正常，但也可有小概率出现面瘫、听力下降、耳鸣、伤口感染等并发症。

3. 梅杰综合征

本病又称"睑痉挛－口下颌肌张力障碍综合征"，多见于老年女性。主要临床表现为双侧睑痉挛，伴口、舌、面肌、下颌、喉及颈肌肌张力障碍。本病多有家族遗传史，口服精神类药物亦可诱发。

本病可应用氟哌啶醇等多巴胺受体拮抗剂治疗，也可用 A 型肉毒素局部注射及手术治疗。

【病因病机】

面肌痉挛多因年老体虚、外风侵袭、情志过极、饮食不节、劳逸失当等，导致脏腑功能失调，阴血虚少，不能濡养筋脉；或内生风痰瘀，壅塞经脉，而致面部肌肉拘急颤动。

1. 病因

（1）年老体虚

年老肝肾渐亏，精血暗损，筋脉失养；或素体禀赋不足，肾精虚损，筋脉失养。阴血不足，不能制阳，虚风内动，筋脉失束，随风而动。

（2）感受风邪

"伤于风者，上先受之"，感受风邪为本病常见的诱发因素。多因络脉空虚，复加吹风受凉，风邪侵袭，或与寒、热等兼夹相合，壅滞面部经络，气血运行不利，筋脉不得润养，面肌拘急挛缩。

（3）七情内伤

郁怒伤肝，肝气郁结，气机不畅，气滞而血瘀，筋脉失养；或肝郁阳亢生风，风扰面部，窜经入络，扰动筋脉。亦可因思虑太过，损伤心脾，暗耗气血，筋脉失养所致。本病常因情绪波动、精神紧张、兴奋、抑郁、焦虑等因素诱发或加重。

（4）饮食不节

恣食膏粱厚味、嗜酒成癖，损伤中焦脾胃，食积聚湿生痰，痰浊阻滞筋脉；或痰湿滋生内热，痰热互结，壅阻经脉而动风。

（5）劳逸失当

行役劳苦，劳作不休，肌肉筋膜损伤疲极；或贪逸少动，气缓脾滞而气血日减，筋脉失于调畅而不得任持自主，发为颤证。

2. 病机

（1）肝风内动为发病主因

"高巅之上，惟风可到"，面部属上、属阳，为风邪易犯之所，风盛则动，而致面肌颤动。风有内外之别，就面肌痉挛而言，外感表象并不常见，而以内生之风为主；但往往可因络脉空虚，复加吹风受凉，风邪侵袭，引动内风而发。

"诸风掉眩，皆属于肝"，内生之风与肝的功能失常密不可分。情志不遂，郁郁寡欢，或暴怒伤肝，肝气郁结，化热生火，阳亢化风，此类患者每遇情绪激动而诱发。

（2）肝肾阴虚为病理基础

张景岳有言："偏枯拘急痿弱之类，本由阴虚，言之详矣。然血气本不相离，故阴中有气，阴中亦有血。"可见阴虚为面肌拘急痉挛的根本，此处"阴虚"当广义理解为导致肝风内动物质基础的不足，即阴津精血的虚少。肝体阴用阳，其性刚，主动主升，得阴血柔润，方能潜藏安定。若阴血不足，无以涵养，相火升腾，浮阳不潜，阳亢风动，而面肌颤动。

阴血不足与肝肾亏虚尤为密切。肝藏血，肾藏精，肝肾同源，精血互生。若肝肾亏虚，必然阴血不足。"年过四十，阴气自半"，中老年人肝肾精血日渐虚损，易于罹患面肌痉挛。

（3）风痰阻络为主要病理因素

面肌痉挛病久迁延，屡发难止，顽固难愈，与风痰胶结，壅塞经络，难以祛除相关。《医方发挥》说："阳明内蓄痰浊，太阳外中于风，风痰阻于头面经络则经遂不利。"可见风痰阻络是面肌拘急抽搐的主要病理因素。

（4）基本病机为阴虚风动，病理性质总属本虚标实

年轻、初病者多以风动为主，继则渐至阴虚，或素体阴虚而致风动，故以阴虚风动并见居多，病理性质总属本虚标实。

【辨证辨病治疗】

1. 辨证思路

（1）辨标本虚实

一般初起痉挛较剧，频率较高，幅度较大，多为标实之证，可由风、痰、瘀、火等病理因素所致，尤以风痰阻络为主。病久则痉挛无力，频率降低，幅度较小，缠绵难愈，多为本虚之证，常因肝肾亏虚，阴血不足所致。

（2）辨病邪偏盛

面肌痉挛病理因素以风痰为主，但常与火热、瘀等相兼为患。风胜者，痉挛频作，颤动频率高，幅度大，部位不定；痰盛者，多见形体肥胖，面肿油垢，伴胸闷脘痞，头晕溢涎，舌苔垢腻；火热者，伴有急躁易怒，面红目赤；瘀阻者，可有头痛如刺，或有外伤，舌质暗淡，或有瘀点、瘀斑，脉涩。

2. 治疗原则

（1）基本治则补虚泻实，滋阴息风

基于面肌痉挛总属本虚标实，阴虚风动，临证治疗当以补虚泻实、滋阴息风为原则。虚者滋补肝肾、滋养阴血；实者息风祛痰、平肝潜阳、化瘀通络、清肝泻火等。

（2）重视补益肝肾

本病多发于中老年人，肝肾不足为发病之根本；风、痰、瘀、火等病理因素多在本虚基础上产生，并与肝肾亏虚相夹杂。因此，治疗当重视补益肝肾，在辨证治疗的同时，注意滋补肝肾药物的应用。

3. 分型论治

（1）风痰阻络证

证候：面肌颤动，遇风而发，遇寒加重；可伴口眼㖞斜，项背强急，无汗，恶风，口淡不渴。舌淡苔白，脉紧。

治法：祛风化痰，舒筋止痉。

代表方：牵正散合葛根汤加减。前方适用于风中头面，风痰阻络证；后方适用于风寒束表，枢机不利证。

常用药物：白附子辛温燥烈，祛风化痰，善散头面之风；全蝎、僵蚕祛风通络止痉；葛根解肌散邪，舒筋通络；麻黄、桂枝疏散风寒，发汗解表；芍药、甘草生津养液，缓急止痉。

临床加减：恶风怕冷，加羌活、防风、白芷辛散风邪；病久不愈者，加蜈蚣、地龙、桃仁、红花搜风化瘀通络；头面疼痛，加蔓荆子、薄荷疏利头目；痉挛抽动不止，加木瓜柔肝舒筋。

（2）阴虚风动证

证候：面肌不自主抽搐，每于进食、哈欠、喷嚏等刺激诱发，时作时止；急躁易怒，头目胀痛，腰膝酸软，目干视糊，耳鸣，颧红咽干，五心烦热，少寐多梦。舌质红，苔黄，脉弦。

治法：养阴息风，舒筋止痉。

代表方：天麻钩藤饮合大定风珠加减。前方适用于肝阳上亢，肝风内动证；后方适用于水不涵木，阴虚风动证。

常用药物：天麻、钩藤平抑肝阳，息风定痉；生龙骨、生牡蛎、生石决明重镇安神，沉潜真阳；生地黄、白芍、龟甲滋阴养血，涵肝缓急；甘草缓筋脉之拘急。

临床加减：肝火偏盛，焦虑不安，心烦易怒，面红目赤，口苦而干，加龙胆草、夏枯草、牡丹皮清肝泻火；颤动频发难止，加僵蚕、全蝎、蜈蚣搜风止痉；痉挛拘急僵强，加木瓜、葛根，并重用白芍、甘草舒筋缓急止痉。

【预后转归】

面肌痉挛是慢性进展性疾病，虽无致命之害，但反复缠绵，不断进展，严重影响日常工作及生活质量，并促发焦虑、紧张、抑郁等精神症状。原发性面肌痉挛由于病因不明，治疗效果难以确定，通常不会自然好转。继发性面肌痉挛如能祛除病因，多能获得痊愈。面肌痉挛严重或呈缓慢进行性发展，预后较差，反之较好。精神紧张、情绪激动、焦虑、失眠、抑郁等，可加剧面肌痉挛。

【预防调护】

对能引起面肌痉挛发生的病因进行早期防治，是杜绝本病发生发展的最佳措施。面肌痉挛多与素体虚弱、情志过极、饮食不节、劳逸失当等因素有关，当积极锻炼身体，增强体质；保持精神愉悦，克服焦虑抑郁情绪，避免精神紧张、情绪激动；饮食清淡新鲜，忌食肥甘厚腻，以免助火化热，伤阴动风；忌饮浓茶，以免神经兴奋性增加；生活有规律，注意劳逸结合，避免过度劳累。

根据患者病情，注意面部护理。可用热毛巾敷脸，配合局部按摩，用力应轻柔适度。必要时，需要锻炼面部肌肉，可对镜进行自我表情动作训练，如皱眉、闭眼、吹口哨、示齿等。

【临证体会】

1. 灵活运用息风法

面肌痉挛属"风病"之列，息风止痉贯穿治疗始终。息风之法众多，不应拘泥于平肝息风。实证之风可清肝、平肝、疏肝、化痰、祛瘀，虚证之风可益气、养血、滋阴、温阳。同时，还有虫类搜风之径，当据临床表现，辨证应用息风法。

天麻、钩藤为治风要药，对各种肝风内动、惊痫抽搐之疾，不论寒热虚实皆可使用。阳亢明显者，宜镇肝息风，药如石决明、龟甲、龙骨、牡蛎等，宜生品大量入药，沉重下伏。阴虚风动者，宜滋阴息风，药用生地黄、山萸肉、何首乌等。血虚风动者，宜养血柔肝息风，药用当归、白芍、阿胶等。风痰胶结入络，痉挛频发，久病不愈，非虫类药搜风祛痰剔络而难除，正如叶天士所言："邪正混处其间，草木不能见效，当以虫蚁疏通经络。"药用僵蚕、全蝎、蜈蚣等。

2. 久病不愈，治以化瘀通络

久病缠绵，迁延不愈者，加地龙、赤芍、桃仁、红花等活血化瘀通络之品。正如朱丹溪所言："治风之法，初得之，即当顺气；及日久，即当活血。"

【验案介绍】

李某，女，63岁。初诊日期：2016年7月9日。

右侧睑肌不自主跳动10年余，连及同侧面颊，每于进食、哈欠、寒冷等刺激后诱发，持续20秒，服卡马西平、苯妥英钠等西药无明显缓解。伴急躁易怒，目胀干涩，口干渴，腰酸腿软，寐差，舌红，苔薄，脉弦。有高血压病史，服降压药后仍达140/100mmHg。病属面肌痉挛；证属肝肾阴虚，风火上扰。治以滋阴潜阳，息风清火。

处方：天麻10g，钩藤30g（后下），石决明30g（先煎），珍珠母30g（先煎），生牡蛎30g（先煎），炙龟甲10g（先煎），生地黄15g，白芍30g，玄参20g，炙全蝎3g，炙蜈蚣2g，怀牛膝15g，夏枯草10g，茯神10g，夜交藤15g。7剂，日1剂，水煎服。

二诊（7月16日）：血压复常，急躁易怒、目胀干涩、口干渴、寐差、腰酸腿软等症改善，但睑肌跳动反而频作，舌脉如前。上方改天麻15g，全蝎6g，炙龟甲20g，加制首乌15g，生龙骨30g（先煎），龙胆草6g，胆南星6g。14剂，日1剂，水煎服。

三诊（7月30日）：面睑痉挛明显好转，发作次数明显减少，伴有症状明显减轻，血压正常。上方去龙胆草、玄参。守法不更，嘱治疗2个月。

按： 患者为老年女性，年过六旬，肝肾精血亏虚，复加情志不畅，急躁易怒，暴怒伤肝，致肝气郁结，气郁化火，浮动不潜，阳亢风动；又因阴血不足，无以涵肝，而发本病。证属阳亢风动，肝经郁火。以睑肌不自主跳动为主症，伴见急躁易怒、目胀、血压升高，为风火上扰之象。药用天麻、钩藤、石决明、珍珠母、生牡蛎、龟甲等平肝潜阳，息风止痉；夏枯草清肝泻火。口干目涩，腰酸腿软，属肝肾阴虚，用生地黄、白芍、玄参滋补肝肾，涵柔肝阳，强壮腰膝以求阴平阳秘。患者病程 10 年余，迁延反复，病久入络，予全蝎、蜈蚣搜风剔邪，祛痰止痉。伴失眠，故以茯神、夜交藤宁心安神。服药 1 周后，面肌跳动反而频作，提示风势较甚，与痰胶结，平剂难以撼动，故重用天麻、全蝎、龟甲，并加生龙骨、龙胆草、胆南星、制首乌，加强平肝潜阳、息风化痰、滋阴降火之效。2 周后，面肌痉挛明显好转，伴有症状明显减轻，风息火灭，阴阳渐调，上方略事调整，以资巩固。

——陈明玲，过伟峰．从阴虚风动论治面肌痉挛探颐［J］．中国中医基础医学杂志，2020，26（2）：277-279.

第十八章　不安腿综合征

【概说】

不安腿综合征（RLS），又称"不宁腿综合征"，主要表现为静息状态下的下肢尤其是小腿部出现一种难以表达的特殊不适感，有活动下肢的强烈愿望，夜间睡眠时加重。根据其临床表现主要为下肢肌肤、肌肉不适，将其归属于中医学"足悗""胫酸""痹证""腿挛急"等范畴。

不安腿综合征与中枢神经系统多巴胺能功能紊乱有关，也可由帕金森病、脑卒中、缺铁性贫血、慢性肾脏病（尿毒症）、糖尿病周围神经病变、类风湿等疾病引起。

【不安腿综合征常见疾病概述】

依据病因，本病可分为原发性和继发性不安腿综合征两大类。

1. 原发性不安腿综合征

本病又称"特发性不安腿综合征"，病因及发病机制尚不明确。中枢多巴胺功能异常、铁代谢异常、中枢神经系统下行抑制通路功能失调，导致脊髓神经元过度兴奋而引起不安腿，大部分具有遗传性。主要表现为下肢，尤其是小腿部出现一种难以表达的特殊不适感，或酸胀，或麻木，迫使患者产生强烈的、几乎不可抗拒的活动腿的欲望，大多发生在傍晚或夜间，安静或休息时加重，活动后好转，上述症状不能由其他疾病或行为问题解释。本病常常影响睡眠，甚至导致失眠、抑郁和焦虑。

症状较轻或呈间歇发作者，可通过改善睡眠习惯、调整生活方式、避免促发因素等方式调治。中、重度患者，需药物干预治疗，常用多巴胺能制剂，如左旋多巴和多巴胺受体激动剂普拉克索，亦可选用抗癫痫药、铁剂、鸦片类及阿片类药物。

2. 继发性不安腿综合征

（1）帕金森病

帕金森病继发不安腿综合征的发病率为 8.41% ～ 34.85%，可能与中枢神经系统多部位进行性变性有关。首先排除药物因素如 5-HT 抗抑郁药导致的不安腿综合征，再根据症状严重程度选择治疗方案。轻者以改变生活方式为主，配合按摩、体育锻炼等非药物手段；中、重度患者，从小剂量开始使用普拉克索缓释片。

（2）脑卒中

脑卒中继发不安腿综合征的发病率为 5.33% ～ 12.40%，常发生脑桥、基底节区、半卵圆中心等部位的卒中。可能是脑卒中后参与运动功能及睡眠觉醒周期的锥体束及基底神经节 - 脑干轴的神经组织受损所致。轻度者首选物理疗法，如针灸、康复理疗等；症状明显者，可予以药物干预，首选普拉克索和罗匹尼罗。

（3）缺铁性贫血

铁是多巴胺合成的重要元素，可调节脑内多巴胺水平，铁缺乏可通过影响多巴胺能神经递质功能诱发不安腿综合征。其发病率为 25% ～ 35%，与贫血严重程度无明显关系。治疗以补充铁剂为主，血清铁蛋白低于 100ng/mL，尤其是在 40 ～ 50ng/mL 甚至更低时，口服补铁治疗，可以显著改善患者的临床症状。

（4）慢性肾脏病

慢性肾脏病继发不安腿综合征的发病率为 15% ～ 68%，发病与以下两种因素有关：一是肾脏透析治疗不充分，尿毒症毒素蓄积，导致神经纤维变性及脱髓鞘改变；二是铁储备不足，透析造成缺铁，影响多巴胺合成和多巴胺受体表达。轻、中度患者，采用非药物治疗。频繁发作或难治性不安腿患者，给予药物控制，如抗惊厥药加巴喷丁和铁剂、维生素 C、维生素 E 等。

（5）糖尿病

由于代谢产物在体内过度堆积，引起局部血液循环障碍，肌肉、神经缺血缺氧导致神经退行性变所致。大部分患者通过控制血糖、改善微循环、营养神经等治疗措施改善周围神经病变，随着周围神经病变好转，不安腿综合征也可缓解。

（6）类风湿关节炎

由类风湿血管炎引起血管内膜不同程度增厚，血管周围单核细胞浸润，导致神经纤维不同程度脱失所致。糖皮质激素联合免疫抑制剂治疗原发病，配合营养神经、改善微循环药物等，随周围神经病变缓解，不安腿综合征也能获得改善。

【病因病机】

本病多因感受寒湿，客于经脉，气血不通；或跌仆闪挫，致瘀血阻滞，筋脉不通；或由肝肾亏虚，气血不足，筋肉失养，筋脉不荣所致。

1. 病因

（1）外感寒湿

素体虚弱，或年高体衰，或久病伤正，阳气不足，寒从中生；或久居湿地、冒雨涉水，导致寒湿外侵，凝滞经脉；或寒湿蕴久化热，湿热下注，浸淫肌肉筋脉。如《灵枢·百病始生》曰："厥气生足悗，悗生胫寒，胫寒则血脉凝涩。"此常是原发性不安腿综合征及类风湿关节炎继发不安腿综合征的主要原因。

（2）饮食不节

饮食不节，损伤脾胃，气血化生不足，肌肉筋脉失养；或运化失职，酿生湿浊，流注下焦，浸淫下肢肌肉筋脉。此常是缺铁性贫血、糖尿病、尿毒症等继发不安腿综合征的主要病因。

（3）跌打瘀阻

跌打损伤，或慢性久病入络，气血运行不畅，瘀血痹阻发为本病。此为脑卒中、帕金森病、糖尿病、类风湿关节炎等继发不安腿综合征的病因。

（4）年老久病

先天禀赋不足，或老年体弱，或房劳过度，或久病耗伤气血，导致气血不足，肝肾亏虚，筋脉肌肉失养，发为本病。如《中藏经》言："肾生病……病久不已，则腿筋痛。"此常是原发性不安腿综合征，帕金森病、缺铁性贫血等继发不安腿综合征的主要病因。

2. 病机

（1）病位主要在肢体筋肉，涉及肝、肾

本病主要由邪气痹阻肢体筋脉肌肉，或因气血亏虚不能荣养筋肉所致。肾藏精，肝藏血，在体合筋，精血充足，则肢体筋脉肌肉得养，活动自如；若因肝肾亏虚，气血不足，则筋肉失养，筋脉不荣。

（2）病理因素以湿浊、痰瘀为主

湿性趋下，本病发病部位在下肢，故与湿相关。湿性重着，而出现下肢困重、酸胀不适；湿从寒化，出现下肢发凉、清冷，得温则适；湿从热化，则出现一系列湿热下注表现；湿聚为痰，阻于脉络，血运不畅，则瘀血内生，痰瘀搏结，脉络不通，发为本病。

（3）病理性质以实为主

原发性不安腿综合征的病理性质多属实，以湿邪为主，表现为寒湿痹阻或湿热下注，久则瘀血阻络；继发性不安腿综合征有虚有实，虚者表现为肝肾亏虚，气血不足，每可交错而出现本虚标实或虚中夹实。

（4）基本病机为不通则不安，不荣则不安

寒湿痹阻，湿热下注，令气血运行不畅，脉道不利，甚则痰瘀阻滞，筋脉不通，不通则腿不安；肝肾亏虚，气血不足，筋肉失于濡养，不荣则腿不安。

（5）病情缠绵，易致情志病变

本病常反复发作，夜晚明显及加剧，甚则影响睡眠，导致患者出现失眠、焦虑、烦躁、坐立不安等情志改变。

【辨证辨病治疗】

1. 辨证思路

（1）辨证候虚实

因外感或内生湿邪所致者，属实。症见下肢肌肉无可名状的不适；伴有酸胀，困重而痛，乏力；或有清冷，活动、揉搓缓解，静坐、静卧则加重。舌淡苔白，脉迟缓。

因于肝肾亏虚，气血不足所致者，属虚，多继发于慢性久病。症见下肢肌肉无可名状的不适，酸胀困重不显；伴有腰膝酸软，神疲乏力，面色萎黄，纳少便溏，脉细等虚象。

（2）辨病理因素

临证除下肢无可名状不适感外，尚可伴见其他症状：伴见腿足清冷，困重乏力，得温则减者属寒湿；伴见下肢灼热，小便短赤，大便黏滞不爽，舌红，苔黄腻，脉滑数者为湿热；伴见肢体困重，疼痛，麻木，夜间加剧，肌肤粗糙，舌质紫暗，脉涩者，属痰瘀。气血不畅贯穿疾病始终。

2. 治疗原则

（1）基本治则为通经活络

实证因寒湿痹阻，湿热下注或痰瘀阻滞，令气血运行不畅，筋脉不通，故治以祛邪通络；虚证因肝肾亏虚，气血不足，筋肉失于濡养，故治以荣筋通络。无论虚实，总以通经活络为治则。

（2）泻实补虚

本病基本病机为不通则不安，不荣则不安。实证以湿邪痹阻为主，又有寒湿、湿热之别，分别治以散寒除湿和清化湿热法；反复不已，痰瘀痹阻者，治以化痰祛瘀法。虚证以肝肾亏虚为多见，治以补益肝肾、养血柔筋为主。

（3）病证结合辨治

① 原发性不安腿综合征从湿痹痰瘀论治：临床表现为双下肢不适，难以名状，可有酸胀、困重、麻木等症，安静或休息时加重，活动后好转。病性多属实，以湿邪痹阻、痰瘀阻络为主要病机，治以除湿通痹、化痰祛瘀法。

② 帕金森病、脑卒中继发不安腿综合征从肝肾亏虚、风痰瘀阻论治：帕金森病主要表现震颤、肌强直、运动迟缓等，由肝肾阴精亏虚，不能濡养，或痰瘀壅阻，筋脉失养所致。中风急性期后风火炽盛之势渐灭，而痰瘀胶结难解，痹阻脉络，导致肢体失用，小腿不安。根据不安腿综合征的证候特点，结合原发病的病机特征，当以肝肾亏虚、风痰瘀阻为主要病机，故治以滋养肝肾、祛风化痰、祛瘀通络法。

③ 缺铁性贫血、尿毒症继发不安腿综合征从气血不足论治：缺铁性贫血多见于久病失养，失血过多或年老体弱之人，尿毒症患者因长期透析可致慢性失血缺铁。临床除出现双下肢肌肉无可名状的不适外，还伴见神疲乏力、面色萎黄、纳少便溏等。病机重点在于气血亏虚，筋脉失养，故用益气养血荣筋法。

④ 糖尿病、尿毒症继发不安腿综合征从肾虚湿热论治：糖尿病继发不安腿综合征者多因病程日久，迁延及肾，肾虚湿热痹阻而见下肢肌肉无可名状的不适感。尿毒症肾功能衰竭，体内代谢产物不能及时排出，大量蓄积导致的不安腿，兼有一系列湿热下注表现，均可治以滋阴补肾、清利湿热通络法。

⑤ 类风湿关节炎继发不安腿综合征从寒湿痹阻论治：两者同属"痹证"，皆可因久居潮湿、涉水冒雨等导致寒湿内侵，痹阻血脉，不通则痛所致。故治以祛风散寒，除湿通络为主。

3. 分型治疗

（1）湿邪痹阻证（多见于原发性不安腿及类风湿关节炎等继发性不安腿综合征）

证候：双下肢肌肉无可名状的不适，或酸、麻、胀、痛，困重乏力，腿动不安，活动、揉搓则局部不适可缓解。苔腻，脉滑。

治法：祛风除湿，活血通络。

代表方：薏苡仁汤加减。本方祛风除湿，活血止痛；用于治疗湿邪痹阻经脉，脉络不通。

常用药物：薏苡仁、苍术、防己、独活祛湿除痹；麻黄祛风散寒；桂枝温经通络；当归、川芎、川牛膝活血化瘀通经。

临证加减：若寒邪偏盛，加附子、细辛温经通络；湿热下注而见小便短赤，便溏臭秽，可予四妙丸加减。

（2）瘀血阻络证（多见于中风后不安腿综合征及各种不安腿综合征久治不愈者）

证候：下肢肌肉不适，无可名状；或伴酸胀疼痛、麻木，夜间加重，肌肤粗糙。舌质暗，舌下青筋显露，苔薄，脉沉涩。

治法：活血祛瘀，通经活络。

代表方：身痛逐瘀汤加减。本方活血行气，通痹止痛；用于治疗气血阻滞，经络痹阻证。

常用药物：防己、独活祛风除湿；桃仁、红花、当归、川芎活血祛瘀；没药、灵脂、香附行气活血止痛；川牛膝、地龙活血通络。

临证加减：若瘀血征象明显，加乳香、青皮破气行血；瘀久化热者，加牡丹皮、赤芍凉血活血。

（3）肝肾亏虚证（多见于原发性不安腿综合征及帕金森、贫血等继发性不安腿综合征）

证候：下肢肌肉不适，无可名状，肌肉瘦削或痿软；伴腰膝酸软，或五心烦热，失眠，口干。舌红少苔，脉弦细。

治法：培补肝肾，舒筋通络。

代表方：独活寄生汤加减。本方补肝肾，益气血，祛风湿，通经络；适用于肝肾亏虚，气血不足，经脉不通者。

常用药物：独活、防己、桑寄生祛风除湿，补益肝肾；杜仲、怀牛膝、山萸肉补肝肾，强筋骨；白芍、炙甘草、伸筋草养阴柔筋通络。

临证加减：偏于阴虚者，加首乌、女贞子滋补肾阴；阴虚内热见低热、口干、咽痛者，加鳖甲、黄柏、知母；偏于阳虚者，加肉桂、淫羊藿、鹿角片、肉苁蓉；气血不足见神疲乏力、面色萎黄、纳少便溏者，加八珍汤益气养血。

【预后转归】

轻度原发性不安腿综合征患者，通过改善生活方式、理疗等常可获得满意效果；中重度患者采用化痰祛瘀、除湿宣痹法治疗也有较好疗效。继发于其他疾病者，若经对因治疗，控制原发病，预后较好。但卒中后不安腿综合征，帕金森病、类风湿关节炎、尿毒症等引起的不安腿综合征，由于原发病属顽症、难症，治疗较为棘手。

【预防调护】

不安腿综合征的发生，多与肝肾亏虚，气血不足，感受寒湿，或跌仆闪挫有关。因此，对于原发性不安腿综合征患者应注意避免劳逸过度及久居寒冷潮湿、跌仆闪挫，做到起居饮食有节，适当加强体育锻炼，增强体质。病久者注意培补肝肾，顾护脾胃。对于继发性不安腿综合征患者，应积极控制原发病。此外，因本病病程较长，治疗比较棘手，注意疏导患者情绪，避免过度焦虑。

【临证体会】

1. 重视舒筋通络药的应用

不安腿综合征的病位主要在肢体筋肉，治疗尤应注重舒筋通络药的应用。临证常在辨证论治基础上根据病情、药性选用藤类药物通经活络。如鸡血藤、石楠藤补血通络，青风藤、海风藤、络石藤祛风除湿通络，忍冬藤清热通络，天仙藤祛湿消肿通络等。为加强通络药的效果，可配伍大剂量黄芪、当归等益气和血，令气旺血行而络通。

2. 注重应用引经药

不安腿的病位在下肢，临证应在辨证论治基础上，根据病情、药性选用引经通络药。如活血通经、引血下行的川牛膝；祛风除湿的防己、独活；除湿通痹的萆薢、薏苡仁、泽泻；舒筋活络的木瓜、蚕沙；补肾强筋、祛风除湿的续断等。

3. 虫类药治疗不安腿综合征

不安腿综合征经久不愈，痰瘀胶结，草木之品味轻力薄，难以取效，非虫蚁飞走之虫类药而难以深透病根。临床常用僵蚕、全蝎、蜈蚣、地龙等虫类药治疗，深入隧络，攻剔痼结之痰瘀，以通经达络，宣通气血。因虫类药性多燥，或有小毒，使用时需掌握"邪去而不伤正，效捷而不猛悍"的原则，缓缓图之。

4. 预防情志之变

不安腿综合征临床常反复发作，迁延难愈，易致患者出现烦躁不安、静坐不能、失眠、焦虑、抑郁等。临证需注意疏导患者情绪，可于治疗方药中酌情加入疏肝理气、解郁清心、安神助眠之品。

【验案介绍】

1. 原发性不安腿综合征案

刘某，女，51 岁。初诊日期：2010 年 7 月 24 日。

双下肢不适、难以名状 8 年，夜间明显，伴有小腿肌肉抽筋，时有双下肢灼热，疲劳乏力，口干苦，舌暗红，苔薄黄，脉细滑。既往无特殊疾病病史。诊断为原发性不安腿综合征。证属气阴两虚，瘀热内伏，风痰阻络。治以益气养阴，祛风化痰，凉血清热，化瘀通络。

处方：炙黄芪 15g，制黄精 15g，生地黄 10g，白芍 30g，鸡血藤 15g，路路通 10g，僵蚕 10g，蜈蚣 2 条，全蝎 4g，威灵仙 10g，木瓜 15g，钩藤 30g（后下），牡丹皮 10g，赤芍 10g，炙甘草 6g。常法煎服，每日 1 剂。

二诊（8 月 1 日）：症状较前减轻，但自觉双下肢软弱无力。方证合拍，效不更方，上方去全蝎、威灵仙、木瓜、钩藤，加熟地黄 10g，桑寄生 15g，怀牛膝 15g，黄柏 10g，生薏苡仁 30g。

三诊（8 月 15 日）：双下肢不适消失，疲劳乏力好转，舌暗红，苔薄黄，脉滑。守方继服 14 剂以巩固疗效，随访半年未再发。

按：患者年过半百，阴津渐亏，加之平素过度劳累，耗气伤阴，气虚运血无权，血液瘀阻，郁而化热，酿生瘀热；气虚运化水液失职，水液内停，酿生痰湿；肝肾阴亏，虚风内动而抽筋。风、痰、瘀热相互胶结于下肢，故不适感明显，难以名状，自觉灼热。辨证为肝肾下虚，痰热瘀阻。治以益气养阴，祛风化痰，清热凉血，活血通络。方中炙黄芪大补元气以助运血行，辅以黄精补气养阴；生地黄、白芍、鸡血藤、路路通滋阴生津，养血活血通络；僵蚕、蜈蚣、全蝎、威灵仙、木瓜加强祛风化痰、通利关节、除湿通络之功，其中木瓜为化湿舒筋活络之佳品，为治疗下肢抽筋必备之药。瘀热内扰，加牡丹皮、赤芍以清热凉血化瘀；钩藤尤宜因热动风之抽筋；甘草、白芍酸甘化阴，濡养筋脉而缓解其拘挛、抽筋。二诊时，风痰、瘀热标实之象已明显减退，肝肾下虚、下焦湿热征象凸显，故治疗加用熟地黄、桑寄生、黄柏、薏苡仁合四妙丸之意，滋补肝肾，强腰健膝，清利下焦。

——杨小燕，张兰坤，徐丹，等．过伟峰治疗不安腿综合征验案 2 则［J］．中华中医药杂志，2014，29（7）：2217-2219．

2. 糖尿病继发不安腿综合征案

李某，女，62 岁。初诊日期：2010 年 9 月 4 日。

右下肢疼痛半个多月，夜间明显，呈烧灼样痛，难以名状；口干渴，盗汗。舌质暗，苔薄黄腻，脉弦数。既往有糖尿病病史，诊断为糖尿病伴发不安腿综合征。证属阴虚湿热。治以养阴清热，利水渗湿，化瘀通络。

处方：黄柏 10g，知母 10g，玄参 30g，怀牛膝 15g，生薏苡仁 30g，苍术 10g，佩兰 10g，泽兰 10g，泽泻 15g，防己 10g，牡丹皮 10g，丹参 15g，乌梢蛇 10g。水煎服，每日 1 剂。

二诊（9 月 11 日）：右下肢疼痛减轻，但仍有口干、口黏，盗汗明显。舌质暗，苔灰黄腻，脉弦数。前方加蚕沙 10g（包煎），木瓜 15g，煅牡蛎 30g（先煎），煅龙骨 30g（先煎）。

三诊（9 月 25 日）：盗汗明显减轻，但右下肢疼痛不宁又反复，部位不定，形寒怕冷，口干黏，舌暗红，苔灰黄腻，脉弦滑。调方：黄柏 10g，知母 10g，玄参 30g，牛膝 15g，生薏苡仁 30g，苍术 10g，佩兰 10g，泽兰 10g，防己 10g，煅牡蛎 30g（先煎），淫羊藿 12g，肉桂 5g（后下），乌梢蛇 10g，蜈蚣 2 条。

四诊（10 月 2 日）：右下肢疼痛明显缓解，盗汗不显，怕冷、口干黏明显减轻，舌暗，苔黄微腻，脉弦。上方收效，守方继服 14 剂以巩固疗效。

按：患者为老年女性，肝肾阴伤，水不涵木，筋脉失养，不荣则不适，难以名状；湿热困遏肢体，而见肢体酸楚、灼热；肝肾阴伤，虚火内扰伤津，故夜间口干渴、盗汗；舌暗红、苔黄腻、脉弦数为湿热内盛征象。治疗以渗湿泄热、养阴凉血为主，辅以化瘀通络。以四妙丸为主方。方中黄柏、苍术清热燥湿；牛膝补肝肾，祛风湿，引药下行；薏苡仁利湿舒筋；配佩兰、泽兰、泽泻、防己活血利水，渗湿泄热；玄参、牡丹皮、丹参养阴生津，凉血化瘀；乌梢蛇搜风邪，透关节，通经络。全方合用，共奏养阴清热、利水渗湿兼活血通络之功。二诊肢体疼痛不宁有所减轻，但阴虚湿浊征象明显，故加蚕沙、木瓜化浊舒筋活络，煅牡蛎固涩敛汗。三诊肢体不宁反复，形寒怕冷，口干黏不解。此系阳气虚弱，清阳不展所致，故去性凉伤阳之品，加淫羊藿、肉桂温肾散寒、补火助阳；肢体疼痛走窜不定，加虫类药蜈蚣搜风通络。

——杨小燕，张兰坤，徐丹，等.过伟峰治疗不安腿综合征验案2则［J］.中华中医药杂志，2014，29（7）:2217-2219.

第十九章　脑瘤

【概说】

脑瘤，亦称"脑岩"，是指发生于颅脑腔内的肿瘤性疾病，系脏腑阴阳气血失调，痰、湿、瘀等互相搏结，积聚局部成块所致。古医籍虽无脑瘤记载，但有肿瘤压迫或损害神经系统产生头痛、呕吐、复视，乃至机体运动失常、瘫痪、抽搐、昏迷等相关论述，而散载于"头风""头痛""厥逆""癫狂""痫证""眩晕""中风"等病证中。

本病相当于西医学的颅内肿瘤，包括原发性及继发性脑瘤。根据其发病部位的不同，症状各异，但多有头痛、呕吐、视力障碍等颅内高压表现，还可出现头晕或眩晕、复视、癫痫、肢体麻木、活动不遂，或精神、认知、意识障碍，或阳痿、闭经等症状。

【脑瘤常见疾病概述】

脑瘤可分为原发性与继发性两大类。其中原发性脑瘤包括发生于脑组织、脑膜、脑垂体、颅神经、脑血管等部位的肿瘤，主要有脑胶质瘤、脑膜瘤、垂体瘤、神经鞘瘤等；继发性脑瘤则由身体其他部位的恶性肿瘤转移颅内所致。本章主要介绍原发性脑瘤的证治。

1. 脑胶质瘤

脑胶质瘤（glioma）在原发性脑瘤中最为常见，占 40%～45%。由起源于星形细胞、少突胶质细胞或室管膜细胞分化而成，具有高发病率、高复发率、高病死率和低治愈率的特点。其分为星型细胞瘤、胶质母细胞瘤、少突胶质细胞瘤、髓母细胞瘤、室管膜瘤等，主要症状有头痛、呕吐、癫痫发作、意识障碍、言语障碍、运动障碍等。诊断主要依据头颅影像学检查。

脑胶质瘤的治疗策略，主要是在手术切除瘤主体基础上，采用多种手段杀灭残存癌细胞或抑制其增殖。由于脑胶质瘤常呈浸润性生长，且多数肿瘤位于或邻近脑重要功能区，脑组织又缺乏有效的免疫系统，故手术加放化疗常规治疗效果差且易复发。平均生存期为52 周，是预后最差的肿瘤之一。

2. 脑膜瘤

脑膜瘤（meningiomas）来源于硬脑膜或蛛网膜，发生率仅次于脑胶质瘤，占原发性脑瘤的 13%～20%，发病率随年龄增加而逐年上升。脑膜瘤内有雌激素和孕激素受体，因此妊娠可加重症状，但不增加发病率。脑膜瘤为外生性肿瘤，可因占位效应压迫邻近脑组织或脑神经而产生症状，头痛最为常见，其次为局部占位效应及癫痫。诊断主要依据头颅 CT 或 MRI 检查。

无症状脑膜瘤不影响日常生活，应定期观察随访。有症状脑膜瘤，除手术治疗外，还需进行放疗、化疗等辅助治疗。

3. 垂体瘤

垂体瘤（pituitary tumor）占原发性脑瘤的 10% ～ 20%。根据肿瘤细胞是否合成和分泌有生物活性的激素，分为功能性垂体瘤和无功能性垂体瘤。前者又分为泌乳素瘤、生长激素瘤、肾上腺皮质激素瘤、促甲状腺激素瘤、促性腺激素瘤及混合瘤等。根据影像学检查的瘤体大小，分为微腺瘤（＜10mm）、大腺瘤（10 ～ 40mm）及巨大腺瘤（≥ 40mm）。临床表现主要以垂体激素分泌紊乱和视野缺损为特征。一般无分泌功能的垂体腺瘤，多在鞍上或鞍外侧，伴有神经损伤症状；有分泌功能的垂体瘤早期即可出现内分泌紊乱症状，如泌乳素瘤女性患者出现泌乳和停经，男性患者出现性欲下降、不育和少精症，生长激素腺瘤患者出现肢端、面部及多种软组织肥大，易合并高血压、糖尿病、器官肥大和动脉硬化性血管病等。垂体瘤主要依靠影像学诊断。

除泌乳素瘤外，手术是功能性垂体瘤和无功能大腺瘤的首选治疗方式，不但能够快速有效地改善功能性瘤的高激素水平，而且可以解除肿瘤的占位效应。

4. 听神经鞘瘤

听神经鞘瘤是颅内脑桥小脑角区最常见的肿瘤。临床主要表现为单侧感觉性神经性听力丧失，以高频听力及言语辨析力丧失为主。常诉一侧耳朵听电话时无法听清对方言语，常伴耳鸣、头晕，但很少有眩晕。肿瘤进一步生长而压迫小脑和脑干，可出现共济失调和锥体束征。肿瘤向下方延髓生长，可产生后组颅神经麻痹症状，出现吞咽、吮吸困难致饮水呛咳，声带不全麻痹致声音嘶哑。除影像学诊断外，神经电生理检查起重要补充作用。

听神经鞘瘤为良性肿瘤，症状轻或功能影响较小的患者，一般建议定期复查，较大的听神经瘤通常选择显微外科手术治疗。

【病因病机】

本病多因正气内虚、外感邪毒、情志内伤、饮食失调，或宿有旧疾等因素致脏腑功能失调，气血津液运行失常，产生气滞、血瘀、痰凝、湿浊、毒聚等病理产物，相互搏结，蕴结于脑，日久渐积而成。

1. 病因

（1）感受外邪

外感六淫，或烟毒、工业废气、放射性物质等邪毒之气，由外入里，令清阳不升，浊阴不降；或邪气直接上犯于脑，凝滞气血，壅阻脑络。脑部病变多以风邪为主，可兼夹湿、热、寒、痰、瘀等。

（2）情志失调

忧郁恼怒，肝失条达，气机郁结，气不布津，痰湿内生；或肝郁气滞血瘀，津凝成痰，痰瘀互结于脑，渐成肿块。

（3）饮食不节

暴饮暴食，或嗜食肥甘、辛辣、腌炸、烧烤、发物，损伤脾胃，脾失健运，痰湿内生，积久作块；或浊毒郁热，日久耗气伤阴，脏腑气血紊乱，发为本病。

（4）体虚劳倦

先天禀赋不足，宿有旧疾，年老正虚；或劳倦内伤，正气内虚，脏腑阴阳失调，客邪留滞不去，终致痰瘀互结而成肿块，变生脑瘤。如《医宗必读》言："积之成也，正气不足，而后邪气踞之。"

（5）颅脑外伤

头部跌仆损伤，脉络受损，气血闭阻，气滞血瘀痰凝，久而蕴发肿块，成为脑瘤宿因。

2. 病机

（1）病位在脑，涉及肝、脾、肾

① 病位在脑：脑居颅内，由髓汇聚而成，主灵机记性，与精神活动有关。邪毒内盛，或久病脏腑功能失调，气血运行失常，风、痰、瘀、热相互裹挟，酿久生毒，上阻于脑。

② 病位涉及肝：肝主疏泄，调畅气机，性喜条达而恶抑郁。若情志不舒，肝郁气滞，津聚成痰，血滞成瘀，痰瘀互结，可阻滞于脑。

③ 病位涉及脾：脾为气血生化之源，脾运失常，水湿内生，聚而为痰，可阻滞于脑。

④ 病位涉及肾：肾精亏虚则髓海失养；肾阴不足，水不涵木，易致肝风内动；肾阳不足，火不暖土，而致水湿痰浊内生，结聚于脑。

（2）病理因素主要为风、痰、瘀、癌毒，常兼夹或复合为患

"高颠之上，惟风可到"，故风为脑瘤的主要病理因素；水液代谢失常，痰浊内生；血行滞缓，涩而不畅，形成瘀血；痰浊、瘀血胶结难解，化生毒邪。癌毒与虚、痰、瘀、热等相互胶结，互为因果，兼夹转化，共存为病。

（3）病理性质为本虚标实、虚实夹杂，邪实贯穿始终

总体而言，本病整体属虚而局部属实。本虚以肝肾亏虚为主，涉及气阴两虚、气血不足、脾肾阳虚等；标实以风痰瘀毒为主，涉及火热、湿热等，且邪实贯穿病程始终。发病初期，邪实为主，痰湿、气滞、瘀血与毒互结成癌块；中期则实多虚少，瘤体增大，形质变硬，压迫浸润范围增大；晚期正气消残，邪气广泛侵凌，呈大虚大实。

（4）基本病机为风痰瘀阻，肝肾亏虚，清阳失用

病位在脑，主要表现为上实下虚，肾虚肝旺。上实者阳亢生风，夹痰瘀上扰颠顶，蒙蔽清窍，清阳失展；下虚者肝肾亏虚，肾精不足，清阳失用。

（5）日久化火酿毒，甚则癌毒走注，产生变证

脑瘤初起多以风痰瘀阻为标，肝肾阴虚为本。病程日久，木郁化风生火，出现内风暗动或肾虚肝旺，甚则化火酿毒，表现为风火上扰、郁热伤阴、瘀热阻窍、风痰瘀毒上蒙清窍等。若为年老体弱，或经手术化疗等药毒所伤，则发展为气阴两虚，甚则脾肾两虚。"风善行而数变",风夹痰瘀,癌毒走注,无处不到,可见饮停胸胁、癌毒袭肺等变证。

【辨证辨病治疗】

1. 辨证思路

（1）辨风、痰、瘀、热、毒、虚病理因素的不同

① 辨"风"：脑瘤表现为头痛，头晕，耳鸣目眩，口眼㖞斜，癫痫频发，肢麻舌强，手足抽搐震颤等，多属风。

② 辨"痰"：脑瘤之痰，包括有形之痰与无形之痰。有形之痰表现为有形肿块，泛恶，呕吐痰涎；无形之痰表现为头重如裹，身重倦怠，言语謇涩，面部或手足麻木不利，神志失常，癫痫发作等。

③ 辨"瘀"：脑瘤之瘀多在肾虚肝旺，风痰上扰基础上而成，与中风之"血之与气并走于上"有类似的致病过程，但起病更缓，隐而难察。临床主要表现为头痛如锥刺，痛有定处，固定不移，面色晦暗，唇甲瘀紫，妇人可有月经量少、色深血块、闭经，舌质暗紫，有瘀斑、瘀点，脉弦涩等。

④ 辨"热"：脑窍位于人之最高之处，风痰瘀阻清窍最易郁而化热，热盛则化火，火热上冲，故热邪常与风痰瘀毒等兼夹复合为患。临床表现为头痛灼热，面红目赤，口唇干燥，手足心热，大便干结，小便短赤等。

⑤ 辨"毒"：癌毒一旦形成，一方面大量耗伤人体气血津液，一方面导致脏腑气血功能失调，诱生痰、瘀、湿、热等多种病理因素，发生各种复杂证候，表现为邪毒嚣张、难以消除、易于传变、病情笃重、病势凶险、正气虚败、预后极差等特点。

⑥ 辨"虚"：脑瘤之虚，主要为肝肾阴虚，其次为气虚、阳虚。肝肾阴虚于下，阴不制阳，阳亢于上，或阴精亏虚，无以充养脑髓。临床表现除头脑空痛、头晕如醉酒、口眼㖞斜、癫痫发作、肢麻舌强、手足抽搐等风阳内动症状外，还有腰膝酸软、潮热盗汗、舌红苔少、脉细数等肾阴虚症状。某些患者病程日久或经放化疗等耗伤正气，可表现为面色少华、神疲乏力、气短懒言、语声低怯、舌淡、脉细等气虚证候；若阳虚无以温煦运化水液，水湿内生，可表现为腰膝下腹冷痛、久泻久利、完谷不化、全身水肿、小便不利、舌淡胖、苔白滑、脉沉迟无力等脾肾阳虚证候。

（2）辨肝、肾脏腑病机之重点

本病病位在脑，与肝肾相关，表现为上实下虚，肾虚肝旺。上实者阳亢生风，夹痰瘀上扰颠顶，蒙蔽清窍，以头胀痛、刺痛、重痛，以及口眼㖞斜、肢体麻木抽搐为辨证要点。下虚者肝肾亏虚，肾精不足，髓海失养，以视糊、腰膝酸软、行路不稳、夜尿频多为辨证要点。

（3）辨标本主次

本病以邪实标急为主。若以剧烈头痛、恶心呕吐，或抽搐为主症，则以脑瘤原发病为本，主症为标，根据"标急从权"，治疗以缓解主症为主。若因长期放化疗后出现食欲不振，恶心呕吐，则应首先顾护脾胃，待消化道症状缓解后治疗基础病。

（4）辨病性虚实

脑瘤的病程为邪正相争的过程，虚实处于消长变化状态。实证为风痰瘀毒阻滞脑窍，表现为头痛、口眼㖞斜、言语不利、口角流涎、偏瘫、肢体麻木或抽搐等。虚证表现为头晕、耳鸣、腰膝酸软、行走不稳、视物模糊、神疲乏力等肝肾亏虚证。一些患者经放、化疗等，可表现为气阴两虚，甚至气血两虚证。

2.治疗原则

（1）基本治则为扶正祛邪，攻补兼施

本病总属本虚标实，以风痰阻窍、瘀毒互结为标，肝肾亏虚为本。祛邪以息风化痰、活血化瘀、解毒散结为主；扶正以滋补肝肾、益气养阴为主。

（2）权衡正邪轻重，分期用药治疗

脑瘤初期，正盛邪轻，治疗重在攻邪，邪去则正安；中期邪正相争，正气日损，宜攻补兼施，祛邪与扶正并重；晚期邪气盛而正气已虚，重在补虚扶正，辅以祛邪抗癌。术后虽以扶正为主，但余邪未尽，易于复发转移，仍以扶正与祛邪相结合。邪实是导致脑瘤发生、发展及加重的关键，故在整个治疗过程中，祛邪贯穿治疗始终，注意"治实当顾虚，补虚勿忘实"，祛邪不伤正，同时要处理好整体局部、标本缓急的关系。

3.分型治疗

（1）痰瘀阻窍证

证候：头痛或头昏，肢体麻木，甚则半身不遂，舌强语謇；胸闷，或痰鸣辘辘，恶心，呕吐痰涎，身重肢倦；或神志失常，或癫痫发作，纳呆食少，面色晦暗。舌淡胖，质紫暗或有瘀点瘀斑，舌下脉络色紫增粗或迂曲，苔白腻，脉滑或细涩。

治法：息风化痰，祛瘀通窍。

代表方：涤痰汤合通窍活血汤加减。前方用于脾虚湿盛，痰浊郁阻；后方用于瘀血阻窍。

常用药物：党参、茯苓、甘草补气健脾；白芥子、制南星化痰散结；郁金、石菖蒲理气化痰开窍；桃仁、红花、赤芍、川芎活血化瘀。

临证加减：头昏痛加天麻、白蒺藜平肝祛风，白芷通窍；震颤、肢麻、半身不遂，加制白附子、炙僵蚕、全蝎祛风化痰；呕吐，加姜半夏、竹茹和胃止吐；神昏谵语，牙关紧闭，喉中痰鸣，加天竺黄、玉枢丹化痰辟秽开窍。

（2）风毒上扰证

证候：头痛头胀，耳鸣目眩，视物不清，呕吐频作，面红目赤，烦躁易怒；或癫痫频作，或偏瘫，或昏谵；口苦，尿黄，大便干结。舌红，苔黄，脉弦数。

治法：平肝息风，清热解毒。

代表方：天麻钩藤饮合黄连解毒汤加减。前方平肝潜阳息风，用于阳亢风动者；后方清热泻火，凉血解毒，用于火热邪毒内盛者。

常用药物：天麻、钩藤、石决明平肝潜阳；黄芩、栀子、黄连、黄柏泻火解毒；生地黄养阴凉血；川牛膝、泽泻引气血水湿下行；杜仲、桑寄生补益肝肾。

临证加减：阳亢明显，加生龙骨、生龟甲重镇潜阳；瘀热风动，肢体抽搐，两目上视，牙关紧闭，口干不欲饮，面红烘热，舌红绛，加水牛角、赤芍、牡丹皮，清热凉血、活血散瘀；热毒盛者，加白花蛇舌草、半边莲抗癌解毒。

（3）阴虚风动证

证候：头痛隐隐，神疲乏力，耳鸣，两目干涩，视物不清，腰膝酸软，五心烦热；或舌强不能语，或足废不能用；肢体麻木或震颤，咽干口渴，大便偏干。舌质红，少苔，脉细数或虚细。

治法：滋补肝肾，养阴息风。

代表方：大定风珠加减。本方育阴潜阳息风，用于阴虚风动者。

常用药物：生地黄、阿胶滋阴养液以息内风；龟甲、鳖甲、牡蛎育阴潜阳；石斛、枸杞子、山茱萸滋补肝肾；沙参、麦冬、麻仁养阴润燥；钩藤、蜈蚣息风止痉。

临证加减：头昏痛加天麻、白蒺藜、钩藤、川芎祛风平肝；视物不清或复视者，另服石斛夜光丸滋补肝肾明目；肢麻，加僵蚕、全蝎搜风化痰通络；虚热内扰，加白薇、地骨皮。

（4）气阴两虚证（多见于脑瘤手术或放疗后）

证候：倦怠乏力，短气自汗，口干舌燥，饮食减少，大便干结；或有盗汗，面色不华。舌淡，苔薄，或舌红苔剥，脉细弱或虚数。

治法：益气养阴。

代表方：加味四君子汤合生脉散加减。前方补气健脾，后方益气生津。两方合用于久病、放化疗后气阴两伤证。

常用药物：党参、炙黄芪、白术、甘草益气健脾；茯苓、山药健脾除湿；沙参、麦冬、生地黄生津养阴；麦芽、神曲和胃消导。

临证加减：神疲倦怠、口干引饮者，加西洋参、黄精、石斛补气养阴生津；自汗、盗汗，加糯稻根、煅龙骨、煅牡蛎敛汗；纳呆食少者，加砂仁、焦山楂健脾消食；大便干者，加蜂蜜润肠通便。

【预后转归】

颅内肿瘤与其他部位肿瘤一样，由于浸润或扩张性生长，可对所在组织、器官产生直接破坏或压迫作用，其预后与肿瘤性质、生长部位有关。脑胶质细胞瘤的病理级别越低，越倾向良性，生长速度越慢，周围浸润范围小，手术容易达到较高的切除程度，术后复发慢，生存期长。反之，病理级别越高，预后越差。

脑膜瘤预后与肿瘤性质有关。良性脑膜瘤生长速度缓慢，愈后相对较好；恶性脑膜瘤病情发展迅速，若无及时发现并治疗，将严重威胁患者生命。听神经鞘瘤为颅内良性肿瘤，预后较好。瘤体较大者，采用显微手术与放射治疗相结合方法，可明显改善症状。垂体瘤患者术后生存情况相对较好，其中功能性腺瘤患者的预后优于无功能性腺瘤患者。

【预防调护】

针对脑瘤的病因，采取相应预防措施。如虚邪贼风，避之有时；起居有节，调畅情志；饮食适宜，不妄作劳等。戒烟、戒酒，保持心情愉快，"恬淡虚无，真气从之，精神内守，病安从来"，对预防本病有重要意义。加强普查工作，做到早期发现、早期诊断、早期治疗。既病之后，要使患者树立战胜疾病的信心，积极配合治疗，避免精神刺激，消除焦虑、恐惧、紧张等情绪，减轻精神压力。饮食清淡，易于消化，适当参加锻炼，长期坚持五禽戏、太极拳、太极剑，以及调养内气等锻炼。经常按摩或艾灸足三里、阳陵泉、关元等穴位，有助于增强体质，健身防病。治疗用药要"衰其大半而止"，过度放、化疗或使用中药攻邪之品，常易耗伤正气。一般宜"缓缓图之"，最大限度地延长患者生存期，减少痛苦，提高生活质量。

【临证体会】

1. 病证结合，减毒增效

脑瘤常用治疗措施包括手术、放疗、化疗、生物靶向治疗及中医药治疗等，应根据患者具体情况选择相应的方法。

中医药治疗脑瘤，在辨证基础上，结合邪毒致病的特殊性，既重视滋补肝肾，又把祛风化痰、活血化瘀、解毒祛邪之法贯穿始终；祛邪与扶正联合，辨病与辨证结合，复法制方，以快速改善症状，控制或消除癌肿。中医药联合化疗、放疗治疗脑瘤，有减毒增效作用。术后发热、盗汗或自汗、纳差、神疲乏力者，治以补益气血，尽快恢复免疫功能；放化疗后出现消化障碍、骨髓抑制、机体衰弱及炎症反应等毒副作用，分别采用健脾和胃、补益气血、滋补肝肾、清热解毒等法治疗。

2. 权衡瘀热轻重

脑瘤风痰瘀阻脑窍，日久化热，最易引起瘀热阻窍。临证针对瘀阻脑络不同表现及瘀热程度不同，选用相应方药。如瘀阻脑络，热象不显者，选用通窍活血汤；瘀热明显者，选用白薇煎；瘀重于热者，选抵当汤；瘀热里结、腑气不通者，选用桃核承气汤；瘀热内盛动血者，选用犀角地黄汤。

3. 重视脾胃，顾护后天

"有胃气则生，无胃气则亡。"脾胃健运，食纳正常，生化之源充足，则正气强盛，为积极治疗提供条件。脑瘤患者久病胃气衰弱，加之手术、放化疗等攻伐胃气，以及苦寒清热解毒、辛燥化痰除湿等中医药治疗，使胃气愈加虚衰，轻者腹胀、食纳不馨、嗳气、泛酸，重者恶心呕吐、不能进食、形体瘦弱。在整个治疗过程中，要时时顾护胃气，滋养气血生化之源。早期胃气尚健，祛邪的同时保护胃气；中晚期胃气已伤，治疗应以保胃气为主，兼顾祛邪。

【验案介绍】

1. 小脑髓母细胞瘤案

沈某，男，24 岁。初诊日期：2004 年 10 月 29 日。

小脑髓母细胞瘤术后 2 年，放疗后体力改善，但周身怕冷，低头或平卧时右耳鸣，头昏，尿有异味，舌苔黄，质暗红，脉细弦。辨证属肝肾不足，阳虚气弱，清阳失用。

处方：葛根 15g，生黄芪 25g，山萸肉 10g，当归 10g，鹿角片 10g，淫羊藿 10g，枸杞子 10g，石菖蒲 9g，淡苁蓉 10g，制附片 10g，肉桂 5g（后下），炙桂枝 10g，川芎 10g。常法煎服，每日 1 剂。

二诊（11 月 19 日）：耳鸣明显减轻，头昏不著，寐差易醒。10 月 29 日方加巴戟肉 10g，菟丝子 10g，熟枣仁 20g。

三诊（12 月 10 日）：精神可，怕冷改善，余无明显异常，舌苔少、质暗红，脉细。10 月 29 日方去葛根，加巴戟肉 10g，熟地黄 10g，熟枣仁 20g，制首乌 10g，菟丝子 15g。

四诊（2005 年 3 月 18 日）：入冬以来怕冷较以往显减，头不昏。治以温养肝肾，益气生血。

处方：炙黄芪 25g，当归 12g，补骨脂 10g，鹿角片 10g，山萸肉 10g，枸杞子 10g，菟丝子 12g，巴戟肉 10g，淫羊藿 10g，煨肉果 6g，吴茱萸 3g，五味子 5g，肉桂 5g（后下），怀山药 15g，炙甘草 3g，制附片 10g，石菖蒲 9g。另：红参 20g，每次 1.5g，每日 2 次。

按：本例患者为小脑髓母细胞瘤术后放疗，以怕冷、耳鸣、头昏为主诉。耳鸣的特点为低头或平卧时易发，脉象细弦，显属阳虚气弱，清阳不升。辨为肝肾不足，阳虚气弱，清阳失用。治疗取右归丸之意：山萸肉、当归、鹿角片、枸杞子、炙附片、肉桂、淫羊藿、肉苁蓉温补肾阳、填精益髓；炙桂枝"以枝走肢"，使阳气达于四末；葛根、生黄芪、川芎升举阳气；石菖蒲化湿开窍。二诊耳鸣明显减轻，治疗思路不变，逐步加用巴戟天、菟丝子、制首乌温补肾阳，击鼓再进。四诊怕冷改善，在右归丸基础上配合四神丸，脾主四肢肌肉，温肾暖脾、益气生血作为收功之法。

——贾晓玮.周仲瑛教授辨治脑瘤的临证经验及学术思想传承研究［D］.南京：南京中医药大学，2012.

2. 脑胶质瘤术后案

陆某，男，29 岁。初诊日期：2010 年 11 月 11 日。

患者既往有头痛手抖病史，但未重视，今年 7～8 月出现幻嗅，10 月初于南京脑科医院行 MRI 检查发现颞叶占位，10 月 19 日手术治疗。术后曾服用抗癫痫药，时有头晕头痛，动后汗多，头额多汗，颈僵不能右歪，口角右歪，左鼻唇沟变浅，口干欲饮。舌质暗紫，苔淡黄腻，脉细滑。辨证为肝肾亏虚，风痰瘀阻。

处方：天麻 12g，葛根 15g，白蒺藜 10g，川芎 10g，制白附子 12g，炙僵蚕 12g，炙全蝎 6g，露蜂房 10g，炙蜈蚣 3 条，制南星 10g，白薇 15g，炮山甲 6g（先煎），泽兰 12g，泽泻 12g，白毛夏枯草 12g，白花蛇舌草 20g，半枝莲 20g，泽漆 15g，山慈菇 12g，生地黄 12g，知母 12g，生黄芪 15g，天花粉 10g，天冬 10g，麦冬 10g。常法煎服，每日1剂。

二诊（11 月 25 日）：术后病理诊断为右侧颞岛叶弥漫性星形细胞瘤（WHO Ⅱ级），近周已放疗，头有刺痛感，时觉头部晕痛，恶心，鼻炎怕闻异味，盗汗减少。曾见腹泻 1天，稀薄多水，大便 3 次，口干。苔淡黄薄腻，脉细。

处方：首诊方去知母，加南沙参、北沙参各 10g，肿节风 20g，冬凌草 15g，法半夏10g，陈皮 6g。

三诊（2011 年 4 月 14 日）：右侧头部常痛，有时牵引颠顶，右侧颜面疼痛连及眼角，口角右歪，握拳不紧。舌质暗，苔黄薄腻，脉细滑。归纳病机为肝肾阴虚，风痰上扰，络热血瘀。

处方：水牛角 15g（先煎），赤芍 12g，牡丹皮 9g，生地黄 15g，玄参 10g，天冬 10g，麦冬 10g，僵蚕 10g，炙全蝎 5g，川芎 10g，山慈菇 12g，制南星 10g，泽漆 15g，泽兰15g，泽泻 15g，白花蛇舌草 20g，冬凌草 15g，法半夏 10g，陈皮 6g，竹茹 6g，白毛夏枯草 12g，天麻 10g，葛根 15g，川芎 10g，片姜黄 10g。

四诊（5 月 12 日）：精神改善，偶有头疼，不耐噪音，右颜面略有麻木，视物不清。4 月 14 日方加白薇 15g，女贞子 10g，旱莲草 10g，改制南星 15g，川芎 15g。

五诊（10 月 6 日）：头额昏胀，两头角稍有胀疼，程度减轻，偶有颜面麻木，左侧鼻唇沟浅，口角稍右歪，口干。舌质红，苔黄中后腻，脉细滑。4 月 14 日方改川芎 15g，制南星 15g，加肿节风 20g，苏梗 10g，制香附 10g，白蒺藜 10g，川石斛 10g，南沙参 10g，北沙参 10g。

六诊（12 月 1 日）：服药后病情稳定，开始上班；偶有头晕，颈肩后背酸痛，久视目睛酸胀，口干。舌质暗，苔黄薄腻，脉小滑。4 月 14 日方改泽漆 20g，加肿节风 20g，冬凌草 20g，鱼腥草 20g，半枝莲 20g。继续守法加减治疗，随访至今，病情稳定，正常工作，并有一女体健。

按：本案脑胶质瘤患者为青年男性，病理诊断为弥漫性星形细胞瘤（WHO Ⅱ级），增殖活性低，但常复发，有进展为恶性程度更高级别胶质瘤的倾向，并于术后放疗。初诊以头晕头痛、口角㖞斜、颈僵为主诉，辨其病机为肝肾亏虚，风痰瘀阻。予天麻、白蒺藜、川芎平肝息风止痉通络，配祛风化痰、活血化瘀、清热解毒、滋养肝肾等药物，主要针对风痰瘀，尤以风痰为主。二诊后自觉有效而未尽。三诊考虑风痰瘀阻脑窍的特殊性，最易引起瘀热阻窍，瘀热重于风痰，因而改用犀角地黄汤凉血化瘀为主，配伍增液汤、牵正散、二陈汤滋阴，祛风化痰；山慈菇、白毛夏枯草、泽漆、白花蛇舌草、冬凌草清热解毒抗癌；天麻平肝息风止痉；葛根升阳，引药上行；川芎、片姜黄通络止痛。治疗半年余，患者正常工作，与常人无异。

——梁冰.周仲瑛教授病机辨治原发性颅内肿瘤临床经验与学术思想研究［D］.南京：南京中医药大学，2016.